Mit Stethoskop, Gerte und Pferdehalfter

von Daniela M. Beyer

Über das Buch:

Tierärztin, Stallbesitzerin, Reitlehrerin und Ferienhausbetreiberin – Anne hat viel um die Ohren und jede Stunde des Tages ist verplant. Als das teure Turnierpferd ihrer Freundin Jessika Sommerfeld sich auf mysteriöse Weise verletzt, steht ihr Leben bald Kopf. Jessika verdächtigt Maximilian von Freiherr, ihr stärkster Konkurrent. Ein ereignisreicher Sommer wartet auf die beiden Freundinnen, voller Höhen und Tiefen. Annes neuer Feriengast bringt ein wahres Gefühlschaos. Er heißt Ryan und schafft es, ihr Herz höherschlagen zu lassen. Erneute Anschläge auf Jessikas teure Springpferde stellen die langjährige Freundschaft zwischen den beiden Frauen auf eine harte Probe. Ist Maximilian von Freiherr der Pferdeschänder oder spielt Jessika ein falsches Spiel mit allen? Anne muss sich, am Ende des Sommers, zwischen Freundschaft, Pferden und der Liebe entscheiden. Wird sie der Stimme ihres Herzens folgen oder ist es bereits zu spät?

Mit Stethoskop, Gerte und Pferdehalfter ist das erste Buch einer ganzen Tierärztinnen-Reihe. Alle Bücher können getrennt voneinander gelesen werden und sind in sich abgeschlossene Erzählungen.

Über die Autorin:

Daniela M. Beyer ist Autorin und Tierärztin. Unter ihrem Mädchennamen veröffentlicht sie Bücher. Hauptberuflich arbeitet sie als Tierärztin an der Justus-Liebig-Universität in Gießen und als Dozentin an der MTLA Schule des UKGMs, Standort Gießen.

Sie wurde 1988 in Frankfurt am Main geboren und war schon als Kind eine begeisterte Leserin. In die Welten zwischen den Seiten abzutauchen, war neben dem Reiten, ihr größtes Hobby. Das Schreiben zum Beruf zu machen, kam ihr jedoch nie in den Sinn. Nach der Schule verirrte sie sich in die spannende Welt der Medizin und studierte Veterinärmedizin in Gießen. Während ihrer Promotion reichte es ihr nicht mehr, die Geschichten anderer zu lesen. Sie begann ihre Fantasie aufs Papier zu bringen. "Solange du an dich glaubst" war ihr Debüt. Es folgte „Der Weg zu meinem Herzen“ das zweite Buch aus der Urlaubs- und

Liebesromanreihe mit Selbstfindungsaspekten. Aktuell schreibt sie an der Tierarzt-Reihe „Mit Stethoskop“. Weitere Romane sind in Planung, wie die Erzählung über einen Kater, der Kriminalfälle in der Nachbarschaft aufklärt und verschiedene historische Romane.

Zusammen mit ihrem Mann und vier Katzen lebt sie in einem kleinen Dorf in der Nähe von Frankfurt am Main. Die Handaufzucht von fünf kleinen Kitten hat sie in dem Band „Mit Stethoskop, Kittel und Katzenminze“ festgehalten. In jeder freien Minute zwischen ihrem Beruf als Tierärztin und den alltäglich anfallenden Pflichten greift sie zu Papier und Stift, um ihre Ideen und Fantasie schwarz auf weiß festzuhalten. Zuerst wandern die Ideen in eines der geliebten Notizbücher, um später in den PC abgetippt zu werden. Alle Romane sind im Selfpublishing über Amazon erschienen und zu erwerben. Kindle Unlimited Nutzer können die Bücher von Daniela M. Beyer innerhalb des Abos kostenlos ausleihen.

Um keine Neuerscheinungen zu verpassen, folgt Daniela M. Beyer auf:
www.danielambeyer.de
www.facebook.com/Daniela-M-Beyer-Autorin
www.instagram.com/danielambeyer_autorin

Daniela Weiser
Flurstr. 17
61184 Karben
Deutschland

www.daninelambeyer.de/impressum

E-Mail: daniela.m.beyer.autorin@gmail.com

Es handelt sich um eine fiktive Geschichte. Personen, Tiere und Handlungen sind frei erfunden. Ähnlichkeiten mit lebenden und verstorbenen Menschen wie Tieren sind rein zufällig und nicht beabsichtigt.

Umschlaggestaltung: Daniela Beyer Fotografie
Umschlagsabbildung: Daniela Beyer Fotografie, www.pixabay.com (fbhk, ulleo)
Korrektorat und Lektorat: Ingrid Peschke
Verfasser und Herausgeber: Daniela Weiser

ISBN (Print): 9798653673887

Bibliografische Information der Deutschen Nationalbibliothek:
Die Deutsche Nationalbibliothek verzeichnet diese Publikation in der Deutschen Nationalbibliografie; detaillierte bibliografische Daten sind im Internet über http://dnb.d-nb.de abrufbar.

Mit Stethoskop, Gerte und Pferdehalfter

von Daniela M. Beyer

ROMAN

Für alle Pferdemädchen,

die davon träumen,

einmal Tierärztin zu werden!

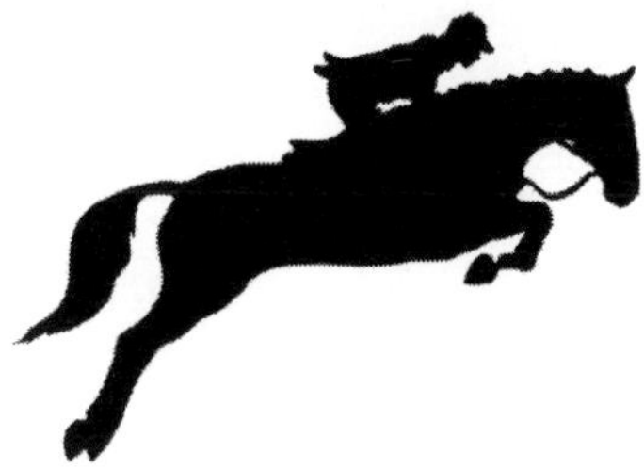

1. Notfall und böse Vermutungen

„Jeden Morgen. Wirklich jeden Morgen dasselbe!“ Es war halb acht an einem Montagmorgen. Die Sonne kitzelte mich an der Nasenspitze und die Vögel sangen. Ich stand unter der Dusche, um erst einmal wach zu werden. Das warme Wasser floss meinen Rücken hinunter. Langsam wurde ich wacher, doch mein Praxishandy sowie mein Privathandy ließen mir keine Ruhe. Beide Geräte lagen auf der Fensterbank neben der kleinen Efeupflanze, die ich zu meiner Approbation geschenkt bekommen hatte, und hörten nicht auf zu klingeln. Ich versuchte, noch etwas Zeit zu schinden. Mein Kopf war nicht fit genug, um zu solch einer frühen Stunde mit Patientenbesitzern zu reden. Allerdings könnte es sich um einen Notfall handeln, daher sprang ich aus der Dusche und griff nach meinem Praxishandy.

„Tierärztin Anne Meyer“ sagte ich und mir kam es so vor, als würde ich diesen Satz schon mein Leben lang sagen, obwohl ich erst seit drei Jahren meine eigene Praxis hatte.

„Anne! Du musst unbedingt kommen. Garone blutet an der Hinterhand. Er scheint in irgendetwas getreten zu sein.“, berichtete mir meine Patientin und Freundin, sowie bekannte Springreiterin, Jessika Sommerfeld voller Sorge. Garone war das beste und teuerste Springpferd in ihrem Stall. Der kleine Star, wobei klein bei dem Pferd maßlos untertrieben war.

Während des Telefonates versuchte ich, mich abfahrbereit zu machen. Dies war nicht so einfach. Sich mit nur einer Hand abzutrocknen und in seine Kleidungsstücke zu zwängen, stellte sich als kompliziert heraus.

Ich schaltete Jessika auf Lautsprecher und fragte: „Woher stammt seine Verletzung? Kannst du sehen, ob er in etwas getreten ist?"

„Keine Ahnung! Es sieht aus wie ein Nagel.", antwortete sie.

„Was? Ein Nagel?", ich war geschockt, „Du hast ihn aber doch nicht rausgezogen?"

„Nein! Ich bin doch nicht blöd", ich konnte förmlich sehen, wie sie die Augen verdrehte. „Es sieht aus wie ein Stück Metall. Außerdem ist es nicht direkt im Huf, sondern im Bein. Auf der Höhe des Fesselbeins. Ich bin völlig durcheinander. Bitte beeil dich!"

In der Zwischenzeit hatte ich mir eine verwaschene Jeans und ein Shirt angezogen. Die langen braunen Haare band ich zu einem Pferdeschwanz zusammen. Auf Make-up würde ich wie so oft verzichten.

Während Jessika mir weiter Bericht erstattete, lief ich die Treppe hinunter in die Praxis und schnappte mir den Notfallkoffer. Dann sprintete ich, gefolgt von meiner Rottweilerhündin Sunny und dem kleinen Salantino, einem Golden Retriever-Welpen, aus dem Haus.

Bevor ich losfuhr, packte ich beide Hunde in den Kofferraum meines Land Rovers und sagte zu Jessika, die weiter von Garones Verletzung erzählte: „Ich fahre jetzt los. Bin gleich bei dir."

Dann drückte ich auf das Gaspedal.

Erst jetzt fiel mir auf, dass mein Privathandy ebenfalls geklingelt hatte. Es lag oben im Bad. Ein Notfall ging vor! Vermutlich hatte irgendjemand nur seinen Stallschlüssel vergessen und ich hätte den Stall aufschließen sollen. Während ich überlegte, wer es gewesen sein könnte, fuhr ich die Einfahrt des 10 km entfernten Gestüts hinauf.

Jessikas Pferdehof war ein altes Gestüt mit jeglicher Luxusaustattungen, die man sich wünschen konnte. Die Koppeln auf denen einige Pferde grasten, waren mit weißen Holzzäunen umzäunt. Der Reitplatz wurde in diesem Moment von einem von Jessikas Angestellten abgefahren. Wohnhaus, Stallungen und Reithalle waren aus alten Backsteinen gebaut. Alles war penibel gepflegt und auf Hochglanz geputzt. Im Gegensatz zu mir hatte meine Freundin Angestellte. Dank der vielen Sponsoren konnte sie sich dieses luxuriöse Leben finanzieren.

Ihre hochgewachsene schlanke Gestalt lief mir entgegen. Die langen blonden Haare waren völlig zerzaust, was für sie doch recht ungewöhnlich war. Man sah, dass sie geweint haben musste, da ihre blauen Augen verquollen aussahen. Make-up hatte sie nicht aufgelegt. Ich wunderte mich, da sie unter normalen Umständen nicht ohne das Haus verließ.

„Anne! Da bist du ja endlich“, rief sie mir entgegen.

Ich parkte vor den Stallungen. Einige Pferde reckten die Köpfe aus den Boxenfenstern.

Während ich aus dem Auto stieg, fragte ich: „Wo ist Garone?“, und lief hinter Jessika her, die mir den Weg zeigte.

Der Rapphengst, ein Holsteiner, stand scharrend auf dem Anbindeplatz vor der Reithalle. Michael, Jessikas Ehemann, versuchte vergeblich, ihn zu beruhigen. Doch trotz der langen Zeit, die die beiden schon zusammen waren, konnte er nicht hundertprozentig mit Pferden umgehen und sein schmächtiges Aussehen half ebenfalls nicht sich gegen den Rapphengst durchzusetzen.

„Was ist denn passiert?“, fragte ich Jessika, während ich Garones Hinterhand untersuchte.

„Als ich ihn heute Morgen von der Koppel holte und für das Training fertig machen wollte, fiel mir auf, dass er mit der Hinterhand lahmte. Natürlich schaute ich gleich nach und musste feststellen, dass Garone blutet. Ich habe dich sofort angerufen. Erst als du mich gefragt hast, was es ist, ist mir aufgefallen, dass es aussieht, als wäre es ein Stück Nagel oder irgendetwas anderes metallisches."

Während sie weiter erzählte, versuchte ich vorsichtig, das kleine Metallstück näher zu begutachten. Garone hatte Schmerzen und wehrte mich mit seiner Hinterhand ab. Um nicht durch einen Huf getroffen zu werden, machte ich mich auf den Weg zum Auto. Ich holte meine Notfalltasche für die weitere Behandlung.

Nachdem eine leichte Sedierung Garone in einen Dämmerzustand gebracht hatte, konnte ich mir die Wunde näher anschauen. Jessika hatte Recht, das Hinterbein war in Höhe des Fesselbeines Blut verschmiert und an einer Stelle leuchtete es metallisch auf. Da keine lebenswichtigen Gefäße betroffen sein konnten, zog ich den Fremdkörper nach einer groben Säuberung des Beines vorsichtig heraus.

„Schau dir das an! Ein Stück Skalpell!", sagte ich in Jessikas Richtung.

Ihr stand der Mund offen und sie warf sich weinend in Michaels Arme. Ihre Reaktion war durchaus theatralisch. Eigentlich hatte sie einen starken Charakter und war nicht weinerlich. Sie verurteilte sogar Menschen, die zu nah am Wasser gebaut waren. Vermutlich war die Sorge um ihr Pferde, die Ursache für dieses untypische Verhalten.

„Wie kann das nur passiert sein?", hörte ich sie schniefen.

Michael streichelte ihren Kopf und versuchte sie zu beruhigen. Sein Gesichtsausdruck sah allerdings mehr genervt als fürsorglich aus. Für Beziehungsanalysen hatte ich in diesem Moment keine Zeit.

Ich wendete mich wieder meinem Patienten zu. Die Wunde wurde versorgt und Garone antibiotisch abgedeckt. Zum Glück war die Blutung gering gewesen, aber die Gefahr, dass sich durch die rostige Skalpellklinge die Beugesehnen entzünden würde, machte mir Sorgen.

„Fertig!“, sagte ich zu Jessika und Michael.

Michael winkte einen Mitarbeiter heran. Der junge Mann führte den etwas benommenen Garone in seine Box. Jessika und ich folgten ihm. Ihr Mann ging in Richtung Wohnhaus davon. Er hatte es vermutlich eilig, da er pünktlich zur Arbeit wollte.

„Wann glaubst du, kann ich wieder mit ihm starten?“, fragte mich Jessika. Ich erkannte die Sorge in ihrer Stimme.

Der Rapphengst stand entspannt in seiner Box. Vorsichtig zupfte er an ein paar Heuhalmen.

Ich versuchte, Jessika zu beruhigen: „Ich kann dir nichts versprechen. Wir wissen nicht wie sich die Wunde entwickelt, ob es zu einer Entzündung kommt und ob der Fesseltrageapparat in Mitleidenschaft gezogen wurde. Jedenfalls weiß ich, dass die Saison für ihn gelaufen ist.“ Ich machte eine Pause, damit die Worte sacken konnten. „Merlander ist nicht soweit. Die kleinen Turniere, die du bis jetzt mit ihm geritten bist, verliefen nicht optimal. Pasadena wird eine ganze Saison nicht allein durchstehen. Ich denke, dass du ein weiteres Pferd benötigst“, fasste ich ihre aktuelle Situation in wenigen Worten zusammen.

„Ich weiß, ich weiß! Es ist schlimm, wenn Tierärztin und jahrelange Freundin in einer Person stecken. Da bekommt man immer die Wahrheit ohne Ausschmückung gesagt.“

Das stimmte! Ich war nicht nur für die Gesundheit ihrer Pferde verantwortlich. Sondern wir kannten uns seit der fünften Klasse. Erst nach dem Abitur trennten sich unsere Wege. Ich studierte Veterinärmedizin und sie wurde als große Springreiterin entdeckt. Unsere Freundschaft zerbrach nie. Wir hatten uns etwas aus den Augen verloren, weil ich mit den Prüfungen während des

Studiums stark eingebunden war und sie an ihrer Karriere arbeitete, aber unsere Liebe zu den Pferden verband uns.

„Anne? Hörst du mir überhaupt zu? Ich erzähl dir meine Probleme und Zukunftssorgen. Und was machst du?“, schreckte sie mich aus den Gedanken auf.

„Es tut mir leid, aber ich weiß aktuell keine Lösung für dein Problem. Du solltest Aron anrufen, als dein Trainer muss er informiert werden. Vielleicht weiß er einen Rat auf die Schnelle! Ich muss zurück! Die Praxis öffnet um neun und die Pferde sind nicht gefüttert“ , der Blick auf die Uhr ließ mich zusammen fahren, „Es ist ja schon halb neun. Um zehn kommen die neuen Feriengäste. Ich muss los! Ruf dich später an. Uns fällt sicher etwas ein. Mach dir keine Sorgen und falls sich Garones Zustand verschlechtert ruf mich sofort an.“

Ich lief aus dem Stall und rief Sunny herbei. Sie sprang gleich in den Kofferraum, wo Salantino gemütlich schlief. Er blickte seine Kameradin nur kurz verträumt an und nickte wieder ein.

Bevor ich aus der Einfahrt fuhr, winkte ich noch Michael zu. Er stieg gerade in sein Auto ein, um zur Arbeit zu fahren. Er war Lehrer für Sport und Mathematik an dem städtischen Gymnasium. Obwohl er kein Händchen für Jessikas Pferde hatte und ihr völlig untergeben war, so liebten ihn seine Schüler. Bei ihnen schien er sich durchsetzen zu können und war trotzdem sehr beliebt. Bis heute verstand ich die Beziehung zwischen Jessika und ihrem Mann nicht wirklich. Für mich war nur wichtig, dass sie glücklich mit ihm war.

„Endlich Mittag!“, dachte ich nur, während ich mir ein Glas Wasser auf der Veranda gönnte und Salantino zusah, wie er vergeblich versuchte, einen Schmetterling zu jagen.

Jeder Montag war stressig, das wusste ich. Die meisten Tierbesitzer erkannten die Leiden ihrer Lieblinge erst am Wochenende. Aber dieser Wochenanfang war anders! Die

Verletzung von Garone, welche in meinen Augen nicht wie ein Unfall aussah, sondern eher wie ein mutwilliger Anschlag auf den teuren Springhengst, machte mich stutzig. Gönnte jemand Jessika den Ruhm nicht? Oder fühlte ein Rivale sich zu stark bedroht?

„Frau Doktor?", Frau Stubbe, die Haushälterin und gute Seele des alten Bauernhauses, kam in den Garten gelaufen. Sie war schon die Haushilfe und meiner Meinung auch die Lebensgefährtin von Professor Schneider gewesen. Die liebenswürdige, ältere, etwas rundliche Dame nannte mich schon Frau Doktor, bevor ich die Praxis übernommen hatte. Ich mochte diesen Spitznamen bis heute nicht.

„Bitte, Frau Stubbe nennen Sie mich doch nicht so. Ich habe nie einen Doktor gemacht. Approbierte Tierärztin, ja, aber keine Doktorarbeit!"

Wie immer ignorierte sie meine Erklärung: „Ich wollte Ihnen nur sagen, dass ich die zwei Ferienwohnungen vorbereitet habe. Ist die Familie nicht gekommen? Sie wollte doch um zehn Uhr anreisen?"

„Ja, ich weiß. Jetzt ist es bereits mittags. Wenn sie bis heute Abend nicht da sind, werde ich die Leute anrufen müssen und fragen, was los ist. Die Anmeldung war schon lückenhaft. Ein Hin und Her war das gewesen", ich rollte genervt mit den Augen, „danke, dass Sie die Wohnungen gemacht haben. Sie sollten doch auf mich warten."

„Ja, aber Sie hatten doch so viel zu tun. Überstunden haben Sie auch schon wieder gemacht. Das wird Sie noch ins Grab bringen, genauso wie den Herrn Professor!", mit einem großen Schluchzer hörte sie auf zu reden und vergrub ihr Gesicht in ihren Händen.

Ich wusste nicht, was ich sagen sollte, daher nahm ich sie einfach in die Arme. Mir war schon länger klar, dass sie seinen Tod nicht überwunden hatte. Herr Schneider war eigentlich kein

Professor, doch Frau Stubbe nannte ihn immer so. Im Laufe der Jahre hatte ich es ebenfalls übernommen. In meiner Schulzeit arbeitete ich auf dem Hof und kümmerte mich um die Pferde von Gerhard Schneider. Mit der Zeit wurde ich zu einer Art Enkelersatz für ihn. Nachdem er erfuhr, dass ich Tierärztin werden wollte, war für ihn klar, dass ich später seine Praxis übernehmen würde. So kam es dann auch. Nur leider, hätte ich ihm mehr als nur ein Jahr in seinem Ruhestand gegönnt.

„Lassen Sie uns etwas essen. Die Sprechstunde ist vorbei und ich brauche Energie, bevor ich mich um die Pferde und Reitschüler kümmern kann."

Nach dem Mittagessen lief ich mit Sunny und Salantino hoch zur Reithalle. Ich hatte nicht nur die Praxis übernommen, sondern die komplette Reitanlage „Höhenhof" von Gerhard Schneider geerbt. Die Anlage konnte bis zu zwanzig Pferde aufnehmen. Die Reithalle, ein kleiner Dressurplatz und zwölf Koppeln lagen auf einer Anhöhe hinter der Praxis. Der große Springplatz befand sich, wie das Bauernhaus, unterhalb des Hügels. Das Haus hatte eine schöne Backsteinfassade mit einem umlaufenden Balkon. Hinter dem Haus lag mein kleiner Garten. Koppeln für die Pferde der Feriengäste befanden sich rechts daneben. Gäste und Patienten konnten vor dem Haus parken. Die Reithalle und der Stall sowie die Scheune waren mit einander verbunden und hatten eine Holzfassade, die leider bessere Tage gesehen hatte und dringend einen neuen Anstrich bräuchte. Der Dressur- und Springplatz hatten beide eine Holzumzäunung, die ebenfalls wieder einmal gestrichen werden müsste. Die Koppeln waren mit Weideband, welches unter Strom stand, umzäunt.

Es sah alles nicht so top modern aus wie bei Jessika, trotzdem liebte ich den Höhenhof und steckte jede freie Minute und jeglichen Cent hinein.

Oben am Stall angekommen, wartete Lisa bereits auf mich.

Bevor ich sie begrüßen konnte, überfiel sie mich mit Fragen: „Was ist denn mit Garone los? Stimmt es, dass er krank ist?“

Lisa half Jessika mit den Pferden und fuhr mit ihr oft auf Turniere. Dort fungierte sie als TT, die liebevoll gemeinte Abkürzung für Turniertrottel. Aus diesem Grund konnte ich Lisas Fragen beruhigt beantworten: „Garone ist verletzt. Es geht ihm den Umständen entsprechend. Wenn es schlimmer geworden wäre, hätte Jessika mich schon längst angerufen.“ Aufgrund meiner Schweigepflicht konnte ich Lisa allerdings keine detaillierten Informationen geben.

„Das sind keine schönen Nachrichten. Ich werde sie nachher anrufen und fragen, ob ich ihr helfen kann. Ich mache jetzt Capriello fertig. Treffen wir uns unten am Springplatz wieder?“

Der Fuchswallach, Capriello, war ein Allround-Pferd. Er gehörte zur Hälfte Frau Stubbe und zur Hälfte mir. Wir hatten ihn beide von Herrn Schneider geerbte. Frau Stubbe wollte nicht mehr reiten, sie fühlte sich dafür zu alt und ich hatte neben der Praxis und den anderen Pferden nicht genügend Zeit. Lisa hatte sich als Reitbeteiligung für Capriello gemeldet und ritt ihn seit über einem Jahr. Sie musste sich jeden Tag um den Wallach kümmern. Er war fast wie ihr eigenes Pferd.

Zu ihren Verpflichtungen gehörten bei mir Reit- und Springstunden zu nehmen. Am Anfang stritten wir uns zwar öfter, weil sie dachte, sie hätte einen dickeren Sturkopf als ich, aber ich hatte das letzte Wort. Vermutlich lag es aber auch daran, dass sie damals mit beiden Beinen fest in der Pubertät steckte. Mit der Zeit wurden Capriello und sie ein eingespieltes Team. Am Wochenende hatte sie bei einem ortsnahen Turnier sogar den ersten Platz in der Springprüfung gemacht. Ich war gespannt, wie sie sich in der heutigen Springstunde zeigen würde.

Ich antwortete ihr: „Wenn du fertig bist, kannst du ihn aufwärmen. Ich komme dann nach.“

Wir traten beide in den Stall ein. Lisa holte Capriello aus seiner Box und band ihn in der Eingangshalle an.

Ich machte mich auf die Suche nach Tom. Eigentlich hieß er Thomas, doch dafür fühlte er sich zu jung, daher nannten wir ihn alle bei dem Spitznamen. Er kümmerte sich um den Stall und alles was mit Traktoren oder Mechanik anfiel, stand unter seiner alleinigen Herrschaft. Obwohl er freie Hand hatte, wurde jeden Tag nach der Mittagspause, vor der Reitstunde, Lagebesprechung abgehalten. Tom hatte eine Ausbildung zum Mechatroniker abgeschlossen und sich danach entschieden, doch Land- und Agrarwirtschaft zu studieren.

Ich fand den gutaussehenden jungen Mann in der Box von Prince, einem Friesenwallach. Ich konnte mir vorstellen, warum alle Mädchen im Stall von ihm schwärmten. Er war braungebrannt, hatte blonde Haare und blaue Augen. Durch die viele Arbeit hier im Stall, war er muskulös und hatte gut ausgebildete Oberarmmuskeln. Trotz seines guten Aussehens war er überhaupt nicht mein Typ.

„Was schaust du mich denn so an?“, fragte er mich mit einem breiten Grinsen auf den Lippen. Er wusste genau, was er für eine Wirkung auf das weibliche Geschlecht hatte. Ich musste mir leider eingestehen, dass ich rot wurde, weil ich mich ertappt fühlte.

Da zwischen uns, nie mehr als Freundschaft sein würde, erzählte er, ohne auf eine Antwort zu warten: „Ich habe den Pferden etwas Kraftfutter gegeben, bevor ich heute Morgen alle auf die Koppel gebracht habe. Hoffentlich hattest du meine Nachricht gelesen, dass du nicht kommen brauchst, sonst wärst du im Stall erschienen. Egal! Ich habe schon alle Tränken gereinigt und die rechte Seite ist gemistet. Jetzt bin ich an der Linken. Wann bleiben denn die Pferde über Nacht auf den Koppeln?“

„Ab nächster Woche. Es müssen vorher aber die Zäune und Weidehütten überprüft werden“, antwortete ich ihm, „sag mal, seit wann bist du denn schon hier?“

„Habe die nächsten Wochen Semesterferien und da wollte ich dich mal etwas entlasten“, antwortete er mit einem breiten Grinsen.

Auch wenn ich ihn da nicht so ernst nahm, fragte ich: „Nur wegen mir schuftest du dir in den Ferien die Knochen wund? Das kannst du deiner Großmutter erzählen, aber nicht mir.“

„Nein, Omi“, bekam ich mit einem Zwinkern zur Antwort, „Nicht nur wegen dir.“

„Aha!“, gab ich schmunzelnd zurück. Insgeheim fragte ich mich, welches Mädchen sich so glücklich schätzen konnte, dass er für sie jede freie Minute hier oben verbrachte. „Gut! Wenn du fertig bist, kannst du machen, was du willst. Aber wehe ich erwische dich mit einem der Mädels auf dem Heuboden“, fügte ich lachend hinzu und lies ihn purpurrot in der Box zurück.

„Lisa, nimm ihn nicht so hart in die Kurve!“, schrie ich quer über den Platz, „Sonst, reißt er die Kombination. Also noch mal das Ganze und konzentriere dich endlich.“

Lisa und Capriello waren sonst ein gutes Team, aber heute lief alles schief. Bis jetzt hatten sie jedes Hindernis gerissen oder der Fuchs hatte verweigert. Und schon wieder fiel die Stange mit lautem Geklapper zu Boden.

„Jetzt reicht es mir!“, schrie ich in ihre Richtung, „Komm mal her! Was ist denn los mit dir?“

Lisa war schon den Tränen nahe: „Ach, ich muss die ganze Zeit an ihn denken. Capriello merkt, dass ich mit meinen Gedanken ganz wo anders bin. Er geht mir einfach nicht aus dem Kopf“, offenbarte mir Lisa ihre Gefühle.

Einfühlsam fragte ich nach, dabei tätschelte ich den Hals des Wallachs: „Dürfte ich denn wissen, wer es ist, dann könnte ich dir vielleicht helfen?“

„Tom“, flüsterte sie.

„Was Tom? Unser Tom?“, gab ich lauter als beabsichtigt von mir.

„Schhhh!“, gestikulierte sie wild, „nicht so laut. Ja, Tom vom Stall.“

Tief in mir hatte ich gehofft, dass Lisa von dem Stallvirus, wie ich diese Verliebtheit der Mädchen in Tom insgeheim nannte, verschont geblieben wäre.

Mit einem kurzen Blick auf die Uhr dachte ich mir, dass ich die Reitstunde für heute beenden sollte. „Geh lieber eine Runde Schritt mit ihm ins Gelände. Dann hat Capriello etwas Bewegung und du kannst deine Gedanken sortieren.“

Der Vorschlag gefiel Lisa und ich verabschiedete mich von ihr: „Falls du es nicht mehr in seiner Nähe aushältst, kannst du nachher runter zu mir kommen. Viel Spaß im Gelände und passt auf euch auf!“

Die Tierarztpraxis lag im Erdgeschoss des alten Bauernhauses. Ich lief die drei Stufen zur Eingangstür hoch und wollte diese gerade aufschließen, als sie sich von selbst öffnete.

Frau Stubbe lächelte mich an und berichtete mir: „Die Familie ist vor einer halben Stunde angekommen. Irgendwie läuft heute alles schief oder wussten Sie, dass die Tochter ihr Pony mitbringt, um hier zu reiten? Sie möchte sogar Reitstunden bei Ihnen nehmen.“

„Nein! Das wusste ich nicht. Die Frau, wie hieß sie? Merkel, glaub ich. Hatte nur erwähnt, dass sie Reitstunden buchen möchte. Ich hatte ihr aber mitgeteilt, dass wir keine Schulpferde haben. Sie hatte nur gemeint, dass sie das schon regeln wird. Normalerweise muss ich vorher den Impfzustand der Tiere wissen. Ich brauche keinen Drusefall oder Ähnliches oben am Stall. Was haben Sie ihr denn bezüglich des Ponys gesagt?“

Frau Stubbe antwortete: „Ich habe sie hoch zu Tom geschickt. Sie waren beschäftigt mit Capriello und Lisa. Der Junge wird schon eine Lösung finden. Sonst ruft er Sie an oder kommt runter.“

„Danke, Frau Stubbe. Sie haben richtig gehandelt“, lobte ich die ältere Dame, „heute geht doch mal wieder alles drunter und drüber.“

Mit diesen Worten verabschiedete ich mich und ging in die Praxis. Der kleine Flur war liebevoll von Prof. Schneider gestaltet worden. Bilder und Danksagungen seiner Patienten schmückten die Wände. Zur linken Seite befand sich das Wartezimmer und zu meiner rechten das Behandlungszimmer. Die Mitte des Behandlungsraums füllte ein großer höhenverstellbarer Metalltisch aus. An der einen Wand stand ein langer Schrank, unter dem Fenster, von dem man die Straße sehen konnte, hatte ich meinen Schreibtisch aufgestellt. Von hier aus sah man die Koppel am Haus. Ich öffnete die Tür zu meiner Linken und trat in das Operationszimmer.

Frau Stubbe hatte mal wieder alles auf Hochglanz geputzt. Sie war einfach nur eine Seele von Mensch.

Da ich noch Zeit hatte, bis die Sprechstunde anfangen würde, überprüfte ich den Röntgenapparat. Jedes Mal aufs Neue freute ich mich, wenn er funktionierte. Eine Neuanschaffung würde ich mir momentan nicht leisten können.

Sunny stupste mich am Bein, weil sie raus in den Garten wollte. Ich öffnete die Tür am Ende des kleinen Flures und trat in den unteren Teil meiner Wohnung ein. Küche, Wohn- und Esszimmer sowie ein Gäste-WC lagen im Erdgeschoss. Schlafzimmer, Bad und Arbeitszimmer waren durch eine kleine Wendeltreppe nach oben zu erreichen.

Sunny begrüßte Salantino freundlich und sprintete Richtung Glasschiebetür, die zur Terrasse und in den Garten führte. Ich ließ die beiden ins Freie, als es an der Haustür klingelte.

Mit schnellen Schritten lief ich zurück in die Praxis. Dort stand die erste Patientin der Nachmittagssprechstunde mit einer Transportbox voller Meerschweinchen. Sie war Stammkundin bei mir und war Vorsitzende der Meerschweinchenrettung, ein ortsansässiger Verein.

Pünktlich um 18 Uhr konnte ich meinen letzten Patienten zur Tür begleiten. Der heutige Montag hatte doch etwas Positives. Als ich die Eingangstür abschloß, klingelte mein privates Handy.

„Du musst sofort hochkommen!“, schrie mir Tom ins Ohr und ohne, dass ich irgendetwas erwidern konnte, legte er auf.

Ich wusste, dass es kein medizinischer Notfall war, da er sonst auf dem Praxishandy angerufen hätte. Deshalb zog ich mir in Ruhe meine Reitsachen an und lief dann mit Sunny im Schlepptau den Hügel hinauf.

Salantino war eingeschlafen und hatte sich nicht gerührt. Für einen Welpen schlief er viel. Ich sollte seine Hormonwerte vorsorglich lieber untersuchen.

An der vordersten Koppel erwartete mich ein völlig nervöser Tom.

„Was ist denn mit dir passiert?“, fragte ich ihn.

Zur Antwort bekam ich nur ein Schnauben von ihm.

„Toooooom, ich bräuchte deine Hiiiilfeeeee“, hörte ich eine schrille Mädchenstimme. Die Besitzerin dieser Stimme, ein dünnes Mädchen mit wasserstoffblondem langem Haar und übermäßig geschminktem Gesicht, kam mit schnellen Schritten auf uns zu. Sie war angezogen, als wollte sie auf eine Modenschau und nicht in den Stall. Es handelte sich zwar um Reitbekleidung, aber eher um Turniersachen. Sie trug eine helle

Reithose mit Strassapplikationen und blank polierte Lederstiefel. Dazu passend einen Turnierblazer in einem royalen Blauton.

Tom war hinter dem nächsten Baum in Deckung gegangen.

Ich wunderte mich etwas über sein Verhalten, da er mit allen gut klarkam und als umgänglich galt. Doch dieses Mädchen mit ihrer übertriebenen Schminke und den Designer-Klamotten war ihm anscheinend nicht geheuer.

„Haben Sie Tom gesehen?“, fragte mich das Mädchen ohne jegliche Begrüßung und sprach sofort weiter, ohne auf eine Antwort zu warten, „ich bin Chantal Merkel. Für die nächsten zwei Wochen bin ich Feriengast bei Frau Meyer. Ich werde auch Reitstunden bei ihr nehmen. Jedenfalls hat das meine Mutter gesagt. Wussten Sie, dass Frau Meyer die Trainerin der berühmten Springreiterin Jessika Sommerfeld ist? Vielleicht komm ich dann mit meiner Oldenburger Stute Eclipse so groß raus wie sie. Entschuldigung, aber wer sind Sie überhaupt?“

„Ich? Ich bin anscheinend ihre neue Reitlehrerin. Die Trainerin von Jessika Sommerfeld bin ich nicht, da war deine Mutter falsch informiert,“ antwortete ich ihr und konnte mir das Lachen nicht verkneifen, als ihre Ohren ein starkes Rot annahmen.

Ich hatte schon festgestellt, dass mir dieses etwas zu selbstverliebte Mädchen Probleme bereiten würde. Allerdings könnte ich mich täuschen und in ihr steckte eigentlich eine liebenswürdige Persönlichkeit. In meiner Jugend musste ich feststellen, dass Menschen gerne zu voreilig urteilten und nur in Schubladen dachten. Aus diesem Grund versuchte ich, den ersten Eindruck einer Person nicht allzu ernst zu nehmen.

„Ist schon in Ordnung. Auf welche Koppel hast du Eclipse gestellt?“, fragte ich Chantal.

„Momentan steht sie in einer der Boxen. Ich glaube von Sunset oder so,“ antwortete sie mir, „ich soll sie nachher wieder mit runternehmen und auf die Koppel bei der Ferienwohnung stellen. Die ältere Frau hätte meiner Mutter gleich sagen können, dass

Eclipse unten bleiben soll. Ich denke, sie wird nicht erfreut darüber sein, dass hier niemand vorbereitet war."

Ein leicht ängstlicher Unterton schwang in ihrer schnippischen Aussage mit. Vielleicht würde nicht die Tochter, sondern eher die Mutter Probleme bereiten.

„Na ja," entgegnete ich ihr, „Frau Stubbe, so heißt die ältere Frau übrigens, hat keine Ahnung wo hier, welches Pferd hinkommt und sie muss sich auch nicht damit befassen. Heute sind alle Reitstunden ausgebucht und daher kann ich dir keinen Unterricht geben. Nachher gehen wir zusammen ins Gelände. Wenn du willst, kannst du mitkommen. Du kannst gerne auf dem Platz reiten oder Eclipse erst einmal ankommen lassen."

Chantal zog einen Schmollmund, doch sie ließ sich mit ihrer Antwort Zeit, da ich sie skeptisch betrachtete. Sie brauchte eine Weile, bis sie in einem normalen Tonfall sagte: „Ich glaub, ich reite mit aus."

Nachdem ich ihr ein paar wichtige Regeln des Höhenhofes erklärt hatte, schickte ich sie los, sich und Eclipse fertig zu machen.

Der Weg zur Koppel von Pfeffer war recht unwegsam. Der Friese stand auf der obersten der drei Koppeln hinter dem Dressurplatz. Als ich in seine Sichtweite kam, stieß er ein lautes Wiehern aus und galoppierte mit Prince Richtung Koppeleingang. Es war ein wunderschöner Anblick, wie die zwei Friesen auf mich zu rannten. Mähnen und Schweif flatterten hinter ihnen her. Die Nüstern waren aufgebläht und die Ohren gespitzt.

Da Pfeffer vor mir am Gatter ankam, tänzelte er vor Aufregung hin und her. Jedes Mal, wenn er wieherte, zitterte sein ganzer Körper vor Freude. Als ich endlich bei ihm war, schmiegte er seinen Kopf an mich und ich tätschelte ihm den Hals.

„Na mein Feiner, ist ja gut. Es geht ja gleich los," redete ich sanft mit ihm, als ich ihn von der Koppel holte.

Pfeffer, der seinem Namen mal wieder alle Ehre machte, tänzelte unruhig neben mir her, als wir in Richtung Stall liefen. Prince konnte zum Glück allein auf der Koppel stehen bleiben. Er hatte einen ruhigen Charakter und war sich selbst genug.

Auf der Kreuzung von Stall, Platz, Koppel und dem Weg in Richtung Wald, kam mir Lisa mit Capriello entgegen. Der Arme war klitschnass.

In einem etwas schärferen Ton fragte ich sie, ob sie die ganze Zeit, seit der Reitstunde unterwegs gewesen schien: „Was um Himmelswillen hast du gemacht?“

Bestürzt antwortete sie mir: „Ich bin im Schritt durch den Wald geritten und dann kam ein Reh aus dem Gebüsch. Capriello hat sich erschreckt und ist los galoppiert. Ich konnte ihn nicht halten und hab ihn laufen lassen. Zum Glück bin ich im Sattel geblieben. Als er endlich wieder ruhig war und stehen blieb, bin ich dann den ganzen Weg im Schritt zurück. Hat natürlich bis jetzt gedauert.“

„Das hast du richtig gemacht. Zum Glück ist euch nichts passiert. Bring ihn aber nicht wieder auf die Koppel, sondern stell ihn in den Stall und reib ihn mit Stroh ab“, erklärte ich ihr.

Schweigend liefen wir gemeinsam zum Stall.

Auf dem Anbindeplatz stand Chantal mit Eclipse. Die braune Stute tänzelte wild hin und her und riss andauernd den Kopf hoch. Trotz der mangelnden Erziehung war sie ein Tier mit einigem Potenzial.

Lisa stieg ab und band Capriello mit großem Sicherheitsabstand an.

Ich führte Pfeffer in seine Box und band ihn dort an. Draußen war es mir zu stressig und das brauchte ich nach diesem Tag nicht mehr. Ich wollte mit meinem Pferd allein sein. Die Zweisamkeit nutzen und ihn in Ruhe putzen. Pfeffer genoss es immer, seine Streicheleinheiten zu erhalten. Sein Kopf sank tiefer und die

Unterlippe entspannte sich. Er schnaubte beruhigt und konnte die Augenlider kaum offenhalten.

Als ich gerade seine Ohren voller Liebe kraulte, kam Cathi bzw. Ann-Catharina, mit Rückenwind herein. Cathi war eine Reitfreundin von mir. Nach dem Tod ihres Haflingers Paolo war sie lange Zeit nicht mehr geritten und kümmerte sich seit fast einem Jahr um den braunen Hannoveraner mit dem schwarzen Langhaar und den weißen Socken. Er war mein zweites Pferd. Rückenwind hatte ich vom Schlachter gerettet. Nach langer Behandlung mit Akupunktur hatte ich festgestellt, was für ein hervorragendes Springpferd er doch war.

„Hallo Anne, wenn das da draußen dein neuer Feriengast ist, dann hoffe ich, dass sie bald wieder heimfährt“, grüßte mich Cathi.

„Da hast du wohl recht“, antwortete ich ihr, „sie ist wirklich eine sehr gewöhnungsbedürftige Person. In zwei Wochen haben wir sie aber wieder los. Vielleicht entpuppt sie sich als nett. Tom wird sich am meisten freuen, wenn ihr Urlaub beendet ist. Sie rennt ihm schon die ganze Zeit hinter her. Er war sehr genervt von ihr und das ausgerechnet jetzt! Er verbringt seine gesamten Semesterferien wegen irgendeinem Mädel hier auf dem Hof. Kannst du dir das vorstellen?“

Cathi sah verträumt in die Ferne und putzte immer wieder die längst saubere Stelle an Rückenwinds Flanke.

„Cathi, sag mal, was ist denn auf einmal los mit dir?“, fragte ich und ahnte es bereits. Ich glaubte, dass es bei der kleinen Italienerin mit ihrem meist zu feurigen Temperament gefunkt hatte.

Da sie mir keine Antwort gab, ging ich in die Sattelkammer. Dort fand ich die nächste Liebeskranke.

„Na du?“, schreckte ich Lisa aus ihrem Weinen auf, „ist es wegen Tom?“

„Ja, er hat gemeint, ich wäre mit meinen sechzehn Jahren zu jung für ihn. Er sei schon achtundzwanzig. Meine Eltern haben sogar einen Altersunterschied von ganzen zwölf Jahren."

„Aber überleg doch mal, wie lange es mit deinen Eltern funktioniert hat", damit machte ich sie auf die Scheidung dieser aufmerksam, die zur Zeit vor dem Gericht ausdiskutiert wurde.

Sie reagierte nicht und so ließ ich mich auf die Knie nieder und hörte ihr weiter zu.

„Er hat gesagt, dass sein Herz schon an jemand anderen vergeben sei. Ich weiß jetzt, dass es nichts mit uns wird, aber er geht mir einfach nicht aus dem Kopf. Jeden Tag muss ich ihn sehen und dann habe ich immer das Gefühl, jemand reißt mir das Herz aus dem Leib. Wie soll ich das nur ertragen?"

In diesem Moment klingelte ihr Handy und sie formte mit ihren Lippen die Worte „Mami" und „Tschüss". Dann verschwand sie aus der Sattelkammer.

„Das wird ein problematischer Sommer", dachte ich und holte mein Sattelzeug.

Wieder bei Pfeffer angekommen, sattelte ich ihn. Zuerst ließ ich ihn an seinem Sattel schnuppern und legte ihn dann auf den Widerrist. Bevor ich ihn in die richtige Position schob. Jetzt zog ich die Schabracke glatt und machte den Sattelgurt feste. Die rote Satteldecke sah wundervoll auf dem schwarzen Pferd aus. Die roten Applikationen an Nasen- und Stirnriemen machten die Sache komplett.

Nachdem ich getrenst hatte, stieg ich auf. Pfeffer war ganz aufgeregt, weil es endlich losging. Cathi war ebenfalls fertig und wir ritten gemeinsam zum Anbindeplatz. Dort sattelte Chantal Eclipse. Wir warteten kurz, bis sie aufgestiegen war. Normalerweise waren wir beim Montagsauritt mehrere, doch heute würde sich kein weiterer Reiter der Gruppe anschließen.

Unser Weg verlief quer über die Feldwege hoch zum Wald. Immer in Richtung der Springstrecke. Ich bildete den Anfang und hinter mir ritten Cathi und Chantal nebeneinander. Beide unterhielten sich, obwohl die kleine Italienerin nicht glücklich dabei aussah. Ich war froh, mich nicht an der Unterhaltung beteiligen zu müssen und genoss die Sonne in meinem Gesicht.

Wir waren an einem Wäldchen kurz vor dem großen Waldstück angekommen.

„Halt", rief ich und hob meinen linken Arm.

Chantal und Cathi parierten durch und schauten mich fragend an.

„So wir sind jetzt an unserer Springstrecke angekommen. Wenn ich das Zeichen gebe, traben wir an. Dasselbe gilt dann im Galopp. Die Hindernisse sind kleine Baumstämme. Eclipse sollte das mühelos schaffen, trotzdem reitest du um die schwierige Stelle. Ich habe dich noch nicht springen gesehen, daher gehen wir kein Risiko ein. Ich gebe dir vorher Bescheid", da Cathi so aussah, als wollte sie protestieren, sagte ich etwas strenger zu ihr gewandt, „mach nicht so ein Gesicht. Rückenwind ist ein gutes Springpferd und wir beide wissen, dass du das kannst. Also los!"

Wir ritten in ein kleines Wäldchen zwischen den zwei Getreidefeldern und die Pferde sprangen über die Hindernisse. Vor den schwierigeren Sprüngen bog ich mit Chantal und den Pferden ab.

Als ich sah, wie Cathi und Rückenwind die höheren Baumstämme nahmen, kam mir eine Idee. Falls Jessika keinen Ersatz für Garone finden sollte, dann könnte sie doch Rückenwind reiten. Immerhin hätte sie Merlander und somit drei Pferde, um in der Saison zu punkten. Vermutlich würde sie damit nicht auf dem ersten Platz landen, aber niemand würde sie vergessen, weil sie komplett aussetzen müsste.

Mit freudig schnaubenden Pferden ritten wir weiter. Allerdings schlug ich den Heimweg ein, da ich mir nicht so sicher war, wann

Chantal zurück sein müsste. Einer Konfrontation mit ihrer Mutter wollte ich aus dem Weg gehen.

Den ganzen Weg zurück zum Stall überlegte ich hin und her. Meine Idee war gar nicht schlecht, doch was würde Jessika dazu sagen. Wie stand ich überhaupt dazu? Wollte ich Rückenwind auf großen Turnieren antreten lassen? Würde er den Turnierstress überstehen? Ich wusste nichts über seine Vergangenheit, bevor ich ihn vom Schlachter geholt hatte.

Abends rief ich Jessika an: „Na du, ich ruf wegen Garone an. Wie geht es ihm?"

„Aktuell steht er im Stall. Sein Bein ist nur leicht angeschwollen, aber nicht heiß", antwortete sie mir, „ich vermute, dass es kein Unfall war. Es gibt in diesem Sport viele Neider und Leute, denen es nur um Ruhm und Ehre geht. Jedoch kann ich mir nicht vorstellen, dass jemand absichtlich mein Pferd verletzt. Wobei! Es gibt da jemand. Vielleicht dieser Grobian Maximilian von Freiherr? Nur möchte ich da niemanden voreilig verurteilen. Doch wo sollte eine Skalpellklinge auf unseren Koppeln herkommen?"

„Ich denke auch, dass das alles seltsam ist und nicht zufällig. Ich bin da deiner Meinung, dass ich mir nicht vorstellen kann, dass jemand ein Pferd absichtlich verletzt."

„Dieser Maximilian ist ein seltsamer Mensch. Ich mag ihn nicht. Letztes Jahr hat er mich nur vom Treppchen verjagt, indem er die Richter bestochen hat. Anders kann ich mir nicht vorstellen, dass die Punkte geändert wurden. Kurz nach dem Ritt wäre ich laut Durchsage erste geworden, aber bei der Siegerehrung wurde, wegen eines Formfehlers, die Platzierung geändert. Kannst du dich noch daran erinnern?"

Doch ich war schon eingeschlafen.

Als Jessika dies merkte, legte sie auf.

Wir waren es gewohnt, dass eine von uns beim Telefonieren einschlief. Jede Stunde in unserem Tag war verplant und ließ kaum Zeit für Ruhepausen.

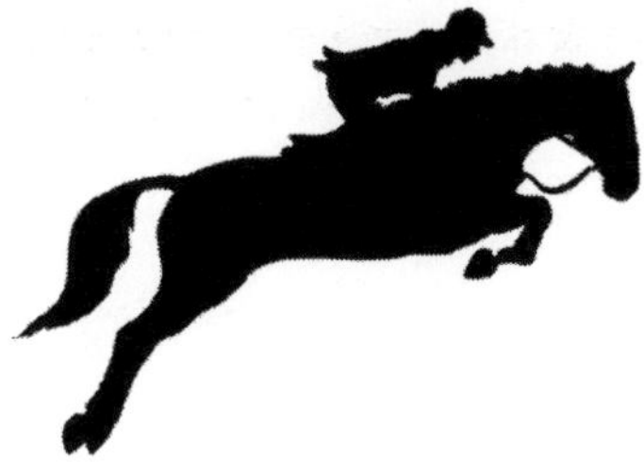

2. Karriererettung und Freundschaftsdienste

Am nächsten Morgen war das Wetter schrecklich. Der Regen prasselte an mein Fenster. Als ich aufwachte, stellte ich verdutzt fest, dass ich meine Reitsachen noch anhatte. Gestern Abend war ich wohl wieder einmal beim Telefonieren eingeschlafen.

Ich hatte heute Morgen Stalldienst. Eigentlich wollte ich die Pferde auf die Koppeln stellen, aber als ich aus dem Fenster die graue Landschaft sah, hatte ich keine Lust, die ganzen Pferde aus ihren warmen Boxen in den Regen zu zerren. Vom Schlafzimmer aus ging ich ins Bad und machte mich etwas frisch. Salantino und Sunny saßen Schwanz wedelnd neben mir und warteten darauf, dass die Abenteuer des neuen Tages endlich beginnen würden.

Mit Regenmantel und Cowboyhut bewaffnet, ging ich mit den zwei Hunden aus der Wohnungstür in den Flur des ersten Stocks, der zu den zwei Gästezimmern führte. Die Zimmer für Besucher waren hauptsächlich für die Turniersaison oder Verwandte gedacht. Die zwei Ferienwohnungen lagen im Dachgeschoss und man erreichte sie über eine Wendeltreppe. Der erste Stock hatte seine eigene Eingangstür, diese war über die Außentreppe zu erreichen, um nicht immer durch die Praxis zu müssen.

Als ich aus der Haustür auf die Holztreppe trat, war ich froh, dass ich die Stiefel drinnen angezogen hatte. Ich zog meinen Mantel fester um mich und schob den Hut tiefer ins Gesicht.

Sunny jagte mit Salantino an mir vorbei. Zum Glück konnte ich mich am Treppengeländer festhalten und verhinderte so einen Treppensturz. Beide Hunde rutschten auf den nassen Stufen aus. Sunny purzelte die Treppe hinunter und Salantino kullerte hinterher. Die Hunde rappelten sich wieder auf. Die Rotweiler-Hündin stürmte weiter, während Salantino verdutzt vor der Treppe saß. Ich war erleichtert, dass beiden Hunden nichts passiert war.

Eclipse stand gemütlich kauend in der Hütte auf der Koppel und ließ sich weder von dem Treiben auf der Treppe noch von dem Regenwetter stören. Ich wollte die Stute lieber mit hoch in den Stall nehmen, als mir einfiel was Frau Merkel für ein Theater machen würde, wenn das Pferd plötzlich verschwunden war. Darum klingelte ich bei der Ferienwohnung. Kurzdarauf sprintete eine putzmuntere Chantal die Treppe herunter.

Als sie mich sah, rief sie erfreut: „Guten Morgen! Schön, dass sie mich mit hochnehmen. Geben sie mir heute Reitstunden?“

Diese Euphorie zu der frühen Stunde hatte ich nicht erwartet: „Auch einen guten Morgen. Eigentlich wollte ich nur Bescheid sagen, dass du Eclipse oben in den Stall stellen kannst. Ich werde ihr schon mal eine Box herrichten. Wegen der Reitstunde. Um 14:00 bis 15:00 Uhr gebe ich heut Unterricht, da kannst du mit reiten. Um 13:00 Uhr musst du aber am Stall sein. Tom sagt dir dann, was alles zu tun ist. Es kann sein, dass wir Hindernisse brauchen. Wäre das in Ordnung?“

„Das wäre toll“, antwortete mir Chantal voller Freude und ging lächelnd zu Eclipse.

Ich schaute hinter ihr her und stellte verwundert fest, dass sie regentaugliche Kleidung ohne Strasssteine trug. Ihre Füße steckten jedoch in Neonpinken Stiefeln. Das war nicht unbedingt meine Farbe, aber wenn es ihr gefiel.

Sunny und Salantino waren schon längst oben und kratzten an der Stalltür. Die wohlige Wärme, die aus dem Stall kam und das Scharren der vielen Pferdehufe entschädigten mich für die Nässe, die langsam meine Kleider durchdrang. Obwohl es erst halb sechs war, waren alle Vierbeiner putzmunter und vor allem hungrig. Deshalb ging ich zur Futterkammer auf der linken Seite am Ende der kleineren Stallgasse, die in der Scheune, wo Kutschen und Traktoren standen, endete.

Ich schob den Futterkarren durch die Stallgasse und hielt vor jeder der zwanzig Boxen. In dem kleineren Stallanteil standen die zwei Haflinger Max und Rex genau gegenüber der Futterkammer. Darauf folgten, weiterhin an der Fensterseite, die Boxen von Sunset, Kiara und Ferdinand. Sunset war unser Pferde-Opa, der früher als Schulpferd eingesetzt wurde und jetzt nur seinen Ruhestand genoss. Die Box des kleinen Ferdinands, der immer nur Ferdi genannt wurde, war leer. Das kleine Shetlandpony stand zurzeit bei einem befreundeten Bauern mit dessen Ziegen und Schafen auf einer Koppel nicht weit von hier. Erst nach dem Sommer würde Ferdi wiederkommen. Kiara, eine empfindliche und hyperaktive Araberstute, stand neben Sunset, der immer beruhigend auf sie einwirkte. Gegenüber von Sunset war früher Eeyore zuhause gewesen. Der von allen geliebte Esel, der mich immer wieder an Winnie the Pooh erinnert hatte, war leider diesen Winter im hohen Alter verstorben. Zurzeit waren alle drei Boxen auf der linken Seite leer.

Durch ein kleines Tor schob ich den Futterwagen durch die Eingangshalle. Von dort gelangt man rechts auf den Anbindeplatz vor den Ställen und links hoch in die Halle. Ich ging aber gerade aus an Reiterstübchen und Sattelkammer vorbei in den größeren Stallanteil mit den restlichen vierzehn Boxen. Dort standen in den ersten vier Boxen auf der rechten Seite Prince, Pfeffer, Capriello und Rückenwind. Auf der linken Seite standen Baldeur, ein Braunes recht dünnes Englisches Vollblut, Amika, eine schwarze

Morganstute mit weißen Socken, Napoleon, ein Fliegenschimmel, und Rusti, ein rostfarbener Quatrehorse. Damit hatte ich die ersten acht Pferde versorgt. Die nächsten drei Pferde auf der rechten Seite scharten schon hungrig mit den Vorderhufen und daher beeilte ich mich mit der Fütterung. Es folgten Honey Moon, eine wunderschöne Pinto-Stute, und Mirella, eine liebevolle und vorsichtige Clydesdale-Stute auf der rechten Seite. Links standen Casina, eine Hannoveraner-Stute, und Oregano, ein Appalosa aus dem schönen Italien. Endlich waren alle gefüttert und kauten zufrieden in ihren Boxen.

Ich versicherte mich, dass die Stalltür am Ende der Stallgasse verschlossen war und öffnete nur die oberen Fenster. Doch da mir der Regen entgegenkam, schloss ich sie schnell wieder.

Nachdem ich den Futterkarren zurück in die Futterkammer geschoben hatte, machte ich mich daran die Box neben Honey Moon für Eclipse zurechtzumachen. Während ich mir in der Eingangshalle einen Schubkarren holte und ihn mit Heu füllte, fragte ich mich, wo Chantal mit Eclipse abgeblieben war. Genau in dem Moment öffnete sich die Stalltür und eine klitschnasse Chantal kam mit einer schlammigen Eclipse herein. Die ganze Eingangshalle wurde durch den Sturzregen nass.

„Ach du meine Güte“, bekam ich vor Entsetzen nur heraus.

Zerknirscht erklärte Chantal: „Die Dame“, und wies auf Eclipse, „musste sich unbedingt in einer riesigen Schlammpfütze wälzen. Danach fand sie es lustig, sich an mir zu reiben. Den ganzen Weg hoch hat sie nur gebockt und sich vor jedem Busch erschreckt. Es windet extrem, trotzdem hätte ich darauf verzichten können.“

Ich schaute sie nur mitleidig an und signalisierte ihr, mir zu folgen. Wir stellten Eclipse in ihre Box, rieben sie mit Stroh ab. Ich versorgte Chantal mit Wechselkleidung und war überrascht, dass sie ohne jegliches Murren die zu großen und verwaschenen

Sachen anzog. Vielleicht hatte ich mich in dem Mädchen doch getäuscht.

Sunny und Salantino, die beide völlig durchnässt irgendwann wieder vor mir auftauchten, bekamen heute Morgen ihr Frühstück in der Sattelkammer. Ich füllte meinen Magen mit ein paar Äpfeln. Mit dem Rest machte ich mich auf den Weg zu Rückenwind. Seine weichen Lippen nahmen mir die Apfelstücke aus der Hand. Diese verschwanden in dem schon sabbernden Pferdemaul. Aber nicht nur er, sondern auch Pfeffer und Capriello bekamen ein paar ab.

Nachdem alle Apfelstücke verschlungen waren, holte ich Rückenwind aus der Box und band ihn davor an. Mit Sattelzeug, Helm und Putzzeug kehrte ich aus der Sattelkammer wieder zu ihm zurück und fing an, ihn fertig zu machen. Zum Glück war er nicht so dreckig und es dauerte nicht lange, bis ich ihn in die Halle führen konnte.

Chantal hatte es sich mit den beiden Hunden auf der Tribüne bequem gemacht und schauten mir beim Warmreiten zu. Dabei musste ich um die Hindernisse herumreiten, da diese nicht abgebaut waren. Obwohl ich in der Halle nicht gerne sprang, ritt ich mit Rückenwind über ein paar Sprünge. Wenn man schon auf einem Springpferd saß, musste man das doch ausnutzen. Springreiten zählte nicht zu meinen Lieblingssportarten. Einfache Hindernisse waren ok, auch das Springen im Gelände war eine schöne Abwechslung, aber dann reichte es mir schon.

Als ich über den Boxer gesprungen war, fing jemand an zu klatschen. Verdutzt parierte ich Rückenwind durch und schaute in Jessikas strahlendes Gesicht.

„Na Anne! Ausgeschlafen?“, fragte sie mit einem breiten Grinsen, „ein Glück, dass ich heute doch hierhergekommen bin. Ich glaub, ich habe die Lösung all meiner Probleme gefunden“, erzählte sie mir, während sie auf Rückenwind und mich zu lief.

„Was?“, mehr bekam ich nicht heraus.

„Also“, fing sie an, mir zu erklären, „ich finde keinen Ersatz für Garone. Allerdings brauche ich das nicht. Da ich schon einen gefunden habe.“ Während sie zärtlich Rückenwinds Hals streichelte, fuhr sie fort: „Weißt du den wirklich nicht, was ich meine?“

Ich schüttelte nur ratlos den Kopf.

„Na komm schon, so schwierig ist es nicht. Du sitzt im wahrsten Sinne des Wortes darauf“, meinte sie zur mir und hielt sich vor Lachen den Bauch.

Mir ging ein Licht auf. Sie hatte genau dieselbe Idee, die mir gestern bei dem Ausritt durch den Kopf geschossen war. Trotzdem war mir die Sache nicht ganz klar, daher fragte ich lieber: „Du meinst doch nicht etwa Rückenwind. Wie soll er denn deine Probleme lösen?“

„Das ist doch ganz einfach, Annelein“, säuselte sie, „Rückenwind wird mein neues Turnierpferd und mit Pasadena zusammen kann ich dann starten. Cathi wird nix dagegen haben. Sie könnte zu mir fahren oder ich trainiere mit Rückenwind hier. Oder hast du etwas einzuwenden?“

Ich war völlig verdutzt: „Dagegen, dass du ihn reitest, habe ich nichts, aber mir geht das grade alles zu schnell. Du hast doch bestimmt nicht all deine Kontakte durchtelefoniert. Und was ist mit den Youngstern?“, doch da Jessika ein trauriges Gesicht machte und ich Menschen nur selten etwas abschlagen konnte, antwortete ich mit einem mulmigen Gefühl im Magen: „Na ja, probieren geht über Studieren. Dann steig mal auf! Aber nur mit Helm, ohne geht es hier nicht in den Sattel. Willst du meinen oder hast du deinen mit?“

Sie nahm meinen Helm und stieg lächelnd auf.

Mal wieder hatte sie es geschafft, mich zu überreden. Obwohl ich die gleiche Idee hatte, bekam ich das Gefühl nicht los, dass Jessika über meinen Kopf hinweg bereits entschieden hatte.

Ich stand in der Mitte der Halle und schaute ihr zu, wie sie sich mit Rückenwind bekannt machte. Etwas beunruhigt schielte er zu mir, aber mit der Zeit fing er an zu kauen. Sein Kopf ging in die Senkrechte.

Menschen können nur schwer aus ihrer Haut und deshalb gab ich Jessika ein paar Anweisungen: „Du kannst jetzt mal mit ihm über die kleinen Hindernisse da hinten gehen. Sei aber nicht so hart im Maul, er ist das nicht gewöhnt. Du sitzt nicht auf Garone und Rückenwind braucht nicht so eine harte Hand wie er."

Jessika folgte lächelnd den Anweisungen und ritt erstmal über die kleineren Hindernisse. Rückenwind machte einen riesigen Satz. Meine Freundin, die nicht darauf vorbereitet war, landete auf seinem Hals.

„Man das war ein Satz, Anne!", juchzte sie mit voller Zufriedenheit, „ich frage mich, warum du mir Rückenwinds Talent verschwiegen hast. Super Trainingsarbeit deinerseits."

„Jetzt mach aber mal halblang", erwiderte ich, „wenn dann habe ich nur sein Talent geweckt. Mein Kleiner war die ganze Zeit schon so klasse. Es hat nur keiner bemerkt. Außerdem war Springreiten nie so mein Ding. Weißt du noch, als ich immer bei der Kombination aus dem Sattel geflogen bin? Bis unsere damalige Springlehrerin es endgültig aufgab und mich vom Platz jagte?"

„Ja", kicherte Jessika, „das waren Zeiten. Aber unser Stallbursche hat dich danach auf dem Heuboden getröstet."

Damit ich nicht weiter auf dieses Thema, welches ich tief in mir vergraben hatte, eingehen musste, erklärte ich: „Ich würde sagen, jetzt über die Kavaleties, dann das Kreuz, Oxer, Kombination und den leichten Sprung dahinten als Abschluss. Abreiten und den Süßen wieder in seine Box zurück."

Eigentlich hätte Rückenwind länger geritten werden können, doch ich wollte die Stunde lieber beenden.

Jessika nickte nur und trabte an. Nach dem Kreuz fiel sie in Galopp und meisterte den Sprung mit einer Leichtigkeit, die ich nur von ihr mit Garone kannte. Erleichterung machte sich in mir breit, als Rückenwind schnaubte, während Jessika ihn abritt.

Doch das mulmige Gefühl wollte nicht ganz verschwinden. Zwar freute ich mich, dass die beiden so gut klarkamen. Doch war es eine Art von Eifersucht, die sich da in mir breitmachte oder eher Verlustängste? Ich hatte so viel Zeit, Liebe und Fürsorge in Rückenwind gesteckt und wollte ihn nicht verlieren.

Chantal war schon lange von der Tribüne verschwunden, was mich wunderte, da Jessika als ihr großes Idol doch hier war und ich da eher Freudenschreie erwartet hätte. Aber ich machte mir keine weiteren Gedanken um Chantal. Zusammen mit den Hunden lief ich neben Jessika aus der Halle.

An Rückenwinds Box angekommen sattelte ich ihn ab und stellte ihn in seine Box. Nachdem ich alles in der Sattelkammer verstaut hatte, fand ich Jessika in Rückenwinds Box wieder.

Ich gab meinem Pferd ein paar Leckereien: „Na, du scheinst dich mit ihm anzufreunden? Aber denk dran, wir sind nicht mehr zu trennen." Mit dem letzten Satz nahm ich seinen Hals liebevoll in den Arm und schmiegte mich an ihn.

„Keine Angst, " antwortete Jessika mir, „ich habe keinerlei Absicht dir Rückenwind wegzunehmen. Ich bleib bei Roni und Pasadena. Außerdem habe ich die Youngsters und Merlander. Du musst aber verstehen, dass ich ein neues Pferd brauche, sonst kann ich diese Saison und das Championat vergessen. Rückenwind wäre nur Ersatzpferd, falls Pasadena ausfallen sollte. Ich brauche die Siegesprämie und die damit verbundenen Sponsorenverträge. Meine Neuanschaffungen brechen mir sonst das Genick. Wir leben zwar in gesicherter Armut, aber die könnte bald vorbei sein. Weder habe ich deine Rechnung bekommen, noch habe ich den Hufschmied rufen können und das Finanzamt mit der Steuererklärung kommt auch bald."

Mit dieser Beschreibung ihrer finanziellen Probleme endete unser Gespräch. Sie musste noch zum Arzt und ich musste weiterarbeiten. Wir verabschiedeten uns von einander und verabredeten uns für den heutigen Abend bei ihr zu Hause, um weiter über Rückenwinds Aussichten als Jessikas neues Turnierpferd zu reden.

Bis dahin hatte ich Zeit, mir Gedanken zu machen und über meine Gefühle klar zu werden. Auch wenn Jessika mir versichert hatte, dass Rückenwind mein Pferd blieb, so machte ich mir trotzdem Sorgen um ihn.

Es regnete immer noch, als Tom auf dem Hof eintraf. Er fand mich oben auf dem Heuboden. Ich wollte den Pferden gerade Heu füttern, da das Wetter nicht so aussah, als würden die Pferde heute auf die Koppel können. Normalerweise hätten die Pferde bei regnerischem Wetter nach draußen gekonnt, aber da nicht alle für die Saison eingeweidet waren, ließ ich sie lieber drinnen und holte frisches Heu vom Heuboden.

„Brauchst du Hilfe oder schaffst du das allein?", fragte mich Tom hinterlistig.

„Wäre schön, wenn mir jemand helfen würde, aber ich kann ja von niemanden erwarten, dass er sich wegen mir überarbeitet", antwortete ich ihm und konnte nur mit Mühe den Heuballen fangen, den mir Tom entgegenwarf.

Die Arbeit ging zu zweit schneller voran und so hatten wir in kürzester Zeit alle acht Ballen unten.

Da man auf dem Heuboden ungestört war, sah ich meine Chance, etwas mit Tom zu besprechen: „Sag einmal, würde es dir etwas ausmachen, wenn du mir den Namen deiner Auserwählten verrätst?"

Tom schaute mich recht verdutzt an, deshalb verriet ich ihm lieber, warum ich so neugierig war: „Du musst mich verstehen. Die Mädels verlieben sich schnell in Jungs, die mit Pferden arbeiten. Na ja, hier auf dem Hof haben mehrere Mädchen Liebeskummer wegen dir. Das ist kein Vorwurf! Ich will dich auf keinen Fall loswerden. Wirklich nicht!“ Ich hatte mich selbst in die Enge manövriert. „Was würde ich denn ohne dich machen! Aber ich würde halt auch gerne etwas Amor spielen. Verstehst du, was ich meine?“

„Verstehen tue ich dich schon. Du willst zwei Pfeile verschießen und sonst ein paar Herzen flicken. Unter diesen Umständen könnte ich es dir verraten. Du musst aber stillschweigen bewahren. Ich möchte es ihr lieber selbst sagen“, antwortete er und ich spitzte die Ohren.

Er flüsterte mir einen Namen ins Ohr und verschwand auf der Leiter nach unten.

Ich lächelte leise vor mich hin.

Bald würde Amor seine Pfeile verschießen. Dann hätten wir hoffentlich bald ein neues Stallpärchen, welches mit viel Glück die Neider am Hofe überstand. Die Wunden der anderen sollten lieber schnell heilen, damit es zu keinen großen Streitigkeiten kommen würde. Immerhin wusste ich aus eigener Erfahrung, wie schlimm es war, wenn eine Liebe von der Gemeinschaft nicht akzeptiert wurde. Trotzdem freute ich mich für Tom und seine Angebetete: Cathi!

Als ich von dem Heuboden herunter kletterte, wurde ich plötzlich von hinten angesprochen: „Können sie mir bitte sagen, wo ich Frau Meyer finden kann?“

„Ja, das bin ich“, sagte ich völlig überrumpelt.

Als ich mich umdrehte, sah ich in das dünne fast schon magersüchtige Gesicht einer Frau mit Wasserstoff blondem Haar und braun gebrannter Haut. Aufgrund der vielen Tönung sah die Haut fast mumifiziert aus. Die mir unbekannte Frau sah aus wie ein älteres Model, welches schon zu viele Schönheitsoperationen hinter sich hatte. Ihr Outfit war nicht stalltauglich, wodurch sie fehl am Platz wirkte. Silber glitzernde High Heels, ein schwarzer Mini-Rock und eine weiße Bluse mit pfirsichfarbenem Blazer.

Ich fragte mich, wie sie es in dieser Montur bei dem Regenwetter trocken und schlammfrei in den Stall geschafft hatte.

Während ich sie weiter musterte, fing sie an, mir Befehle zu erteilen: „Ich bin Jaqueline Merkel. Die Mutter von Chantal Andrea Merkel. Meine Tochter fühlt sich unterfordert in diesen Reiterferien. Sie langweilt sich, um genau zu sagen. Könnten Sie ihr nicht etwas mehr zu tun geben?" Mit einer kurzen Pause wollte sie ihre Aufforderung untermauern. „Stallarbeit zum Beispiel, wie füttern oder putzen. Wobei es vorteilhaft wäre, den Gestank zu vermeiden. Ich möchte nicht, dass meine Tochter immer nach Pferd riecht. Das ist unter meinem und ihrem Niveau. Trotzdem sollte sie hier etwas mehr gefordert werden. Immerhin ist sie sonst völlig allein unten in der Ferienwohnung. Da ich den ganzen Tag geschäftlich bei „PIA" tätig bin."

Ich verstand voll und ganz, was Frau Merkel von mir wollte. Chantal sollte hier in der Reitanlage beschäftigt werden, während sie zu „PIA" fuhr und sich dort ein paar Wellness-Anwendungen gönnte. Auch wenn sie dachte, ich wüsste nicht, dass „PIA" für Patrizias Wellnesswunder stand, durchschaute ich sie, denn mir war diese riesige Wellnessanlage bekannt.

Ich verzog keine Mine und verhielt mich, als wüsste ich von nichts. Ohne einen leicht genervten Unterton zu unterdrücken, antwortete ich: „Das wird sich bestimmt einrichten lassen. Mir wird schon etwas einfallen, wo sie sich nicht so dreckig macht. Für Ihre Tochter nur saubere Stallarbeit. Wäre Ihnen das so recht?"

Die Ironie in meiner Aussage schien an Chantals Mutter abzuperlen. Mit einem selbstzufriedenen Lächeln antwortete sie: „Ja, das wäre ganz in meinem Interesse! Sie wissen, dass mein Mann Prof. Dr. Merkel sehr viel Geld besitzt. Bestimmt kennen Sie die bekannte Berliner Anwaltskanzlei Konrad Merkel und

Söhne? Mein Mann investiert gerne Geld in seine geliebte Tochter Chantal Andrea. Persönlich könnte ich mir bessere Investitionen vorstellen, aber na ja. Ich hoffe, Sie sehen Ihre Chance, viel Geld zu verdienen, wenn Chantal Andrea eine gute Turnierreiterin wird und groß rauskommt."

Bei den letzten Sätzen zog ich meine Augenbrauen immer weiter hoch und schaute sie mit großen Augen an. Ich war so entsetzt, dass ich nur nicken konnte. Mir tat Chantal richtig leid. Man hatte den Eindruck, dass sie mehr eine Last für ihre Mutter war als eine Tochter. Ich konnte mir jetzt vorstellen, warum das Mädchen so arrogant und eingebildet wirkte. Sie verbarg ihre Schüchternheit und vermutlich ihre verletzte Seele hinter dieser Schutzmauer.

Ihre Mutter war ohne jegliche Verabschiedung wieder gegangen. Für sie schien alles gesagt. Da Tom in diesem Moment aus der kleinen Stallgasse kam, hatte ich keine Zeit, mich über ihr Verhalten aufzuregen.

„Ich habe jetzt alle Pferde mit Heu versorgt und ihnen zusätzlich ein paar Karotten gegeben. Ich würde dann mal anfangen zu misten und danach räume ich die Hindernisse aus der Halle. Soll ich sie dann mit dem Traktor abfahren?", erklärte er mir.

Von seinem Arbeitsdrang völlig überwältigt antwortete ich: „Find ich super. Eigentlich wollte ich mit den Mädels springen, aber so ist es besser. Ich weiß nicht, wie diese Stute der Merkels auf die anderen Pferde reagiert. Eclipse hat sich gestern im Gelände richtig gut gemacht. Nur wenn sie sich verhält wie ihre Besitzerin, dann darf ich ihr nur noch Einzelstunden geben."

Tom sagte dazu nichts und machte sich wieder an die Arbeit, doch nicht ohne mir mit einem Augenrollen zu verdeutlichen, was er von den Merkels hielt.

Ich musste auch weiter machen. Dienstags hatte die Praxis nur nachmittags geöffnet, aber für heute hatten sich neue Feriengäste angemeldet.

Mit surrendem Staubsauger lief ich durch die Zimmer der kleineren Ferienwohnung. Beide lagen in dem alten Bauernhaus im zweiten Stock unter dem Dach. Die schmalere Wohnung hatte einen Vorraum mit drei Türen. Die rechte Tür führte in das Badezimmer und die mittlere in das Schlafzimmer. Ich fuhr mit dem Staubsauger durch die linke Tür in den Wohnraum, dort war auch eine Küchenzeile eingebaut. In dieser Wohnung konnten Eltern sogar Kinder mitnehmen. Diese konnten auf dem Schlafsofa schlafen. Für Familien war aber die andere Ferienwohnung besser geeignet. Zurzeit wohnte dort Frau Merkel mit ihrer Tochter. Die große Gästewohnung bestand aus Küche, Bad, Schlaf-, Wohn- und Kinderzimmer. Als ich mit dem Staubsaugen fertig war, verteilte ich die mitgebrachten Handtücher im Bad und in der Küche. Dann bezog ich die Betten.

Mit dem Staubsauger lief ich nach vollbrachter Arbeit die Treppe hinunter und verstaute diesen in der Abstellkammer hinter dem Treppenabsatz.

Ich hatte gerade meine Wohnungstür aufgeschlossen, als es klingelte. Ich lief durch mein Schlafzimmer auf den Balkon. Unten stand ein lindgrüner Golf. Ein junges Ehepaar mit Hund winkte mir entgegen. Die Frau hatte ein Baby auf dem Arm, welches an seinem Finger nuckelte.

Zum Glück kamen meine beiden Hunde nicht aus dem Garten raus. Die Holztür war fest verschlossen. Sunny und Salantino waren friedfertig und hatte nie Streit mit Artgenossen, aber ich kannte den Charakter des Hundes meiner Feriengäste nicht.

Ich rief der kleinen Familie zu: „Guten Tag! Sie müssen die neuen Gäste sein. Ich bin Frau Meyer, wir hatten telefoniert. Bitte kommen Sie doch neben die Holztreppe hinauf. Ich mache Ihnen dann auf."

Ohne auf eine Antwort zu warten lief ich aus der Wohnung und öffnete die Tür.

„Guten Tag! Wir sind die Engelers", kam es mir schon entgegen.

Während wir uns über das verregnete Wetter unterhielten, zeigte ich ihnen die Wohnung. Sie waren ganz entzückt. Sogar der schöne Ausblick wurde gelobt. Das verwunderte mich etwas, da man nur den bewachsenen Hang, den Garten und ein Teil der Reithalle sehen konnte.

Ich entschuldigte mich mehrfach, da ich das Kinderbett für das Baby vergessen hatte. Doch die junge Familie hatte an alles gedacht. Nur eine Hundedecke für ihren Beagle Sally, war zu Hause vergessen worden. Zum Glück war ich bezüglich Tierbedarf auf alles vorbereitet und verabschiedete mich fürs Erste, um nach einer Decke für Sally zu suchen.

Unten im Keller suchte ich nach einer geeigneten Schlafunterlage. Nach längerem Wühlen in meinen Regalen hatte ich eine Hundematte gefunden. Diese war neu und ich hoffte, dass Sally sie annehmen würde.

Nicht nur die deckenhohen Regale standen in dem kleinen Keller. In der Waschküche befanden sich zwei Waschmaschinen, wobei die eine nicht mehr gebraucht wurde, und ein Trockner. In einem großen Schrank lagerten die Handtücher und das Bettzeug für die Ferienwohnungen und Gästezimmer.

Mit der Decke und einem Korb voll gewaschener Wäsche trat ich aus der Waschküche ins Freie. Ich schloss die Tür ab, weil der Keller sonst für jeden betretbar war. Der Kellerbereich war durch eine Außentreppe, welche hinter der Holztreppe lag, zu erreichen. Da es immer noch regnete, rannte ich so schnell wie möglich beide Treppen hoch ins Haus. Dabei versuchte ich die nasse Holztreppe nicht hoch zu fallen.

Als ich in die Stallungen trat, um mich mit Tom zur allgemeinen Lagebesprechung vor der Reitstunde zu treffen, vernahm ich ein Weinen aus Amikas Box. Ich konnte es nur hören, weil es leise im Stall war. Anscheinend war sonst niemand hier.

Melissa, die Besitzerin von Amika, hing am Hals der Rappstute und weinte bitterlich.

„Was ist mit dir los?“, fragte ich sie.

Innerlich hoffte ich, dass es mal nichts mit Jungs zu tun hatte. Eigentlich glaubte ich das nicht, weil Melissa trotz ihrer achtzehn Jahre kein Interesse für das männliche Geschlecht zeigte. Für sie gab es nur zwei Dinge in ihrem Leben: Schule und ihr Pferd Amika, welche erst seit kurzem in Melissas Besitz übergegangen war. Rolf, Amikas vorheriger Besitzer war ein netter, aber etwas schrulliger Herr, der mit Prof. Schneider den Höhenhof aufgebaut hatte. Auch nach Prof. Schneiders Tod stand er mir mit Rat und Tat zur Seite. Rolf kümmerte sich um alles, was auf dem Hof grünte und blühte. Im Gegensatz zu mir, hatte er einen grünen Daumen. Jedoch trank er gerne nach der Arbeit sein Bierchen hier oben bei den Pferden, dabei gab er jedem, auch wenn derjenige es nicht hören wollte, verschiedene Ratschläge. Es waren immer dieselben Lebensweisheiten, die meist eher unpassend waren. Doch im Grunde war Rolf ein lieber Mensch und versuchte, Anschluss zu seinen Mitmenschen zu halten.

Melissa antwortete erschrocken: „Was machst du denn hier?“

„Ich habe dich weinen gehört und wollte wissen, was los ist. Kann ich dir helfen?“, fragte ich sie.

„Rolf will Amika zurück“, antwortete sie weinen.

„Das glaube ich nicht! Er hat die Stute an dich verkauft, weil er wusste, wie sehr du sie liebst.“

„Doch er hat gemeint, in meinem Alter hätte man andere Sachen im Kopf. Dass ich gehen würde, um zu studieren, und

Amika alleine lasse. Sie würde dann nur noch auf der Koppel stehen und das will er nicht."

„Melli, wenn du ehrlich bist, weißt du, dass er es nicht so gemeint hat, oder?", mit diesen Worten nahm ich sie in die Arme.

Durch ihr Weinen konnte ich hören: „Ja schon. Er hat sie mir ja nicht einfach so verkauft. Nur ich muss jetzt in erster Linie an mein Abi denken. Danach kann ich mich wieder komplett um sie kümmern."

„Du nimmst dir das alles viel zu sehr zu Herzen. Immerhin ist sie dein Pferd und er kann sie nicht zurückfordern."

„Ich will sie doch überhaupt nicht vernachlässigen. Ich reite sie schon lange und habe so viel Liebe und Arbeit in das Pferd gesteckt, dass ich nicht einfach so alles hinschmeiße. Ich bräuchte nur Unterstützung und nicht diesen Druck von ihm!"

Die Situation kam mir bekannt vor, dass ich ihr Gesicht in die Hand nahm und beruhigend, aber trotzdem bestimmend auf sie einredete: „Glaub mir, das wird schon wieder! Aber denk daran, du kannst einen Mann wie ihn nicht ändern. Ich weiß, dass du ihn und Amika lieb hast und etwas Anerkennung erwartest. Das wirst du aber nicht bekommen. So ein Muffel wie er, sagt dir seine Gefühle nicht, manchmal erkennst du sie, aber nur wenn du genau hinschaust. Rolf würde für dich glühende Kohlen aus dem Feuer holen. Beruhige dich, bitte! Ich kenne diese Situation. Es ist nicht immer leicht. Er ist zwar nicht mehr Amikas Besitzer, aber er muss erst lernen, sein Pferd loszulassen. Denk daran, wie lange du ihn und seine Launen schon kennst. Versuche dich mal in seine Lage zu versetzen. Oder glaubst du, er kann sein Pferd so plötzlich loslassen?"

Etwas entsetzt und nachdenklich antwortete sie: „Du könntest Recht haben!" Energisch wischte sie sich die Tränen aus dem Gesicht und sagte zu mir: „Danke!" Als sie die Box verließ, rannte sie fast in Tom hinein, der mich zu suchen schien.

„Was ist denn mit ihr los?", fragte er mich verwirrt.

„Nicht alles geht dich was an“, sagte ich und zwinkerte ihm zu.

Bei der Lagebesprechung entschieden wir die Pferde ab Sonntag über die Nacht draußen zu lassen. Doch bis dahin müssten alle Zäune und Hütten geprüft werden. Die Wasserfässer gefüllt und auf die jeweiligen Koppeln gefahren werden.

Als ich ihm Chantal als Hilfe anbot, schnaubte er nur.

„Sie ist nicht das, was sie zu sein scheint“, sagte ich zu ihm und fuhr mit der weiteren Planung fort: „Rolf will bestimmt noch die jungen Bäume schützen. Am besten schreiben wir alles vorne an die Tafel, damit sich alle auf die Neuerungen einrichten können. Dann kommen vielleicht mal keine Beschwerden.“ Dies wäre schön, aber ich wusste, dass es mehr Wunschtraum war, als Realität. „Wenn alle Pferde auf den Koppeln sind, fängt die Planung für die Heuernte an. Hast du mal jemanden von deinen Kollegen gefragt, ob sie helfen können?“

„Klar“, antwortete er mir, „ein paar wollen helfen, aber nur gegen Bezahlung. Die drei Jungs von letztem Jahr haben schon gefragt, wann es wieder losgeht. Ihnen hat es so gut gefallen, dass sie es sogar ohne Bezahlung machen würden. Ich werde sie dann mal anrufen, wenn wir anfangen. Sie freuen sich bestimmt. Allerdings bräuchten sie die Ferienzimmer wie letztes Jahr, aber du kennst das ja schon.“

„Das wird irgendwie funktionieren. Allerdings werdet ihr alle bezahlt, auch wenn die Bezahlung nicht so hoch sein wird wie letztes Jahr. Dieses Jahr kann ich nur das Arbeitsgeld der Pferdebesitzer ausgeben. Tut mir leid! Ich hoffe, ihnen ist das nicht zu wenig und wir finden ausreichend Helfer.“

Tom versuchte, mich zu beruhigen: „Mach dir nicht immer so viele Sorgen. Ich treibe schon genügend Leute auf. In meinem Semester gibt es einige, die für ihre Muskeln Geld im Fitness Studio ausgeben. Hier könnten sie das Training umsonst haben. Du kannst dich da auf mich verlassen.“

Innerlich hoffte ich, dass dieses Jahr alles gut ging. Nur hatte ich das Gefühl, dass der Sommer mehr Veränderungen mit sich bringen würde, als mir lieb war.

Ich saß mit Jessika und Michael in ihrem kleinen Wintergarten, von dem man auf den Garten des Wohnhauses und die hinteren Koppeln des Gestütes blicken konnte. Wir hatten zusammen Abend gegessen. Es gab etwas Vegetarisches, weil Jessika kein Fleisch aß. Grünen Salat und Falafeln dazu fleischloses Gyros.

Nach dem Essen verabschiedete sich Michael und ließ uns Frauen allein. Er musste ein paar Mathematik Klausuren verbessern und wollte sich auf den nächsten Schultag vorbereiten.

Jessika schaute ihm Kopf schüttelnd hinter her: „Es ist doch immer dasselbe mit ihm. Irgendwann wird er wie sein Vater. Aber ich wusste ja, vorauf ich mich da einlasse, wenn ich mir einen Lehrer als Mann nehme.“ Etwas in ihrem Blick war anders als sonst, doch sie lenkte mich von meinen Gedanken ab: „Jetzt zu einem schöneren Thema: unseren Vierbeinern!“

Sie wollte mit mir ihre Vorstellungen zu Rückenwinds Karriere besprechen, doch ich musste bei ihr meinen Frust von der Seele reden: „Sorry, dass ich dich unterbreche, aber ich muss jetzt erstmal etwas loswerden. Heute wäre ich ja fast in die Luft gegangen. So ein Pferd habe ich noch nie gesehen. So ungezogen und zickig. Mir hat die Reiterin trotz ihres schwierigen Charakters leidgetan. Da ist Potenzial, aber mit diesem Tier wird sie immer nur den Sand küssen. Kannst du dir vorstellen, dass ich jemand aus der Reitstunde schmeißen muss, weil das Pferd so schrecklich ist? Mir ist es ein Rätsel, warum es im Gelände funktioniert hatte.“

„Jetzt hol doch erstmal Luft. Von was redest du überhaupt?“, Jessika holte mich zum Glück schnell wieder auf den Boden der

Tatsachen, denn ich war so aufgebracht, dass ich schon einen roten Kopf bekam. Ich spürte, wie heiß mir wurde.

In Ruhe erklärte ich ihr die ganze Geschichte: „Ich habe neue Feriengäste bekommen, die Merkels. Mutter und Tochter. Jedenfalls ist ihre Stute, mit dem Namen Eclipse, heute in der Stunde so abgegangen, dass selbst die ruhige Mirella durchgegangen ist. Die Besitzerin von Eclipse saß nur völlig aufgelöst und weinend im Sand und hat sich die ganze Zeit entschuldigt. Ich habe mich dann mal auf die Stute gesetzt und bin fast wahnsinnig geworden. Eclipse hat völlig auf stur gestellt. Was sind denn Hilfen oder Paraden? Sie stand nur stur in der Halle und rührte sich nicht. Ich bin dann abgestiegen. Da schießt dieses Pferd los und reist mir die Zügel aus der Hand. Als wir sie dann eingefangen haben, musste ich die Besitzerin rausschicken. Es war zu gefährlich für die anderen. Ich muss mir wohl etwas einfallen lassen. Es muss doch einen Grund geben, warum das Pferd im Gelände lammfromm ist und in der Halle nicht reagiert oder völlig die Nerven verliert. Im schlimmsten Fall muss ich mit ihrer Mutter, dieser eingebildeten Ziege, reden. Mal schauen, was ich mache. Aber egal jetzt! Nun kommen wir zu dem eigentlichen Grund, warum ich hier bin."

Jessika sah erleichtert aus, dass ich endlich das Thema wechselte. Sie wollte mit mir über ihre Zukunftsprobleme mit mir reden. „Es ist so Anne, ich brauche unbedingt noch ein weiteres Pferd für diese Saison. Du musst einsehen, dass Rückenwind ein geborener Springer ist. Sein Talent muss doch gefördert werden. Wäre ich nicht die ideale Wahl dafür? Es würde dich auch nichts kosten. Du weißt doch, wie teuer eine Ausbildung für Pferde ist. Bereiter sind nicht gerade billig." Sie machte eine kurze Pause, damit sich ihre Worte setzen konnten. Doch bevor ich etwas erwidern konnte, fuhr sie fort: „Wir würden somit zwei Fliegen mit einer Klappe schlagen. Rückenwind könnte die Zeit auch hier bei mir auf dem Gestüt verbringen. Dann hättest du weniger Kosten und Arbeit.“

Das war mir dann doch zu viel: „Nein! Rückenwind bleibt bei mir stehen. Du kannst ihn auch auf dem Höhenhof trainieren. Dann müssen Aaron und du die paar Kilometer eben fahren.“

Um mich zu beschwichtigen, änderte Jessika schnell wieder ihre Meinung: „Du hast recht. Rückenwind soll in seiner gewohnten Umgebung bleiben.“

„Ich bin mir überhaupt nicht so sicher, ob das alles eine gute Idee ist. Rückenwind hat eine schwierige und uns unbekannte Vergangenheit. Nachher dreht er auf einem Turnier durch und jemand kommt zu Schaden. Das würde deiner Karriere ebenfalls nicht guttun und gäbe schreckliche Schlagzeilen.“

Meine Freundin hatte für jedes meiner Argumente eine Idee: „Wie wäre es, wenn ich nächstes Wochenende auf dem Turnier mit ihm starte? Bis dahin habe ich genügend Zeit, mit ihm zu trainieren. Das sind fast zwölf Tage. Was meinst du?“

Ich überlegte kurz. Es war Nennschluss und Teilnehmer konnten sich nicht mehr für das Turnier anmelden. Wie ich Jessika kannte, würde sie sich trotzdem nennen können, um mit Rückenwind zu starten. Doch das war nicht die Hauptfrage, die ich mir stellen sollte, sondern, wollte ich meinen Kleinen antreten lassen? Eigentlich war die Idee klasse, denn wenn die Sache nicht lief wie geplant, konnte ich einschreiten und Jessika hätte trotzdem genug Zeit, ein neues Pferd zu finden.

„Wir können die ganze Vereinbarung schriftlich festhalten, wenn dir damit wohler ist. Wir müssen das sogar wegen der Versicherung und der laufenden Kosten. Du sollst die Startgebühren nicht für mich zahlen müssen. Turnierveranstalter benötigten klare Dokumente über die Besitzverhältnisse und Versicherungsdaten der Pferde“, sie machte eine Pause, um einen Schluck Wasser zu trinken, dann fuhr sie fort, „außerdem soll Rückenwind Garone nicht ersetzen. Pasadena wird Garones

Platz einnehmen. Merlander und Rückenwind werden gemeinsam an die neuen Situationen und Gegebenheiten gewöhnt. Was sagst du dazu?"

„Mir wäre es am liebsten, wenn Rückenwind nur im Notfall eingesetzt wird. Immerhin hast du gute Pferde, die turniererfahrener sind als meiner."

Jessika gestikulierte wild: „Natürlich werde ich nur im äußersten Notfall mit Rückwind starten."

„Ok, dann testen wir die ganze Sache an dem Turnier und danach sehen wir weiter", sagte ich, weil mir diese Diskussion doch etwas zu viel wurde und ich langsam nach Hause wollte. Mir war bei der ganzen Angelegenheit immer noch nicht wohl zu Mute.

„Du bist die Beste", quietschte Jessika und umarmte mich.

„Es ist nur ein vorläufiger Test. Ich kann meine Meinung ändern", betonte ich.

Doch Jessika sah das anders. Für sie war alles besprochen: „Das Turnier wird super und du wirst danach überhaupt nicht mehr nein sagen können. Ich werde wegen der Dokumente alles nötige in die Wege leiten. Am besten mache ich schon einen Termin beim Anwalt, damit wir die Sache schriftlich haben. Lass uns auf den Sommer anstoßen. Das wird klasse! Auf die Saison, Anne, auf den Sieg."

Ich stieß mit ihr an, doch konnte ich ihre Euphorie nicht teilen. Mein Bauchgefühl sagte mir, dass dieser Sommer einige Unwegsamkeiten bereit halten würde. Aber vielleicht war ich zu pessimistisch. Vermutlich ließ mich die Angst nicht los, mein Pferd verlieren zu können. Doch warum eigentlich? Wie sollte Jessika mir Rückenwind wegnehmen? Sie wollte ihn sich nur für diese Saison leihen!

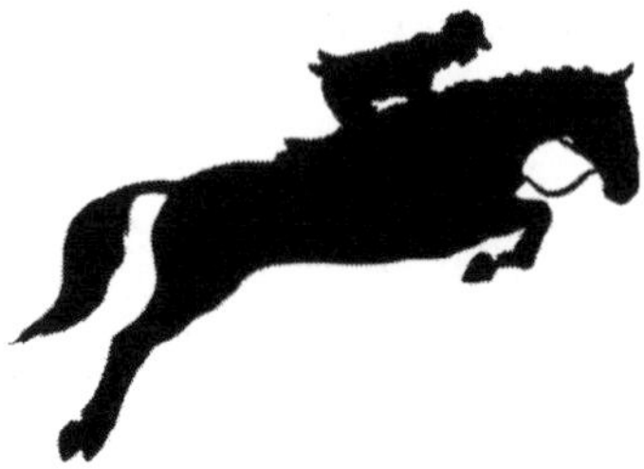

3. Feuerprobe und Turniererlebnisse

Die Woche verging wie im Flug. Dank Tom und Chantals Hilfe konnten die Pferde über Nacht auf den Koppeln bleiben. Jeden Tag wurde von den Besitzern oder Reitbeteiligungen die Pferdeäpfel entfernt. Da das Gras reichhaltig war, musste nicht zugefüttert werden, nur alle zwei bis drei Tage steckten wir die Zäune neu. Dadurch hatte ich mehr Zeit für Büroarbeit. Jetzt schon musste mit der Organisation für den Herbsttrail angefangen werden. Außerdem trainierte ich Chantal und Lisa für das Turnier dieses Wochenende, wo Jessika mit Rückenwind ebenfalls starten würde. Ich hatte keine Ahnung, wie sie es geschafft hatte, sich so spät anzumelden. Wahrscheinlich dank ihrer Beziehungen und weil sie auf eine Wertung verzichtete. Es sollte nur Rückenwinds Feuerprobe werden und nicht mehr.

„Ob mein Kleiner das schafft?“, fragte ich mich.

Ich würde an dem Tag als Richterin und Turniertierärztin fungieren. Cathi half Lisa als TT, da Lisa mit Capriello starten würde. Ich wollte mich im Hintergrund halten, um meine Nervosität nicht auf Rückenwind zu übertragen. Melissa hatte sich trotz Abitur-Stress bereiterklärt, Chantal und Lisa mit meinem Hänger zum Turnier zu fahren. Lisas Mutter wollte mithelfen, im Gegensatz zu der Mutter von Chantal. Frau Merkel war der Ansicht, dass es nicht ihre Aufgabe sei, ihrer Tochter beizustehen. Sie wollte auch nicht zuschauen. Mir tat Chantal immer mehr leid und ich freute mich darüber, dass Lisa sie integrierte. Zwischen den beiden entwickelte sich eine Freundschaft.

Um den Stall würden sich Tom und Rolf das Wochenende kümmern, da ich alle Turniertage mit richten verbringen würde. Die Praxis musste ich Donnerstag und Freitag schließen. Für Notfälle konnten mich die Patienten unter der Notfallnummer erreichen oder in die nahegelegene Tierklinik fahren.

Trotz des hohen Stresspegels freute ich mich auf die kommenden Tage. Ich würde Christian wiedersehen. Er war der Sohn von Professor Schneiders Freund und genau wie ich, Richter an diesem Turnier. Wir hatten uns durch Gerhard Schneider kennen gelernt. Obwohl wir einen großen Altersunterschied hatten, verstanden wir uns super. Es entsand mit der Zeit eine enge Freundschaft, die ich nicht mehr missen wollte. Am lustigsten würde es an der Reiterdisco werden, die von Freitag auf Samstag stattfinden sollte. Obwohl weder Christian noch ich tanzen konnten, rockten wir wieder das Pakett. Das letzte Mal hatten wir uns am Weihnachtsfest des hiesigen Vereines getroffen und einiges an Glühwein vernichtet. Er hatte danach vor lauter Arbeit als Pferdezüchter und Richter keine Zeit mehr für ein Treffen gehabt. Um so schöner würde das Wiedersehen werden! Es war eine dieser Freundschaften, die trotz Distanz oder Zeit, nicht verging.

Am Donnerstag sollten die ersten Prüfungen um drei Uhr nachmittags stattfinden. Ich war am Taschen packen, als es laut an der Terrassentür klopfte. Die Hunde verfielen in lautes Bellen, was völlig untypisch für Sunny und Salantino war.

„Ruhe“, schrie ich auf dem Weg nach unten.

Da stand Christian schon im Wohnzimmer umringt von drei Hunden. Er hatte seinen schwarzen Schäferhund Keks mitgebracht. Die drei Tiere sprangen um ihn herum und begrüßten sich gegenseitig. Sunny animierte Keks zum Spielen. Alle drei Hunde jagten raus in den Garten. Braun gebrannt mit blonden Haaren und blauen Augen, in dem typischen Reitoutfit, stand er an der gleichen Stelle und lächelte mich an.

„Christian“, rief ich und fiel in seine Arme, „da bist du ja schon. Ich dachte, wir treffen uns am Turnier.“

Es war schön, von ihm gedrückt zu werden. Sein Duft war eine Mischung aus Gras, Pferden und Männlichkeit. Ich verstand zu gut, dass er sich vor Angeboten des weiblichen Geschlechtes nicht retten konnte.

„Ich wollte meine Lieblingsmitrichterin doch schon vorher in die Arme schließen. Nachher heißt es, wir dürften wegen privater Differenzen nicht gemeinsam richten“, erklärte er mit einem breiten Grinsen im Gesicht.

„Ach, komm schon, seit wann lassen wir uns von solchen Gerüchten unterkriegen?“, fragte ich und knuffte ihn in den Arm.

Er hatte mit seiner Aussage nicht Unrecht, da wir genau wussten, welche Gerüchte im Umlauf waren. Doch zwischen uns war nur Freundschaft. Mehr würde nicht passieren. Allein der Altersunterschied war für mich ein absolutes No-Go.

„Das würden wir doch nie!“, antwortete er und wuschelte mir durch die Haare.

Allein diese Geste zeigte mir wieder, dass seine Gefühle für mich ebenfalls rein freundschaftlich waren.

„Ich habe dich auch vermisst!“, sagte ich und fragte, „Möchtest du deine Sachen oben ins Gästezimmer bringen? Ich müsste noch fertig packen, dann könnten wir los. Ich habe wie sonst auch, dein Lieblingszimmer extra für dich hergerichtet. Du weißt ja, wo alles ist. Hier ist der Schlüssel. Treffen wir uns dann bei deinem Wagen?“

„Das ist eine gute Idee, ich packe kurz aus, ziehe mir mein Richter-Jackett an und wir treffen uns am Auto“, mit diesen

Worten nahm er mir den Zimmerschlüssel ab und ging nach oben.

Keks blieb mit meinen Hunden im Garten. Ich freute mich auf die nächsten vier gemeinsamen Turniertage. Doch jetzt musste ich erst die restlichen Sachen packen und den Notfallkoffer überprüfen. Allerdings fiel es mir schwer mich auf die Aufgabe zu konzentrieren, weil ich mir um Rückenwind Sorgen machte. Im Training hatte es gut zwischen Jessika und ihm harmoniert. Nur wie würde er auf die anderen Pferde, die Massen an Menschen und das ganze Turnierumfeld reagieren. Für die Tiere waren Turniere Stress, das durfte man nie außer Acht lassen.

„Soll ich Jessika Rückenwind wirklich anvertrauen? Klar, sie ist meine Freundin und eine gute Reiterin, aber er ist doch mein Baby. So viel haben wir schon erlebt, was ist, wenn er ihr später mehr vertraut und mich, wenn ich Glück habe, als Reiter akzeptiert? Könnte unsere Verbindung so schnell verblassen?“, all diese Fragen gingen mir durch den Kopf. Vielleicht hat Christian einen Rat für mich. Ich entschloss mich, später mit ihm zu reden. Mit meiner Tasche ging ich im Schlepptau der Hunde zum dunkelblauen Jeep von Christian.

„Abteilung Anfang rechts dreht, links marschiert auf – Marsch“, tönte es aus den Lautsprechern, „Anfang Halt. Grüßen. Im Mittelschritt am langen Zügel die Bahn verlassen.“ Die letzte Abteilung des einfachen Reiterwettbewerbes verließ die Halle. Ich atmete tief durch. Auch Christian, der neben mir saß, sah aus, als ob er dringend eine Pause brauchte. Zum Glück konnten wir kurz verschnaufen und etwas trinken, bevor wir zur Siegerehrung übergehen würden. Die Auswertung der Punkte war glücklicherweise nicht unsere Aufgabe, daher verließen wir das Richterzimmer. In einer halben Stunde würde ich in der Halle Schleifen und Medaillen verteilen.

Ich folgte Christian zum Getränkeausschank, wo wir Richter, dank unserer Wertmarken, uns umsonst mit Getränken versorgen konnten. Er bestellte sich ein Pilz und für mich ein Spezie.

„Das war heute unnötig lang. Viel zu viele Prüflinge, oder was meinst du?", fragte er und übergab mir meine Flasche.

Wir stießen gemeinsam an und liefen zum Auto. Die Hunde mussten kurz rausgelassen werden.

„Ich hatte ebenfalls das Gefühl, dass es heute überhaupt kein Ende nehmen würde. Auch die Abteilungen waren zu groß", dachte ich laut nach, „Nur überlege mal, wir würden heute Nacht um zehn Uhr noch hier sitzen, wenn die Zahl der Reiter pro Prüfung halbiert gewesen wäre. Das Organisationsteam hätte einen früheren Nennschluss setzen müssen. Vorhin habe ich gehört, dass sich heute Morgen zehn weitere Pferde angemeldet haben," erklärte ich.

Christian sah den Hunden beim Spielen zu und berichtete nachdenklich: „Ich denke, der Verein benötigt Geld. In der letzten Sitzung des Landesverbandes wurde darüber diskutiert, dass immer mehr kleine Vereine schließen oder sich zusammenschließen müssen, um zu überleben. Der hiesige Verein schafft es nur durch dieses Turnier. Mit Schulpferden und Reitstunden kann man kein Geld mehr verdienen. Trotzdem ist es für uns als Richter schwieriger, so viele Reiter mit ihren Pferden zu bewerten."

„Ich bin mir nur nicht mehr sicher, wie lange sich die Vereine mit den Turnieren finanzieren können."

„Wie meinst du das?"

„Mir ist eine Geschichte aus der letzten Saison lange Zeit nicht aus dem Kopf gegangen. Es war ein Freizeitreiterturnier, jedenfalls starteten viele Freizeitreiter. Eine Frau mit ihrem Haflinger war ebenfalls Teilnehmerin. Ich glaube, es war ihr erstes Turnier. Sie bekam eine 7,0 durch die Lautsprecher angesagt, als sie sich noch im Dressurviereck befand. Vor Freude warf sie sich ihrem Pferd um den Hals. Dabei verlor sie die Gerte und stieg ab. Zu Fuß verließ sie das Viereck und wurde deshalb disqualifiziert."

Christian stand der Mund vor Verwunderung offen.

„Ich war entsetzt von der Entscheidung. Laut Richtlinien soll man auf dem Pferd das Viereck verlassen, aber das hat doch andere Hintergründe. Beide verließen es lebendig und zusammen. Die Frau war Freizeitreiterin. Was sollte diese irrwitzige Entscheidung? Wenn es so weiter geht, wird der Turniersport aussterben."

„Das ist wirklich ein Wahn!" Christian schüttelte ungläubig den Kopf.

Eigentlich hatte ich mit ihm über Rückenwind sprechen wollen, aber ich musste zurück in die Halle. Während des Abendessens würde ich in einem ruhigen Rahmen und mit genügend Zeit, nach seiner Meinung fragen.

Christian wollte mit den drei Hunden eine Runde laufen, damit wir nach der Siegerrunde gleich zurückfahren konnten. Die Siegerehrung verging trotz der vielen Teilnehmer schnell, da einige Eltern mit ihren Kindern heimgefahren waren. Dadurch, dass nur drei Pferde der letzten Prüfung bei der Siegerrunde anwesend waren, gab es auch keine Zwischenfälle. Die Galopprunde, die auf die Siegerehrung folgte, war neben den Springprüfungen die häufigste Unfallsituation eines Turnieres.

Zusammen saßen wir im Licht meiner LED-Solar-Lichterkette auf der Terrasse und tranken ein Glas Rotwein. Die Hunde hatten sich zu unseren Füßen zusammengerollt und vor uns standen leere Pizza Kartons. Meine Sorgen und Nöte sprudelten nach dem Essen nur so aus mir heraus. Ich hatte so lange gewartet, dass Christian mich erst einmal ausreden lassen musste.

Nachdem ich geendet hatte, erläuterte er seinen Standpunkt: „Ich kann deine Sorgen gut verstehen! Wenn ich die Fohlen abgebe, dann ist es nie einfach für mich. Die Käufer werden vorher überprüft und müssen strikte Voraussetzungen erfüllen. Ich bleibe auch mit allen in Kontakt und besuche die Pferde in den ersten Jahren. Doch ich denke, dass es kaum vergleichbar ist. Als Züchter weiß man, dass man sich früher oder später von den Tieren trennt. Du hattest nie vor, dich von Rückenwind zu trennen. Obwohl ich denke, dass das Wort Trennung völlig übertrieben ist!"

Am liebsten hätte ich geantwortet, dass die zwei Situationen überhaupt nicht vergleichbar waren, doch mir war bewusst, wie eingefahren ich zurzeit war. Meine Ängste, Rückenwind zu verlieren, ließen es nicht zu, dass ich Christians Worten Gewicht schenken konnte.

„Ach Christian, ich weiß doch auch, dass Jessika eine tolle Reiterin ist und, dass sie ihre Pferde gut behandelt. Nur bin ich mir nicht sicher, ob Rückenwind bei seiner unbekannten Vergangenheit, als Profipferd arbeiten sollte. Ist er für diesen Sport gemacht oder wäre eine Zukunft als Freizeitpferd nicht besser für ihn?"

„Ich denke, du machst dir viel zu viele Sorgen. Warte doch ab, wie sich Rückenwind jetzt am Turnier macht. Dann überdenkst du alles noch einmal. Du hast aktuell keinen Vertrag mit Jessika unterschrieben. Ein Anwalt deines Vertrauens sollte vor dem Notartermin die Vereinbarung zwischen euch prüfen. Und wenn dir alles zu viel wird, dann wird Jessika dir schon nicht die Freundschaft kündigen", konkretisierte Christian die Situation.

Dabei hatte er vermutlich unbewusst den ausschlaggebenden Punkt getroffen. Nicht nur über Rückenwinds Zukunft machte ich mir Sorgen, sondern auch über die Freundschaft. Jessika war schon immer sehr auf ihre Karriere bedacht und würde es mir nicht verzeihen, wenn ich ihr mein Pferd nicht geben würde. Sie konnte nicht gut mit Widerspruch umgehen. Irgendwie schaffte sie es immer, ihren Kopf durchzusetzen. Bis jetzt waren es für mich Kleinigkeiten, die mir einen Streit nicht wert waren oder ich gab der Freundschaftswillen nach. Doch dieses Mal spürte ich, dass es anders werden würde. Immerhin ging es nicht um mich, sondern um das Wohl meines Pferdes.

Diese Erkenntnis teilte ich mit Christian: „Da hast du wahrscheinlich den Nagel auf den Kopf getroffen. Meine Sorge ist, dass ich mich zwischen beiden entscheiden muss. Oder denkst du, dass Jessika ihren Kopf nicht durchsetzen will? Vor allem bei den finanziellen Schwierigkeiten, die sie aktuell angeblich hat."

„Na ja, du kennst meine Einstellung zu ihr. Sie ist nicht gerade einfach. Wahrscheinlich beruht eure Freundschaft darauf, dass du so umgänglich bist. Du verzeihst ihr viel! Fast alles! Im Reiterverband ist sie verschrien. Entweder man liebt oder hasst sie. Etwas anderes lässt sie nicht zu. Schwarz oder weiß. Für sie oder gegen sie. Erinnerst du dich an die Geschichte mit dem Fohlen, welches ich ihr nicht verkaufen wollte?"

„Natürlich erinnere ich mich an diese Geschichte. Sie wollte unbedingt das Fohlen, weil es von deiner besten Stute mit den Spermien von diesem bekannten Olympiasieger war. Doch du hast es ihr nicht gegeben. Die ganze Situation war komplett außer Kontrolle geraten, weil sie darauf bestand, dass alle eine Seite beziehen. Wollte sie dann nicht die FN gegen dich aufbringen?"

Christian rieb sich über die Augen und antwortete: „Nicht nur die FN! Die Geschichte hätte mich fast meine Reputation in der Branche gekostet. Du warst damals die Einzige, die sie nicht zwang, eine Seite zu wählen."

„Da muss ich dir widersprechen. Sie konnte mich nicht zwingen, weil ich Mitten in meinen Examina war und dafür weder Zeit noch Geduld hatte. Außerdem hatte ich mich so von der Außenwelt abgekapselt, um zu lernen, dass ich die ganze Sache erst nach meinen Prüfungen erfuhr. Da war schon wieder Gras darüber gewachsen. Jetzt ignoriert sie, dass wir beide befreundet sind."

„Ein Glück, sonst würde ich dich an diese Schlange verlieren. Doch zurück zum eigentlichen Thema. Du musst auf dein Herz hören und an Rückenwind denken. Sollte Jessika wegen Garones Verletzung diese Saison ausfallen, dann ist das nicht deine Schuld. Sie ist doch nicht seit gestern im Geschäft! Unfälle und Verletzungen sollte sie eingeplant haben, aber anscheinend hat sie sich überschätzt."

Ich musste gähnen: „Ich denke, du hast Recht. Trotzdem muss ich mir über einiges Gedanken machen. Es ist schon spät und morgen finden die ersten Prüfungen um acht Uhr statt. Ich wünsche dir eine gute Nacht und danke dir!"

„Doch nicht dafür! Schlaf schön, wir sehen uns morgen."

Ich brauchte lange zum Einschlafen, da meine Gedanken über das Gesagte durch den Kopf schwebten und mit mir Karussell fuhren.

Der nächste Tag verlief wie jeder andere Turniertag auf einem kleinen Vereinsturnier. Stressig war es schon, aber die Zeit mit Christian war es wert. Wir hatten unglaublichen Spaß und ich lernte sogar etwas über die neusten Zuchtlinien. Die höheren Klassen in der Dressur und die Springprüfungen waren erst am Samstag und Sonntag an der Reihe, weshalb man die allgemeine Stimmung als ruhig und entspannt beschreiben konnte. Dies würde sich spätestens bei den M- und S-Prüfungen ändern. Dann waren die Reiter nicht mehr zum Spaß an dem Turnier gemeldet. Das Konkurrenzdenken würde in der Luft spürbar sein.

Lisa und Chantal hatten sich für eine E-Dressur genannt und Lisa zusätzlich für die A-Dressur. Ich fieberte mit beiden mit, musste aber als Richterin unvoreingenommen bleiben. Eclipse erschreckte sich während der Prüfung vor der Dekoration des Dressurviereckes und setzte Chantal in den Sand. Die Arme landete dadurch am Ende der Wertung. Ich konnte sie nach der verpatzten Prüfung beruhigen, dass Eclipse in der Springprüfung nicht so nervös sein würde. In den letzten Tagen hatten Chantal und ich herausgefunden, dass Eclipse öfters aufgrund der Unsicherheit ihrer Reiterin blockierte. Das Pferd war extrem sensibel und spiegelte die Gefühle der Menschen in ihrer Umgebung wieder. Meistens waren sich diese, der übertragenden Emotionen überhaupt nicht bewusst. Der zweite Turniertag würde für beide nicht voller Ungewissheit starten, da sie das Gelände kannten.

Lisa hatte mit Capriello mehr Glück und holte sich den ersten Platz in der E-Dressur. Ich war unheimlich stolz auf meine Schülerin. In der A-Dressur lief es im Vergleich dazu, nicht so gut, die Konkurrenz war einfach zu stark. Lisa sah es mit sportlicher Leichtigkeit und freute sich über den Pokal und die Schleife aus der ersten Prüfung.

Wir hatten dementsprechend abends bei der Reiterdisko, etwas zu feiern. Tom, Cathi und Melissa würden uns begleiten. Somit waren wir eine große Gruppe und der Spaß war vorprogrammiert. Ich hoffte, dass dies eine Gelegenheit war für Cathi und Tom, sich endlich näherkommen. Bis jetzt hatte ich es nicht geschafft, ein wenig als Kupplerin zu fungieren. Meine innere Hoffnung war, dass die beiden es ohne Hilfe schaffen würden, zueinander zu finden.

„Ganz schön laut hier“, schrie ich in Christians Richtung in der Hoffnung, den Bass zu übertönen.

Wir standen dicht gedrängt vor der Bar und ich versuchte, meinem Begleiter mitzuteilen, dass ich kurz auf die Toilette gehen wollte. Nur die Musik war so ohrenbetörend laut, dass man nicht einmal mehr eine Chance hatte, sich etwas zu trinken zu ordern, ohne seine Hände zu benutzen. Ich hoffte, dass er mich verstanden hatte, und versuchte, den Ausgang zu erreichen.

Doch das Bierzelt war so überfüllt, dass es kaum möglich war, mich vorwärts zu bewegen. Nach vielem Schubsen und Drängen schaffte ich es an die frische Luft. Die Toiletten waren in der Reithalle und daher einen kurzen Fußmarsch entfernt. In meinem luftigen Kleid wurde mir trotz des Laufens kalt. Zum Glück hatte ich feste Stiefeletten und keine hohen Schuhe an, sonst wäre ich auf dem matschigen Pfad stecken geblieben. Vor den Damentoiletten stand eine Schlange und ich seufzte innerlich.

Ich entdeckte Cathi in der Reihe und lief zu ihr: „Na du, ihr seid auch schon da!"

„Anne", begrüßte sie mich freudig und umarmte mich, „wir sind seit einiger Zeit hier, aber es ist so voll, dass wir dich nicht finden konnten. Der Rest ist jetzt irgendwo im Zelt. Hoffentlich finde ich sie nachher wieder. Zum Glück haben wir uns hier getroffen. Ich muss dir unbedingt etwas erzählen."

„Warte, bevor du weitererzählst. Wer ist denn alles vom Stall mitgekommen?"

Cathi berichtete: „Lisa, Melissa und Tom. Chantal durfte nicht mit. Ihre Mutter meinte, dass eine Bierzelt-Disco nicht dem Niveau der Familie Merkel entsprechen würde. Diese Frau ist wirklich seltsam. Nie ist sie da oder kümmert sich um ihre Tochter, aber dann verbietet sie ihr, in ihren Ferien, abends länger wegzugehen."

„Da muss ich dir zustimmen! Egal wie überheblich Chantal am Anfang gewirkt hatte, sie tut mir wirklich leid. Doch was wolltest du mir erzählen?"

„Ich hätte es nicht für möglich gehalten, aber letztens, als wir das Wasserfass auf die oberste Koppel gefahren haben, da hat Tom mich gefragt, ob wir miteinander ausgehen. Zuerst dachte ich, dass er von der Disco heute redet. Ich erzählte, wer alles mitkommen will und wer nichts trinken darf. Ich meine wegen dem Alkohol und dem Autofahren. Doch plötzlich nahm er meinen Kopf zwischen seine Hände. Kannst du dir das vorstellen?

Einfach so! Ich war völlig überrascht. Leider dachte er, vermutlich wegen meines erstaunten Gesichtsausdruckes, dass ich ihn nicht mag, und entschuldigte sich. Ich musste hinter ihm herrennen, um die Sache klarzustellen."

Ich freute mich für sie und wollte wissen, wie es weiterging: „Und konntest du alles aufklären?"

„Ja, allerdings glaube ich, dass ich ihn damit auch etwas geschockt habe."

„Warum?"

„Ich habe ihn einfach geküsst. Er war erst einmal sprachlos, doch dann haben wir geredet. Anscheinend hat er schon länger ein Auge auf mich geworfen, aber ich habe es nie gemerkt. Jetzt können wir uns erst nächstes Wochenende treffen. Morgen muss ich hier am Turnier meine Helferstunden leisten und Sonntag helfe ich Jessika mit Rückenwind. Abends wollen Tom und ich Pizza bestellen und am Stall essen, aber das sehe ich nicht als Date an."

Durch meine eigenen Erfahrungen in der Vergangenheit wusste ich, wie schwierig eine Beziehung am Stall war, daher warnte ich Cathi: „Ich freue mich für dich und Tom. Das kannst du mir glauben. Tom ist ein guter Kerl und ihr passt gut zusammen. Doch pass bitte auf! Die Welt innerhalb einer Stallgemeinschaft ist klein und nicht jeder gönnt dem anderen sein Glück. Missgunst gibt es überall, aber in diesem Sport ist es meiner Meinung nach verbreiteter, als man denkt. Meine erste Liebe hat die Intrigen am Stall nicht überlebt und es gab ein böses Ende. Daher achtet gut aufeinander und redet viel. Kommunikation ist alles! Gerüchte sind meistens Lügen und die Wahrheit ist selten geworden."

Cathie umarmte mich und flüsterte mir ins Ohr: „Danke! Ich werde an deine Worte denken."

Der Abend verlief noch sehr angenehm, trotz der überlauten Bässe des DJs. Wir feierten Lisas Sieg mit einigen Flaschen Sekt und für die Männer gab es Bier. Tom und Christian setzten sich zwischenzeitlich ab und unterhielten sich über Landwirtschaft. Die Mädels und ich stürmten die Tanzfläche. Um Mitternacht fuhren Lisa, Melli und Cathi heim. Tom hatte einige Studienkollegen getroffen, mit denen er weiter feierte. Ich verlor ihn aus den Augen. Christian und ich waren damit beschäftigt das Tanzbein zu schwingen. Er wirbelte mich über die Tanzfläche und wir lachten dabei viel, da keiner von uns auch nur einen richtigen Tanzschritt konnte. Ich merkte nicht, dass Jessika und Michael zwischenzeitlich mit im Bierzelt waren. Doch meine beste Freundin hatte keine gute Laune. Mich mit Christian tanzen zu sehen, war für sie ein Anlass, ohne mich zu begrüßen, wieder zu gehen.

Am nächsten Tag hatten Christian und ich erst nachmittags wieder Dienst als Richter und konnten beide lange ausschlafen. Doch ich war früh morgens wach. Es zog mich hoch zum Stall. Ich wollte Rückenwind besuchen und danach mit Pfeffer eine kleine Runde durch das umliegende Gelände machen.

Capriello und Rückenwind standen auf der ersten Koppel gegenüber der Reithalle. Die Sonne war noch nicht lang am Horizont zu sehen und beide Pferde lagen schlafend auf der Wiese. Für mich war es immer ein Erlebnis die großen Tiere liegend vorzufinden. Capriello hob kurz den Kopf und schloss wieder die Augen, als ich an ihm vorüber ging. Rückenwind hob ebenfalls den Kopf und stieß ein kurzes Wiehergeräusch aus. Keiner der beiden machten Anstalten aufzustehen. Sie vertrauten mir.

„Na mein Lieber, lange nicht gesehen. Ich hatte leider einiges um die Ohren.“

Ich kraulte seine Stirn und legte mich zu ihm. Ohne das unendliche Vertrauen zu meinem Pferd, würde ich mich nicht in solch eine gefährliche Situation begeben. Selbst wenn man ein Tier schon lange kannte, kann es in einer für das Tier vermeintlich gefährlichen Situation plötzlich aus Angst oder Fluchtinstinkt unerwartet reagieren. Ohne seinen Menschen verletzen zu wollen, konnte das Pferd dann zu einer Gefahr werden. Tiere handeln nicht einfach so gewalttätig, vor allem keine Pferde, da sie Fluchttiere sind. Ich kraulte Rückenwind hinter den Ohren und atmete seinen typischen Pferdegeruch tief ein. Der Wind wehte durch das Gras und ich hörte in den Bäumen Vögel zwitschern.

„Was würdest du davon halten, berühmt zu werden? Im großen Stil, an Springturnieren teilzunehmen? Würde dir soetwas Spaß machen oder wäre es eher eine Qual für dich?"

Auch wenn er mir nicht antworten konnte, so wirkte diese Situation beruhigend auf mich und ich konnte meine Gedanken sortieren.

„Jessika wäre bestimmt ganz lieb zu dir und sie ist ja eine gute Reiterin. Du würdest sogar ihre Pferde kennen lernen und könntest neue Freundschaften schließen. Ich hoffe nur, du vergisst mich dann nicht."

Eine kleine Träne rann mir über die Wange.

„Weißt du mein Kleiner, wir haben schon so viel durchgestanden. Ich habe einfach Angst dich zu verlieren. Jessika kann dir reiterlich sicherlich mehr bieten als ich. Bestimmt habe ich dich schon immer unterfordert, nur würde es dir danach auffallen, wenn ich dich wieder reite. Dann würdest du dich langweilen und du würdest unausgeglichen werden. Was hätte ich dann für eine andere Wahl als dich Jessika zu überlassen. Ich will doch, dass es dir gut geht!"

Als Antwort bekam ich nur ein Schnauben. Rückenwinds Muskeln verkrampften sich und er signalisierte mir damit, dass er aufstehen wollte. Ich ließ ihn frei. Erst nachdem ich mich aufgerichtet hatte und außer Reichweite war, stand Rückenwind mit Schwung auf. Ich schlang meine Arme um ihn und drückte mein Gesicht in seine Mähne.

„Jessika kommt später zum trainieren, daher werde ich nicht mit dir ins Gelände gehen. Wir sehen uns spätestens morgen auf dem Turnier mein Kleiner.“

Dann wischte ich mir die weiteren Tränen aus dem Gesicht und machte mich auf den Weg zu Pfeffer. Ich hatte schon vorher Trense und Reithelm aus dem Stall geholt. Eine Schrittrunde ohne Sattel würde mir und meinem Friesen guttun. Außerdem müsste ich danach nicht mehr zurück in den Stall und konnte ohne weitere Zwischenfälle zum Bauernhaus, um Christian zu wecken.

Die restlichen Turniertage bis zu Rückenwinds Debüt verliefen ohne große Zwischenfälle.

Chantal machte in der Springprüfung mit Eclipse den zweiten Platz. Sie hatte Tränen in den Augen vor Freude. Die Mediale überreichte ich ihr und wäre am liebsten vor Stolz geplatzt. Das Mädchen hatte sich in den letzten paar Tagen weiterentwickelt und große Fortschritte mit ihrem Pferd erlangt. Auch Eclipse verhielt sich in den Unterrichtsstunden nicht mehr wie eine Diva und tolerierte die anderen. Sie waren ein eingespieltes Team geworden, nachdem wir die Ursache für die Zickereien gefunden hatten.

Lisa war allerdings in der Prüfung so unkonzentriert, dass Capriello eine Stange nach der anderen riss. Ihre Wertnote war zu gering, um sich zu platzieren. Lisas Traurigkeit, weil Chantal heute abreisen musste, hatte sie eine Platzierung gekostet und den letzten Tag mit ihrer Freundin verdorben.

Chantals Mutter war extra mit zum Turnier gefahren, um dort direkt zurück nach Berlin reisen zu können. Frau Merkel zeigte trotz ihrer Anwesenheit kein Interesse an der Prüfung ihrer Tochter. Jede Minute auf dem Turniergelände war Frau Merkel zu viel. Mit Tränen verabschiedeten sich die Mädchen voneinander und schworen sich, in Kontakt zu bleiben. Chantal umarmte mich und wollte mich nicht loslassen, bis ihre Mutter einen hysterischen Anfall mimte. Es war Chantal nicht vergönnt Rückenwind und Jessikas gemeinsames Debüt zu sehen.

Als Jessika mit Rückenwind an der Reihe war, hatte ich keinen Dienst. Ich saß mit den anderen auf der Zuschauertribüne. Christian wertete die Prüfung mit einem weiteren Richter. Jessika hatte sich bereits bei der Nennung aus der Wertung genommen, trotzdem war ich froh, nur zu zuschauen.

„Als Nächstes die Startnummer 89 Jessika Sommerfeld mit Rückenwind", tönte es durch die Lautsprecher und mein Herz setze kurz aus.

Ich war extrem aufgeregt. Jessika ritt in die Halle und Rückenwind sah sehr angespannt aus. Ein Raunen ging durch die Zuschauermenge und überall wurde getuschelt. Jessika stach allein schon durch ihr Turnieroutfit und ihrer Art, aus der Masse der anderen Teilnehmer heraus. Man sah, dass sie normalerweise in einer höheren Liga ritt. Nachdem sie eine Runde durch die Halle geritten war, beruhigte Rückenwind sich zum Glück. Sie platzierte sich zum Gruß vor die Richter. Die Glocke ertönte und es ging los. Ich wusste überhaupt nicht, ob ich noch atmete.

Cathi drückte meine Hand, um mich zu beruhigen: „Anne, er schafft das! Du musst ruhig bleiben."

Rückenwind passierte den Startpunkt und galoppierte an. Neun Hindernisse musste er jetzt bewältigen. In der Halle war es unglaublich still. Das erste Hindernis war ein Kreuz, danach ging es an der langen Seite entlang um die Kurve über einen Steilsprung. Die Ecke nahm Jessika zu steil und ich hatte Bedenken, ob Rückenwind den nächsten Sprung nicht verweigern würde. Doch Kreuz gefolgt von Oxer waren kein Problem für ihn. An der langen Seite nahm er viel zu viel Geschwindigkeit auf und hätte die Kombination fast gerissen. In der Halle war ein Raunen zu hören und ich zwang mich, weiter zu atmen. Nach der Kombination folgten zwei Steilsprünge. Den letzten von beiden nahm Rückenwind mit zu viel Schwung, konnte sich aber bei der Landung fangen. Es folgte ein Doppelrick bevor der letzte Sprung, die Mauer, an der Reihe war. Die Mauer ist ein undurchsichtiges Hindernis. Die Pferde können nicht sehen, was sich dahinter befindet. Es erfordert ein gutes Vertrauensverhältnis zwischen Tier und Mensch, dass das Hindernis nicht verweigert wird. Ohne mit der Wimper zu zucken meisterte Rückenwind den Sprung und passierte die Ziellinie.

Die Glocke ertönte wieder und die Halle verfiel in laute Jubelrufe und ohrenbetäubendes Klatschen. Das war zu überraschend für Rückenwind und er bockte los. Jessika konnte ihn glücklicherweise schnell wieder beruhigen. Mir wurde ganz flau im Magen und die Angst raubte mir fast den Verstand.

Aus dem Lautsprecher erklang: „Die Startnummer 89 Jessika Sommerfeld mit der aktuellen Bestzeit und der höchsten Punktzahl. Auf eigenen Wunsch wird sie von der Wertung ausgeschlossen."

Es wurde wieder geklatscht und von einigen Zuschauern hörte man leises Tuscheln. Ich war so stolz auf mein Pferd und begab mich mit Cathi nach draußen zum Abreiteplatz.

Rückenwind hatte seine Feuerprobe mit Bravour bestanden. Jessika hatte damit eine Chance ihre Karriere voranzutreiben. Doch was würde es für mich bedeuten? Trotz der Freude machte sich ein ungutes Gefühl in meiner Magengegend breit. Ich musste unbedingt darauf achten, dass Jessika und ich alles über einen Anwalt regelten. Auch wenn oder gerade weil ich mit ihr schon lange befreundet war, wusste ich, dass Jessika keine Freunde kannte, wenn es um Karriere und Geld ging. Ich hoffte, dass alles gut gehen würde und unsere Freundschaft diese Zerreißprobe überstehen konnte.

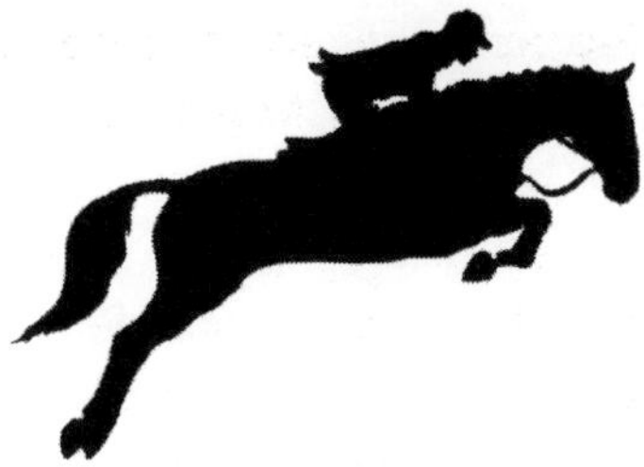

4. Schmetterlinge und Streitigkeiten

Einige Zeit war seit dem Turnier vergangen. Sommerliche Temperaturen gab es dieses Jahr bereits im Mai. Ich nutzte die frühen Morgenstunden, um die Koppeln abzuäppeln. Mit Schubkarren und Äppelboy lief ich gerade über die Koppel der Ponys, als mein Handy klingelte. Eine unbekannte Nummer.

„Guten Morgen Tierärztin Anne Meyer. Was kann ich für Sie tun?“

Eine tiefe Männerstimme mit leicht britischem Akzent antwortete mir: „Guten Morgen, schön, dass ich schon jemanden erreiche. Hier ist Ryan Steele. Ich rufe wegen der Ferienwohnung an.“

Ich war hin und weg. Normalerweise hatten Männer nicht solch eine schnelle Wirkung auf mich, aber bei Ryan Steels Stimme wurde mir ganz warm.

Ich versuchte, mir dies nicht anmerken zu lassen, als ich antwortete: „Also ich kann zwei verschiedene Ferienwohnungen anbieten. Es kommt darauf an, welche sie möchten und ob diese zu ihrem Termin frei ist.“

„Es geht um die kompletten Sommerferien. Ich bräuchte eine Ferienwohnung mit zwei getrennten Schlafzimmern. Und einen Einstellplatz für zwei Pferde in dem genannten Zeitraum.“

Diese Anfrage würde einige meiner finanziellen Probleme für den Sommer lösen. Doch eigentlich wollte Chantal über die

Sommerferien wieder mit ihrer Mutter kommen. Nur hatte sich Frau Merkel seit der Abreise nicht bei mir gemeldet. Durch Lisa wusste ich, dass sie und Chantal die Ferien komplett verplant hatten. Zwischen den beiden hatte sich eine Freundschaft entwickelt, die sie im Sommer vertiefen wollten. Der erste Eindruck eines Menschen kann täuschen. Chantal hatte uns alle eines Besseren belehrt, sie war nicht das verwöhnte Püppchen, für die wir sie zuerst hielten. Ohne ihre Mutter war sie eine bodenständige Persönlichkeit, die trotz ihrer zierlichen Gestalt richtig anpacken konnte. Nur konnte ich nicht die Ferienwohnung für sie blockieren. Eine Reservierung hatte Frau Merkel bei der Abreise nicht erwähnt.

„Das ließe sich einrichten. Die große Ferienwohnung ist noch frei und Ihre Pferde könnten auf der Koppel unten am Ferienhaus stehen oder eine Box im Stall erhalten. Je nachdem, wie Sie es wünschen. Am besten wäre es, wenn Sie mir eine E-Mail schicken, damit ich Ihnen alle Unterlagen zukommen lassen könnte."

„Sehr gerne. Ich werde das schnellstmöglich erledigen", diese Männerstimme war atemberaubend und ich musste mich konzentrieren, um nicht in Tagträume von starken Männerarmen zu verfallen.

„Sind Sie noch dran?", die Worte rissen mich aus genau diesen Tagträumen.

„Oh, Entschuldigung, ich war abgelenkt" antwortete ich und hörte ein leichtes Kichern am anderen Ende der Leitung. Dieser Mann wusste genau um seine Wirkung auf Frauen.

„Ich werde Ihnen am Abend alle Unterlagen zu senden. Bitte beachten Sie, dass eine Anzahlung erbracht werden muss. Außerdem bräuchte ich eine Kopie der Pferdepässe bezüglich des Impfstatus. Wenn alles soweit geklärt ist, freue ich mich, Sie im Sommer kennenzulernen."

Ryan Steele gab einen tiefen Laut von sich: „Und wie ich mich erst freue, Sie kennenzulernen. Auf Wiedersehen, Frau Anne Meyer."

Mir wurde erst heiß und dann kalt.

„Was hat dieser Mann nur für eine Wirkung auf mich?", schoss es mir durch den Kopf. Während ich meiner Arbeit auf den Pferdekoppeln nachging, kreisten die Gedanken immer wieder um diese Männerstimme.

Nach drei Koppeln war ich völlig verschwitzt und brauchte eine Pause. Auf dem Weg zum Stall stellte ich fest, dass Rückenwind nicht auf seiner Koppel stand. Innerlich stöhnte ich auf. Jessika und Aaron würden doch nicht schon wieder auf dem Springplatz trainieren. Obwohl ich verstehen konnte, dass Jessika um ihre Karriere bangte, so machte ich mir Sorgen um mein Pferd. Das Training war meiner Meinung nach zu hart. Rückenwind war es nicht gewöhnt, so viel bewegt zu werden. Ein zu schneller Muskelaufbau war nicht gut. Eigentlich musste das Aaron bewusst sein, doch er war Jessika zu untergeben. Ich musste eindeutig mit beiden reden. Außerdem verstand ich nicht, warum Jessika und Aaron diese Menge an Zeit und Arbeit in Rückenwind steckten, wenn er nur im Notfall eingesetzt werden sollte.

„Härter in die Biegung, dann kannst du Zeit schinden. Über die Kombination und dann das In-and-Out.", rief Aaron Jessika zu.

Ich war sprachlos: „Was machten die beiden da?"

Bis ich mich wieder gefangen hatte, gab Aaron weitere Anweisungen: „Über das Kreuz und dann die Cavalettis gefolgt von dem Steilsprung und treib ihn mal an. Man könnte meinen, das Pferd schläft."

„Aaron, was soll das?", rief ich ihm zu und schüttelte mit dem Kopf, „willst du Rückenwind vor dem Saisonstart völlig auspowern? So war das nicht abgesprochen. Er sollte Ersatz sein und nicht zum Hauptpferd getrimmt werden! Trainiert man so, wenn das Pferd nur im Notfall starten soll?“

Jessika musste mich gehört haben, denn sie kam angeritten: „Ach Anne, was regst du dich denn so auf? Das ist doch eine normale Trainingseinheit. Pasadena erhält genau das gleiche Training und Merlander ebenfalls. Selbst die Youngster sind dieses Niveau gewöhnt.“

Ich war wütend: „Wenn deine Jüngsten bereits dieses hohe Niveau erreicht haben, für was brauchst du dann Rückenwind? Ich habe dir von Anfang an gesagt, dass ich mit dieser Art von Training für mein Pferd nicht einverstanden in. Du bist fast mehr hier als auf deinem eigenen Hof.“

„Darüber wollte ich sowieso mit dir reden. Aaron und ich haben uns gedacht, dass wir Rückenwind bei mir einstellen. Somit blockieren wir deinen Springplatz nicht mehr und haben auch keine Fahrtkosten mehr.“

„Das kannst du aber sofort vergessen. Rückenwind bleibt hier. Da brauchst du auch nicht versuchen mit mir zu diskutieren. Wenn er bei dir steht, dann habe ich überhaupt keine Kontrolle mehr.“

Jessika fing an zu schniefen: „Du vertraust mir nicht? Als würde ich je einem meiner Pferde mehr zumuten als sie können. Du willst meine Karriere zerstören. Wegen dir rutsche ich noch in den finanziellen Ruin.“

„Was erzählst du da?“, langsam riss mir der Geduldsfaden, „deine finanziellen Sorgen haben nichts mit mir und Rückenwind zu tun. Und auch das deine Karriere gefährdet ist, steht in keinem Zusammenhang.“

Wütend machte ich auf dem Absatz kehrt: „Was dachte sie sich eigentlich. Wollte sie mich erpressen?“

„Anne, jetzt warte doch!“, Jessika ritt hinter mir her, „wir haben uns da eben wohl auf dem falschen Fuß erwischt.“

Doch ich wollte mich überhaupt nicht mehr beruhigen: „Jessika, genug ist genug. Wir haben beide alles genau besprochen und du hältst dich nicht daran. Stecke deine Trainingsstunden in Pasadena und Merlander! Das sind deine Turnierpferde. Rückenwind sollte nur als Ersatz dienen. Eine Hilfestellung, um die Saison zu überleben. Jetzt agierst du, als sollte Rückenwind Garone komplett ersetzen."

„Ich wollte dich damit überraschen! Freust du dich nicht?"

„Das ist doch jetzt ein Scherz! Du wolltest mich damit überraschen?", ich konnte es nicht fassen, „was denkst du dir bitte? Rückenwind wird nicht zu dir ziehen und nicht als Garones Ersatz antreten. Hilfestellung, nur im Notfall, mehr nicht!"

Mit diesen Worten ließ ich sie stehen. Ich war so wütend, dass mir Tränen in die Augen schossen.

„Du bist schuld, wenn meine Karriere den Bach runter geht. Du vergeudest Rückenwinds Potenzial wegen deinen blöden Verlustängsten", feuerte Jessika nach.

Auch wenn ich bereits einen großen Abstand zwischen uns gebracht hatte, hörte ich sie. Ihre Worte trafen mich tief. Schuldgefühle überfluteten mich. Mein Innerstes glich einem Gefühlschaos. Ich wollte nur noch weg!

Am Nachmittag hatte ich mich immer noch nicht beruhigt. Jessikas Worte hatten mich schwer getroffen und ihr Verhalten gab mir das Gefühl, dass unsere Freundschaft ihr wenig zu bedeuten schien. Frau Stubbe fand mich mit verquollenen Augen auf dem Sofa. Ich hatte mich dort unter einer dicken Decke verkrochen und kuschelte mit den Hunden.

„Kind, was ist mit Ihnen passiert?"

„Jessika und ich haben uns gestritten. Sie wollte mich überraschen und Rückenwind als Garones Nachfolger für diese Saison präsentieren. Jetzt ist sie sauer auf mich, weil ich das nicht möchte. Rückenwind sollte als Ersatz dienen, falls Pasadena und Merlander ausfallen, und nicht als Hauptpferd", schluchzte ich.

Frau Stubbe setzte sich zu mir und strich mir über die Haare. Es war ein schönes Gefühl. Genauso musste es sich zwischen Großmutter und Enkelin anfühlen.

Ich berichtete weiter: „Sie sagt, dass ich ihre Karriere aufs Spiel setzen würde, nur weil ich mich von Rückenwind nicht trennen könne."

„Jessika ist ein sehr eigenwilliger Mensch. Sie hat selten etwas nicht bekommen. Und wenn nicht, dann kennt sie genügend Wege, es doch zu bekommen. Sie kennen sie doch schon lange genug und wissen, welche Taktiken sie anwendet, um ihren Kopf durchzusetzen."

Ich nickte: „Dass der Reitsport nicht einfach ist und sie um ihre Karriere fürchtet, kann ich doch verstehen. Nur war ich von Anfang an nicht überzeugt. Und so war es auch nicht abgesprochen. Sie handelt über meinen Kopf hinweg. Wir sind doch Freundinnen!"

„Doch was ist Freundschaft?", fragte Frau Stubbe ohne eine Antwort zu erwarten, „Freundschaft ist eine Verbindung zwischen zwei Menschen, die aus Geben und Nehmen besteht. Doch wer nur nimmt und nicht gibt, ist kein wahrer Freund. Doch nur zu geben ist nicht edelmütig, sondern dumm. Denn was passiert, wenn es nichts mehr zu geben gibt? Nur das Gleichgewicht zwischen beidem hält eine Freundschaft am Leben. Sie sollten sich überlegen, wann Jessika das letzte Mal etwas für Sie getan hat, ohne eine Gegenleistung zu fordern. Ich bin mir nicht sicher, aber ich glaube, es ist lange her."

„Ob Frau Stubbe Recht hat?", schoss mir durch den Kopf.

„Cicero hat einst gesagt, dass nicht Berechnung Menschen zu Freunden macht, sondern das Bedürfnis nach verständnisvoller Gemeinsamkeit" zitierte Frau Stubbe und stand auf, „ich lasse Sie mal wieder allein. Sie sind eine starke Persönlichkeit und ich denke, dass ihr Bauchgefühl Ihnen den richtigen Weg weißen wird.“

Mit den Hunden auf der Couch liegend hatte ich vieles, worüber ich nachdenken musste. Zum Glück war Feiertag und die Praxis geschlossen. Reitstunden waren für heute keine gebucht worden. Es war mein freier Tag und ich konnte mich meinem Trübsal hingeben.

Abends saß ich vor dem PC und schrieb Rechnungen. Ich hatte mich entschieden, nicht komplett unproduktiv zu sein. Während ich die letzte Praxisrechnung abspeicherte, fiel mir der Anruf vom Morgen wieder ein. Der Streit mit Jessika hatte ihn aus meinem Gedächtnis gestrichen. Ich öffnete mein E-Mail-Postfach. Eine Mail von Herrn Steel befand sich dort. Dieser Mann hatte nicht nur eine unheimlich attraktive Stimme, sondern war zuverlässig.

„Er ist dein Gast! Du hast in deinem Leben keinen Platz für einen Mann und dein Herz braucht nicht eine weitere Narbe, die Jahre braucht, um zu heilen. Schließe also die Schmetterlinge sofort in einen Käfig ein und konzentriere dich auf deinen Betrieb!“, erklärte mir meine innere Stimme.

Nach dem Öffnen der E-Mail war ich erstaunt. Ryan Steele hatte bereits alle Dokumente ausgefüllt und unterzeichnet, obwohl ich sie ihm noch nicht geschickt hatte. Neugierig öffnete ich das Dokument bezüglich der Daten der Gäste und deren Pferde. Ich griff zu meinem Handy und wählte die eingetragene Nummer.

Nach einem kurzen Freizeichen meldete er sich: „Ryan Steele hier. Es ist schön, so schnell wieder von Ihnen zu hören.“

Mein Herz machte einen Hüpfer und mein Mund wurde trocken: „Hallo, woher wissen Sie, wer ich bin?“

„Ganz einfach, ich habe Ihre Nummer in mein Telefonbuch gespeichert. Bei so einer charmanten Stimme konnte ich nicht anders."

Ich konnte förmlich sein breites Grinsen sehen. „Weshalb ich anrufe. Die Unterlagen bezüglich der Gast- und Pferdedaten sind unvollständig. Sie haben Ihre Daten und die von Valegro geschickt. Die Daten der zweiten Person und des zweiten Pferdes fehlen allerdings."

„Das liegt daran, dass Sie diese Daten bereits haben."

„Wie meinen Sie das bitte?"

„Hatte ich das heute Morgen nicht erklärt?"

Da ich mir nach meinem Streit mit Jessika nicht mehr sicher war, ob ich diese wichtigen Informationen nicht vergessen hatte, musste ich jetzt pokern: „Ich denke nicht."

„Wahrscheinlich habe ich es nicht erwähnt, um Ihre Stimme noch einmal zu hören", flirten war eindeutig eine Stärke von ihm, „ich reise als Ersatz für Frau Jaqueline Merkel mit ihrer Tochter Chantal und deren Pferd Eclipse an."

Mir stand der Mund offen und ich konnte meine Stimme nicht wiederfinden.

Herr Steele erklärte weiter: „Ich arbeite in der Kanzlei von Chantals Vater und habe mit meinem Pferd Valegro Zwangsurlaub erhalten, in dem ich mit seiner Tochter in den Urlaub fahre."

„Jetzt bin ich verwirrt. Ich bräuchte zur Absicherung sicherheitshalber ein Schreiben von Chantals Vater, dass Sie wirklich mit ihr für sechs Wochen in einer Ferienwohnung übernachten dürfen. Weiterhin hätte ich gerne noch eine Bestätigung, dass Sie in dieser Zeit für Chantal die Verantwortung tragen. Sicherheitshalber werde ich mich mit Herrn Merkel in Verbindung setzen und dies überprüfen."

„Nicht nur eine schöne Stimme, ein Herz für Tiere, sondern auch noch etwas im Kopf. Ich freue mich schon, Sie kennen zu lernen."

Zum Glück konnte er nicht durch das Telefon sehen, wie rot ich wurde. Hitze erfüllte meinen ganzen Körper und ich sehnte mich nach einem kühlen Luftzug.

„Ich bin ebenfalls gespannt darauf wie Sie aussehen", ich konnte kaum glauben, was ich sagte, doch es war schon geschehen.

Ryan Steele lachte laut auf und erwiderte mit verführerischer Stimme: „Ich auch! Zum Glück sind bald Sommerferien."

Ich war durchaus von dieser Wendung verwirrt. Wie konnte man sein Kind nur so behandeln? Was war Frau Merkel für eine Mutter? Positiv betrachtet, musste ich mich mit dieser Frau nicht mehr herumschlagen. Trotzdem war ich von ihrem Verhalten erschüttert. Auch Chantals Vater warf einige Fragen auf. Wie konnte man seinen Angestellten mit seiner Tochter in den Urlaub schicken? Ich hoffte, dass alles mit rechten Dingen zuging und Herr Merkel Herr Steeles Aussage bestätigen würde.

Am nächsten Morgen klingelte mein Handy früh. Ich saß mit einer Tasse Kaffee im Garten und schaute mir den Sonnenaufgang an, während die Hunde Fangen spielten. Die halbe Nacht hatte ich wach gelegen und meine Gedanken sortiert. Dabei ging es nicht nur um Jessika und Rückenwind, sondern hauptsächlich um Ryan Steele. Ich bekam diesen Mann nicht mehr aus meinem Kopf. Zum einen war dies eine schöne Ablenkung zu dem Streit mit Jessika, aber eigentlich wollte ich nicht an ihn denken. Doch auch jetzt war er wieder ganz präsent, da sein Name auf meinem Handydisplay erschien.

„Herr Steele, was verschafft mir die Ehre, dass Sie mich so früh anrufen?", säuselte ich mit süßer Stimme.

„Ich hatte gerade an Sie gedacht und wollte Ihre Stimme hören“, bekam ich doch tatsächlich als Antwort. Der Mann hatte Rückgrat.

„Da rufen Sie einfach zu solch einer frühen Uhrzeit an?“

„Es hat sich immerhin gelohnt. Sie sind dran gegangen und versüßen mir meinen Tag. Besser als jede Tasse Kaffee!“

„Kaffee ist nicht süß, sondern eher herb, manchmal auch bitter. Diese Metapher ist somit fragwürdig.“

„Sie machen es einem nicht leicht, Ihnen Komplimente zu geben.“

Ich musste schmunzeln. Er strengte sich wirklich an, mir zu imponieren. „Ich denke wahrhaftige Komplimente können Sie mir nicht geben, da wir uns dafür überhaupt nicht kennen. Sie wissen ja nicht einmal, wie ich aussehe.“

„Touché! Mit Ihnen wird es einem aber auch nicht langweilig.“

Ich lachte laut auf. „Leider muss ich jetzt ins Büro. Vielleicht habe ich die Ehre Ihre Stimme heute Abend wieder zu hören.“

„Ich werde schauen, ob ich ein paar Minuten für Sie erübrigen kann.“

Von meinem eigenen Selbstbewusstsein war ich überrascht. Mein letzter Flirt war lange her.

„Na dann hoffe ich, dass das Glück auf meiner Seite ist.“

Die Vorfreude seine Stimme am Abend wieder zu hören verjagte all meine Sorgen. Natürlich würde ich mir Zeit nehmen, um mit ihm telefonieren zu können. Doch es machte mir im Moment einen unglaublichen Spaß, mit ihm zu flirten, und ihn auf die Folter zu spannen. Dieser Sommer würde vielleicht auch seine schönen Seiten haben. Lächelnd trank ich meinen Kaffee zu Ende und machte mich dann an die Arbeit. Der heutige Tag war wieder bis zur letzten Sekunde verplant.

Endlich war es soweit! Heute war der letzte Schultag. Ich hätte nicht gedacht, dass ich mich in meinem Alter noch einmal so auf diesen Tag freuen würde. Am Abend würden Chantal und Ryan anreisen.

Natürlich freute ich mich mehr darüber, Ryan nach unseren vielen Telefonaten endlich in natura vor mir stehen zu sehen. Wobei, ich wollte ihn nicht nur sehen, sondern auch spüren. Von ihm umarmt werden, seine Hand an meiner Wange oder sogar meine Lippen auf seinen. Durch die täglichen Anrufe waren wir uns nähergekommen, doch ich konnte nicht behaupten, dass wir uns wirklich kannten. Über die Vergangenheit oder Tiefgründiges hatten wir nicht geredet. Meistens sprachen wir über den erlebten Tag und vor allem über unsere Pferde. Ich freute mich, sein englisches Vollblut Valegro endlich bewundern zu können, nachdem er so von seinem Tier geschwärmt hatte. Die Streitigkeiten mit Jessika hatte ich Ryan allerdings nicht erzählt. Dieses Thema war mir zu emotional, obwohl ich das Gefühl hatte, ihm alles erzählen zu können. Doch tief in mir hatte ich Zweifel. Meine Erlebnisse in der Vergangenheit erlaubten mir nicht, ihm so stark zu vertrauen und mich ganz für ihn zu öffnen.

Zwischen mir und Jessika herrschte zur Zeit absolute Funkstille. Ich ging ihr und Aaron aus dem Weg, wenn sie mit Rückenwind trainierten. Trotzdem behielt ich das Training stets im Blick. Ich hatte das Vertrauen verloren. Meine Freundin hatte mich tiefer verletzt, als ich zuerst wahrhaben wollte.

Die morgendliche Routine in der Praxis verlief ohne große Vorkommnisse. Allgemeine Untersuchungen einer Kiste voller Katzen Welpen, mehrere Impfungen und Entwurmungen, ein Kaninchen mit Durchfall wegen falscher Fütterung und noch ein paar Mal Krallenschneiden. Jetzt am Nachmittag wollte ich Kuchen backen und den Grill bereitstellen. Lisa und ich hatten eine kleine Überraschungsfeier für Chantal geplant. Melanie, Cathi und Tom waren ebenfalls eingeladen. Es würde nicht Großes werden, aber ich freute mich darauf.

Als ich den Kirschschokokuchen in den Ofen schob, klingelte es.

„Ich komme“, rief ich laut und machte mich auf den Weg zur Haustür.

Der Weg durch die Praxis war manchmal etwas umständlich, aber das komplette Bauernhaus zu sanieren, nur um die Zimmerverteilung zu optimieren, wäre mir zu viel Aufwand.

Vor der Tür stand ein Mann mit braunen kurzen Haaren, einem Dreitagebart und dunkelgrünen Augen, die hinter seiner dunkel umrandeten Brille zu erkennen waren.

„Was ist nur mit deiner Libido los? Warum spielen deine Hormone aktuell so verrückt?“, fragte ich mich, da Schmetterlinge in meinem Bauch Purzelbaume schlugen. Normalerweise faszinierte mich das andere Geschlecht, vor allem bei völlig fremden Männern, nicht so schnell. Äußeres war auf mich weniger anziehend, für mich zählten innere Werte.

Anstatt sich vorzustellen, nahm mich der Mann in die Arme und küsste mich. Ich war völlig entsetzt, doch seine Lippen auf meinen fühlten sich unglaublich gut an. Es war mir als gehörten sie genau dorthin.

Plötzlich ließ er mich los und trat zurück. „Entschuldige bitte!“

Meine Hand schnellte, ohne das ich darüber nachdenken konnte, hoch und ich gab ihm eine Ohrfeige. „Was fällt Ihnen ein und wer sind Sie überhaupt?“

„Hey Anne, ich bin es Ryan. Es tut mir leid, dass ich dich so überfallen habe, das war nicht in Ordnung. Ich konnte es nicht mehr erwarten, dich zu sehen. Und als du da so vor mir gestanden hast mit den zerzausten Haaren und dem Mehl im Gesicht, da musste ich dich einfach küssen. Kannst du mir verzeihen? Oder habe ich mir jetzt jegliche Chancen verbaut?“

Ich war perplex. Das war Ryan!?

Seine Stimme erkannte ich wieder und sein Äußeres war weit über meinen Vorstellungen. Ich ärgerte mich über sein voreiliges

Verhalten, doch er sah so zerknirscht aus, dass ich ihm verzeihen musste. Tief in mir tat es mir sogar etwas leid, ihm eine Ohrfeige verpasst zu haben, aber das wollte ich nicht zugeben. Doch was sollte ich jetzt sagen, ich wusste nicht, wie ich reagieren sollte, und starrte ihn weiter an.

Zum Glück kam in diesem Moment Chantal um die Ecke: „Anne, es ist so schön, wieder hier zu sein. Das ist Ryan Steel, der Juniorpartner meines Vaters. Ist es nicht toll, dass er mir den Urlaub ermöglicht?“, mit trauriger Stimme fügte sie hinzu, „wenn es nach Mutter gegangen wäre, dann hätte ich die Ferien mit ihr auf einem Kreuzfahrtschiff verbracht.“

Zu Ryan sagte ich leise, so dass es Chantal nicht hören konnte: „Juniorpartner? Das hatte sich aber ganz anders angehört!“

Ich lief an Ryan vorbei und schloss Chantal in die Arme: „Es ist schön, dass du wieder hier bist. Komm, lass uns die Pferde auf die Koppel stellen. Tom und ich haben gestern schon alles vorbereitet.“

„Ja, das wäre super!“

Ohne Ryan eines weiteren Blickes zu würdigen, liefen wir zu dem Pferdehänger.

Eclipse und Valegro standen genüsslich kauend auf der Koppel am Haus. Valegro war ein wunderschönes Tier. Ich hatte mir immer einen Apfelschimmel vorgestellt, aber er war ein Rappe ohne jegliches Abzeichen. Er stand gut im Training und ich fragte mich, wie Ryan Juniorpartner in einer renommierten Anwaltskanzlei sein konnte und gleichzeitig den Wallach so gut trainieren konnte.

„Anne glaubst du, du könntest mir auch ein paar Reitstunden auf Valegro geben? Ich reite ihn manchmal für Ryan, aber ich bräuchte etwas Hilfe.“

„Das kann ich gerne machen, aber sag mal Chantal. Ich verstehe das Verhältnis zwischen dir, deinem Vater und Herrn Steele nicht so ganz.“

Ich wollte Chantal nicht sagen, dass Ryan und ich bereits beim Du waren, noch dass wir regelmäßig mit einander Kontakt gehabt hatten.

„Das ist eine längere Geschichte. Kurzgefasst: Seine Mutter war Anwaltsassistentin bei einem Kollegen meines Vaters in England. Ryan hatte dort in den Ferien immer geholfen. Später, nach seinem Jurastudium kam er zu uns nach Berlin in die Kanzlei. Eigentlich nur, um eine paar neue Erfahrungen zu sammeln. Doch als seine Mutter verstarb, wollte er nicht zurück nach London und blieb in Berlin. Er muss, in dem was er tut, ziemlich gut sein, denn vor einem Jahr hat ihm mein Vater die Juniorpartnerschaft angeboten.“

„Und warum begleitet er dich jetzt für sechs Wochen auf einen Reiterhof?“

„Vater meint, dass er Urlaub braucht, und hat ihn dazu verpflichtet. Na ja, ich bin da nicht ganz unschuldig. Valegro steht im gleichen Stall wie Eclipse und wir reiten öfters zusammen aus oder ich kümmere mich um ihn. Ryan ist entweder bei der Arbeit oder er fährt in den Stall. Ich glaube, eine Frau habe ich noch nie bei ihm gesehen. Klar, er hat ein paar Kumpels, mit denen er mal etwas trinken geht, aber die kennt er auch nur durch den Beruf.“

Somit wusste ich langsam mehr von seinem Privatleben als durch die gemeinsamen Telefonate. Ich fragte mich, ob ich ihn überhaupt kannte. Doch da war wieder dieses Gefühl, dass ich nicht beschreiben konnte. Jedenfalls bereiteten mir die Schmetterlinge in meinem Bauch Sorgen. Männer brachten nur Probleme und ich hatte zurzeit wirklich genug Sorgen.

„Hat er dir das alles nicht erzählt?“, riss mich Chantal aus meinen Gedanken.

„Was erzählt?“

„Er wollte wissen, wie du ausschaust, und ich fragte warum. Da hatte er berichtet, dass ihr wegen dem Aufenthalt öfters telefonieren würdet und er gerne wüsste, wie du ausschaust. Ich dachte, es wäre ok, wenn ich ihm ein Bild von dir zeige."

Daher wusste er bei dem Kuss, dass ich es war und er sich nicht einer völlig Fremden aufzwang. Er war im Vorteil gewesen. Misstrauen machte sich in mir breit. Was wusste er alles, was er mir nicht sagte? Wie viel verschwieg er mir?

„Er scheint dich zu mögen. Nach der Schule hat er mich sofort mit dem Pferdehänger abgeholt. Ich musste schon alles gepackt haben, damit wir gleich losfahren konnten. Die ganze Autofahrt hat er nur von dir geredet. Du scheinst ganz schön Eindruck bei ihm gemacht zu haben. Er ist wie ein großer Bruder für mich und ich hoffe, dass er sein Glück findet. Weißt du, man darf die Hoffnung an die Liebe nie aufgeben, auch wenn man einmal tief verletzt wurde. Liebe ist wie eine kleine Pflanze, sie braucht Zeit, Zuwendung und Geduld."

Dieses Mädchen erstaunte mich. In ihrem Alter solche Weisheiten! Ryan mochte mich anscheinend mehr, als ich mir vorgestellt hatte. Vielleicht waren es alles blöde Zufälle oder es erschien ihm nicht wichtig genug, mir zum Beispiel zusagen, dass er Juniorpartner war. Oder hatte ich einfach nicht richtig zugehört oder nicht die richtigen Fragen gestellt? Ich sollte lieber mit ihm reden. Vermutlich würde sich dann alles aufklären.

„Weißt du, wo Ryan ist?"

„Er wollte die Koffer hoch in die Ferienwohnung bringen und den Hänger umparken. Lisa hat geschrieben, dass sie oben auf der Koppel bei Capriello ist. Ich werde mal nach ihr sehen. Bis später Anne."

Bevor ich mich auf die Suche nach Ryan machen konnte, musste ich erst den Kuchen aus dem Ofen holen. Zum Glück war er nicht verbrannt und roch unglaublich gut. Am liebsten hätte ich mir ein

Stück genommen, doch ich musste mich beherrschen. Ein Glas selbstgemachte Minze-Limetten-Limonade sollte bis heute Abend ausreichen. Immerhin wollte ich noch vor Beginn der Nachmittagssprechstunde mit Ryan reden.

„Anne, ich will mich für mein Verhalten bei dir entschuldigen", da stand er plötzlich in der Tür.

„Ich wollte auch mit dir reden."

Schon stand er direkt vor mir, nahm das Glas Limonade aus meiner Hand und stellte es auf die Küchenzeile.

Während er meine Hände hielt, erklärte er: „Der Kuss vorhin tut mir leid und auch, dass ich nicht alles von mir erzählt habe. Ich wollte unsere Gespräche nicht mit solchen Nichtigkeiten belasten. Es war einfach schön, jemandem zum Reden zu haben. Diese paar Minuten am Tag, wo ich alles andere um mich herum vergessen konnte."

Ich unterbrach ihn: „Ich denke, dass ich dir auch nicht alles gesagt habe, nicht aus Böswilligkeit, sondern weil es nicht in die Situation passte. Wir sollten das nicht so eng sehen. Lass uns einfach weiter machen und schauen, wo der Weg hinführt. Ich muss mir sowieso noch über meine Gefühle noch klar werden."

„Das heißt, ich hätte doch eine Chance bei dir?", fragte er mit einem frechen Grinsen im Gesicht.

„Ich denke schon!", und lächelte ihn an, „Allerdings muss ich die Praxis gleich öffnen. Wir können heute Abend beim Grillen weiter reden. Außerdem haben wir sechs Wochen Zeit uns besser kennenzulernen."

„Grillen?"

„Ach so, davon weißt du ja nichts. Lisa und ich haben eine Überraschungsgrillparty geplant. Nun ist es jedenfalls für dich keine Überraschung mehr", lachte ich.

Er küsste mich auf die Stirn kurz unterhalb meines Haaransatzes: „Du bist eine wunderbare Frau!"

Mir wurden die Knie weich. Was war das nur für ein Mann? Ein Gefühl, welches ich lange nicht mehr gespurt hatte, machte sich in mir breit. Mein Herz flatterte wie ein kleiner aufgeregter Vogel in meiner Brust. Doch noch wollte ich es nicht zulassen.

„Ich muss los. Meine Patienten warten auf mich. Wir treffen uns dann nachher zum Grillen."

Damit ließ ich ihn einfach in meiner Wohnung stehen.

Die Sprechstunde zog sich nur so dahin. Wahrscheinlich, weil ich wollte, dass sie schneller verging. War es nicht immer so mit der Zeit? Wenn man auf etwas wartete oder sich freute, dann zog sich die Zeit in die Länge. Dann wiederum, wenn man unter Zeitdruck stand und man etwas mehr Zeit bräuchte, flog sie förmlich dahin. Doch eigentlich war die Zeit eine Konstante und nur unser Gefühl betrog uns.

Tom war zwischenzeitlich zum Bauernhaus gekommen und baute mit Lisa und Chantal alles im Garten auf. Cathi arbeitete zu dieser Uhrzeit noch im Friseursalon im Nachbarort. Melissa, die ihr Abitur mit Auszeichnung bestanden hatte, war oben im Stall und kümmerte sich um die Pferde. Ich war froh, dass alle ein eingespieltes Team waren, welches mir den Rücken freihielt. Nur Jessika wollte sich immer noch nicht an unsere Vereinbarung halten. Sie trainierte täglich, manchmal sogar zweimal am Tag mit Rückenwind. Ich überprüfte regelmäßig seinen Gesundheitszustand, um frühzeitig einschreiten zu können. Ihm schien das harte Training bis jetzt aber nichts auszumachen.

Ich ging ins Wartezimmer, um den nächsten Patienten aufzurufen, nur war dieses leer. Nach einer halben Stunde warten, erschien kein neuer Patient für diesen Tag. Anscheinend könnte ich die Sprechstunde heute vorzeitig schließen. Daher entschloss ich mich, im Garten nachzuschauen, wie weit die Vorbereitungen vorangeschritten waren.

Tom und Ryan hatten den Grill angeworfen. Sie standen mit je einem Bier in der Hand auf der Terrasse. Lisa und Chantal machten mit Sunny und Salantino eine Wasserschlacht.

„Ich stehe bei der Hitze vorne in der Praxis und arbeite, während ihr hier bereits gemütlich Party feiert", neckte ich die Anwesenden.

„Ryan und ich tragen die Verantwortung über den Grill, das ist auch harte Arbeit!", bekam ich von Tom als Antwort.

„Genau", pflichtete Ryan Tom zu, „ohne uns würde es noch Stunden dauern, bis der Grill bereit wäre. Das ist richtige Männerarbeit. Nur etwas für wahre Männer!"

Passend dazu präsentierten beide Männer ihre Oberarmmuskulatur. Es sah lustig aus, wie beide in ihren kurzen Sommersachen vor dem Grill posierten.

„Was macht ihr denn da?", Cathi kam mit einer riesigen Schüssel Salat im Arm in den Garten.

Ihr folgte Melissa: „Wird hier für die Chippendales geprobt? Ich dachte, wir wären zu einer Gartenparty eingeladen."

Alle mussten lachen. Chantal stellte Ryan allen anderen vor und schwärmte von Ryans Pferd. Daraufhin verließen die Mädels und Tom den Garten, um Eclipse und Valegro zu bewundern. Ich nahm Cathi die Salatschüssel ab und brachte sie in die Küche. Doch sie ging nicht mit den anderen mit, sondern folgte mir.

„Anne, ich muss mal mit dir wegen Rückenwind reden."

„Ist was passiert?"

„Nein, nicht wirklich. Ich mache mir nur langsam etwas Sorgen. Jessika trainiert jeden Tag mit ihm. Ich kann ihn überhaupt nicht mehr reiten. Das Reiten ist auch nicht wirklich das Problem."

Ich hatte das Gefühl, dass Cathi nicht mit der Sprache rausrückte und mir wirklich erzählte, was sie belastete.

„Sag mir doch bitte einfach, was du auf dem Herzen hast. Ich mache mir Sorgen um Rückenwind. Jessika und ich reden momentan nicht mehr miteinander, da wir zu unterschiedliche Meinungen bezüglich der Trainingsmethodiken haben."

„Gestern habe ich eine Nachricht von Jessika bekommen, dass ich mir eine neue Reitbeteiligung suchen soll."

„Sie hat bitte was?", ich war schockiert. Jessika übertrieb es schon wieder. Rückenwind war mein Pferd und Cathi seine Reitbeteiligung. Was mischte sich sie da nur ein?

Cathi wollte die Situation entschärfen: „Das ich aktuell nicht reiten kann, ist doch nicht schlimm. Ich habe sowieso kaum Zeit. Während der Hochzeitssaison ist der Friseursalon ausgebucht. Da bin ich froh, mich nicht um ein Pferd kümmern zu müssen. Da bleibt mehr Zeit für Tom."

„Das ist zwar lieb von dir gemeint. Nur der Punkt ist, dass sich Jessika da in meine Angelegenheiten mischt, ohne es mit mir vorher abzusprechen. Das ist einfach nicht in Ordnung."

„Vielleicht müsst ihr einfach miteinander reden. Wenn sie keine Einsicht hat, dass sie es übertrieben hat, dann solltest du die Grenzen neu abstecken. Immerhin scheint es dich sehr zu belasten." Stimmen waren aus dem Garten zu hören. „Die anderen sind wieder da. Anne, versuche, den Abend zu genießen. Ich glaube, dein neuer Gast hätte nichts dagegen, dich ein wenig abzulenken", neckte mich Cathie, zwinkerte mir zu und verließ die Küche.

Ich blickte ihr hinterher. Im Garten gab sie Tom einen flüchtigen Kuss und er nahm sie in die Arme. Vielleicht sollte ich mein Herz doch wieder öffnen. Ohne es nicht zu versuchen, konnte ich nicht wissen, ob es nicht doch eine Liebe für mich geben könnte. In diesem Moment trafen sich Ryans und mein Blick. Eine leichte Gänsehaut bildete sich auf meiner Haut und die Schmetterlinge in meinem Bauch wirbelten wild durcheinander. Ich hatte das Gefühl, das mein Herz sich bereits vor mir entschieden hatte, der Liebe wieder die Türen zu öffnen.

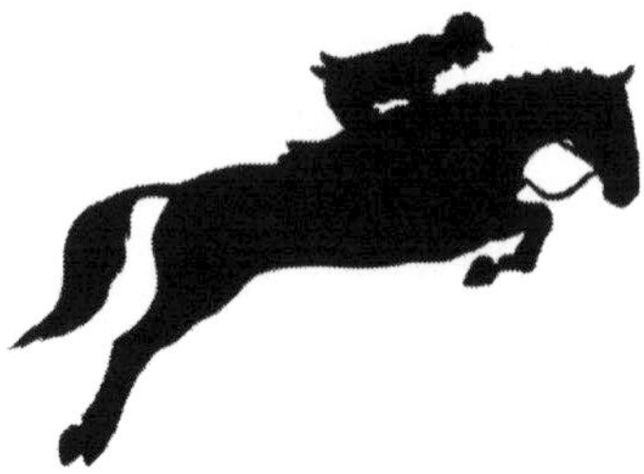

5. Lebensfreude und Glücksgefühle

Am nächsten Morgen wachte ich mit Kopfschmerzen auf. Mein Mund war wie ausgetrocknet und ich hatte eine belegte pelzige Zunge. Als ich versuchte aufzustehen, drehte sich alles.

Ich erinnerte mich an die Feier und mir wurde schlecht. Ich hatte eindeutig zu viel Wein und Sekt getrunken. Es war ein ausgelassener und sehr schöner Abend gewesen. Nur konnte ich mich nicht mehr genau daran erinnern, was nach dem Essen passiert war. Die letzte Erinnerung, die ich greifen konnte, war, dass Chantal und Lisa kurz nach dem Essen gegangen waren. Lisa wurde von ihrer Mutter abgeholt und Chantal wollte auspacken und danach ins Bett. Der Rest hatte im Garten auf Melissas Abitur angestoßen. Nach Mitternacht hatten sich die drei ebenfalls verabschiedet und mich mit Ryan allein gelassen.

„Über was hatten wir uns dann nochmal unterhalten? Und wie war ich überhaupt ins Bett gekommen?“, überlegte ich fieberhaft. Voller Furcht sah ich an mir herunter. Ein Glück, ich hatte noch meine Sachen an. Doch was lag da Schweres auf meinen Beinen? Es war Sunny! Ich beruhigte mich wieder. Es war nichts passiert, was ich bereuen würde. Wobei, ich wusste nicht, über was ich mich mit Ryan alles unterhalten hatte.

Mit enormem Kraftaufwand schaffte ich es ins Bad. Ein Panda schaute mich aus dem Badezimmerspiegel an und ich entschied, dass es Zeit für einen Kaffee war. Unten in der Küche brauchte ich länger als sonst, bis ich endlich eine duftende Kaffeetasse in der Hand hielt. Normalerweise hätte ich den Hunden ihr Frühstück gegeben, doch mein Magen war an diesem Morgen dazu nicht in der Lage.

„Was hatte ich gestern nur getrieben? Hoffentlich hatte ich mich nicht vor Ryan blamiert", schoss es mir durch den Kopf.

Plötzlich klopfte es an der Terrassentür und vor Schreck hätte ich fast die Tasse fallen lassen.

Ryan stand vor mir und grinste mich frech an: „Na Schönheit, du hattest mir heute Morgen doch einen Ausritt versprochen oder kannst du dich nicht mehr daran erinnern?"

„Ich habe was? Ganz ehrlich, ich kann mich kaum an etwas erinnern. Dabei habe ich doch überhaupt nicht viel getrunken."

„Das stimmt nicht ganz. Nachdem das Pärchen und Melissa gefahren sind, hast du einige Gläser Wein geleert."

„Warum hätte ich das tun sollen?"

„Darf ich reinkommen? Dann könnte ich es dir erzählen."

Ich ließ ihn in die Küche und wies auf das Sofa, damit er sich setzen konnte. „Möchtest du einen Kaffee? Ich brauche dringend eine zweite Tasse."

„Dazu sage ich nicht nein."

„Warum grinst du so?"

„Gestern Abend hatte ich nein zu dir gesagt und du warst nicht begeistert."

Ich ahnte Böses: „Was habe ich dir angeboten und du hast es ausgeschlagen?"

„Na ja", druckste er rum.

Ich hatte fast das Gefühl, es wäre ihm peinlich.

„Du hast mir ein Angebot gemacht, was doch sehr schwer abzulehnen war, bei solch einer schönen Frau. Doch ich wollte deine Situation nicht ausnutzen."

„Oh mein Gott!“, schrie es tief in mir. Ich lief feuerrot an. Der Moment war mir unangenehm und ich wäre am liebsten schreiend davon gerannt.

Ryan erzählte weiter: „Du bist zuerst sauer geworden. Plötzlich liefen dir Tränen über das Gesicht. Nachdem ich dich in die Arme genommen hatte, hast du mir von Rückenwind und einer Jessika erzählt. Auch der Name Aaron ist gefallen. Ganz ehrlich, habe ich die Zusammenhänge nicht komplett verstanden.“

„Als renommierter Anwalt müsstest du doch jetzt alle Einzelheiten auswendig wissen“, ich wollte die Situation etwas auflockern und versuchte zu lächeln.

Ryan trank seinen Kaffee und lächelte: „Normalerweise liegen mir meine Mandantinnen nicht weinend in den Armen, wenn sie mir den jeweiligen Fall schildern. Außerdem war ich nicht hundertprozentig bei der Sache. Dein Geruch und dein warmer Körper an meinem. Da kann ein Mann einiges an seiner Konzentration einbüßen.“

Da ich heute Morgen komplett bekleidet aufgewacht war, schien nichts weiter passiert zu sein, außer einem peinlichen Heulanfall. Ich war erleichtert und trotzdem beunruhigt. Was hatte ich alles ausgeplaudert? Nicht alles, was ich über Jessika wusste, sollte an die Öffentlichkeit. Ich wollte ihren Ruf mit meinen kindischen Gefühlen bezüglich Rückenwindes nicht schaden. Doch eigentlich wollte ich versuchen, Ryan zu vertrauen? Warum sollte er das Gesagte gegen mich oder Jessika verwenden? Tat ich ihm damit nicht unrecht?

„Was habe ich dir alles erzählt?“, fragte ich schnell, bevor mein Kopf irgendwelche Horrorszenarien fantasierte.

„Wie bereits erwähnt lag meine Konzentration in anderen Regionen. Trotzdem nur für dich ein kurzes Plädoyer. Du bist die Besitzerin des Pferdes Rückenwind. Jessika, deine Freundin benötigte ein Ersatzpferd und du hast ihr dein Pferd geliehen. Laut Absprache ging es um einige Turniere in dem Fall, dass ein weiteres ihrer Pferde ausfällt. Nun ist die Sachlage allerdings so, dass sie Rückenwind als alleiniges Turnierpferd trainiert. Weiterhin möchte sie, dass er zu ihr auf den Hof zieht. Das ist aber nicht in deinem Interesse, genauso wie ihre Art und Weise des Trainings. Soweit korrekt?"

„Dafür, dass du angeblich abgelenkt warst, hast du alles richtig zusammengefasst", erklärte ich und war neugierig auf seine Meinung zu dem Sachverhalt, „was sagst du denn zu alledem?"

„Die Sachlage ist klar! Du bist absolut im Recht."

„Ich meine nicht als Anwalt. Rechtlich hast du recht, aber es geht hier doch auch um die Freundschaft zwischen uns."

Ryan wich meinem Blick aus, drehte seine Tasse in der Hand und schaute auf den Boden. Er wollte mir nicht antworten oder wusste nicht wie. Vermutlich was er der Meinung, dass ich mich absolut kindisch mit meiner Fürsorge verhielt.

Ich wartete nicht auf eine Antwort und erzählte meine Bedenken: „Es ist mir bewusst, dass ich übertrieben reagiere. Es geht hier immerhin um ihre Karriere und sie braucht Rückenwind als Ersatzpferd."

„Ich sehe das anders!", unterbrach er mich, „Es ist dein Pferd und du hast jedes Recht, dir Sorgen zu machen. Sie darf dich, wegen ihrer Karriere nicht in solchem Ausmaß unter Druck setzten. Außerdem benutzt sie eure Freundschaft als Druckmittel. Ich kenne sie nicht, aber eine Freundin sollte so nicht reagieren."

Ich kämpfte dagegen an, wieder vor ihm zu weinen. Doch, dass er genau wie Frau Stubbe die Freundschaft zwischen mir und Jessika in Frage stellte, machte mich traurig.

Ryan stand auf und nahm mich in den Arm. Diese Art von Nähe war mir sonst unangenehm, wenn ich sowieso schon mit meinen Emotionen kämpfte. Doch Ryans Nähe war tröstend. Es breitete sich ein Gefühl von Ankommen in mir aus. Dies verwirrte mich und ich befreite mich aus der Umarmung. Seine dunkelgrünen Augen ließen mich jegliche Sorgen vergessen.

Ohne darüber nachzudenken, küsste ich ihn. Seine Lippen auf meinen erhöhte meinen Herzschlag und die Schmetterlinge in meinem Bauch flogen wieder wild durcheinander. Ryan erwiderte den Kuss und meine Knie wurden weich. Ich versank in dem Moment und wünschte mir, dass er nie vergehen würde. Erst um wieder Luft zu holen, lösten wir uns voneinander. Mein Körper schrie vor Protest, seinen nicht mehr zu spüren.

„Ich hatte dir einen Ausritt versprochen. Da der Kaffee wirkt, sollten wir uns auf den Weg zu den Pferden machen", sagte ich, obwohl ich ihn lieber wieder an meinem Körper gespürt hätte.

Er lächelte mich an: „Gute Idee! Ich hole schnell meine Sachen und Valegro, dann zeigst du mir den Weg zum Stall."

„Okay, die Hunde lasse ich lieber hier. Wir treffen uns dann vor dem Haus."

Die Sonne schien durch die Blätter, sodass ich blinzeln musste. Ryan ritt Valegro und ich ritt auf Pfeffer den Waldweg entlang. Es war schon recht heiß für die Tageszeit und wir mieden deshalb die Feldwege. Der Weg führte uns tief in den Wald. Dieser würde für Ryan eine Überraschung bereithalten. Die Pferde schnaubten zufrieden. Die Stille im Wald wurde nur durch das Klappern der Pferdehufe durchbrochen.

Man musste nicht immer reden. Solange man sich etwas zu sagen hatte, war Schweigen eine willkommene Abwechslung. Am liebsten hätte ich seine Hand ergriffen, aber ich wollte nicht zu nah mit Pfeffer an Valegro heran reiten. Das beide Wallache friedlich nebeneinander hertrotteten, obwohl sie sich nicht kannten, war zu schön und ich wollte es nicht zerstören. Ich zog den Geruch des Waldes tief in mich ein.

„Den nächsten Weg geht es rechts rein. Wollen wir ein Stück traben?", fragte ich.

„Können wir gerne machen. Wo reiten wir eigentlich hin? Und warum sollte ich Badesachen einpacken?"

„Das wird eine Überraschung. Es ist aber nicht mehr weit!"

Ich bog mit Pfeffer in den Waldweg und trabte an. Der leichte Gegenwind war angenehm.

Ich rief nach hinten: „Im Galopp wären wir sogar noch schneller da."

„Na dann, auf geht's!"

Pfeffer galoppierte an und wirbelte den Staub des Weges auf. Valegro schien das ganze als Wettrennen zu erachten, da Ryan ihn stark zügeln musste, um Pfeffer nicht zu überholen. Ich signalisierte ihm, dass wir wieder durch parieren sollten. Gleich würde er das Ziel unseres Rittes sehen.

„Wow!", stieß er bewundernd aus.

Vor uns lag ein See. Auf der einen Seite wurde dieser vom Wald umringt, aber auf der anderen sah man bis zum Horizont eine Hügellandschaft voller Wiesen und Felder. Das Wasser glitzerte und ein frischer Wind wehte uns entgegen. Die Überraschung war mir sichtlich gelungen. Ryan kam aus dem Staunen nicht mehr raus.

„Wir gehen schwimmen?", fragte er.

„Wenn du möchtest, dann können wir das machen."

Seine Augen fingen an zu glitzern und er strahlte wie ein kleiner Junge. „Das habe ich mir schon immer gewünscht. Ob Valegro überhaupt ins Wasser geht?"

„Wir werden ihn nicht zwingen, aber meistens ist es so, dass wenn ein Pferd im Wasser ist, folgt der Rest der Gruppe."

„Ist es hier denn erlaubt, mit den Pferden zu schwimmen?"

„Nicht dahinten am Badestrand, wo du die Hütte des DLRGs siehst und den Steg, der ins Wasser reicht. Aber hier im Wald gibt es eine Stelle, wo es so seicht ist. Dort können die Pferde einfach ins Wasser gehen. An diesem Strand dürfen Pferde und Hunde in den See."

Wir ritten weiter am Seeufer entlang bis zur besagten seichten Stelle. Ich stieg vom Pferd und sattelte Pfeffer ab. Ryan sah mir dabei zu.

„Auf was wartest du? Das Sattelzeug ist aus Leder. Muss ich dir wirklich erklären was passiert, wenn es nass wird?“, fragte ich ihn.

„Nein, das brauchst du nicht“, er grinste, „ich warte nur darauf, dass du dich ausziehst und ich dich im Bikini sehen kann.“

Mir waren seinen sexuellen Anspielungen in diesem Moment unangenehm. Ich hatte das Gefühl, einen Striptease hinlegen zu müssen. Er schien mein Unbehagen zu spüren, stieg vom Pferd und sattelte Valegro ab. In der Zeit zog ich mich schnell aus und stieg wieder auf Pfeffer auf. Mein Pferd war schon ganz ungeduldig und wollte ins Wasser. Ich ließ es zu, bis meine Füße die Wasseroberfläche erreichte. Sofort fing der Friese an, mit dem Vorderbein im Wasser zu plantschen, und spritzte mich nass.

„Nein, das ist kalt. Pfeffer nicht!“, trotzdem musste ich lachen.

Ryan hatte sich ausgezogen und stand neben Valegro am Uferbereich. Er sah oben ohne unglaublich gut aus. Er war muskulös, aber nicht übertrieben. Seine Haut war braun, was ich bei ihm als Büromensch nicht erwartet hätte. Er lächelte mir zu und ich konnte in seinem Gesicht erkennen, dass er genau wusste, dass ich ihn gemustert hatte.

„Gefällt dir, was du siehst?“

„Valegro ist wirklich ein schönes Tier“ antwortete ich, nicht ohne laut loslachen zu müssen.

„Pfeffers Reiterin gefällt mir allerdings besser als er.“

Egal, wie ich seinen Anspielungen ausweichen wollte, er schaffte es, immer wieder zu kontern. Ich bewunderte ihn fast dafür, dass er über die Anziehung, die zwischen uns herrschte, so leicht reden konnte. Mir war es unangenehm. Vielleicht lag es an der geringen Erfahrung mit Männern, seit meiner letzten

Beziehung. Ich war aus der Übung, was anscheinend bei ihm nicht der Fall war. Er hatte in Berlin eine Frau an jeder Hand. Doch dann erinnerte ich mich an Chantals Worte, dass er nur seinen Beruf und Valegro im Kopf hatte.

Ryan führte sein Pferd ins seichte Wasser. Doch der Wallach schien nicht sehr begeistert. Er streckte die Nüstern unter die Wasseroberfläche, blubberte und sprang zurück.

„Ruhig, du Angsthase, das ist doch nur Wasser“, beruhigte Ryan sein Pferd.

Ich ritt mit Pfeffer wieder ans Ufer und versuchte, Valegro in den See zu locken: „Komm Großer, schau Pfeffer ist doch auch im Wasser, das tut dir nichts.“

Plötzlich machte Valegro einen Satz nach vorne. Es spritzte nach allen Seiten. Ryan wurde komplett nass und ins Wasser gezogen. Ich musste lachen. Beide hatten sich nicht verletzt und so liefen wir weiter in tiefere Gewässer. Nachdem das Wasser mir bis zu den Knien reichte, rutschte ich von Pfeffers Rücken. Ryan nahm meine Hand und zog mich zu sich.

„Das ist wunderschön hier. Danke, dass du mir diesen großartigen Ort gezeigt hast.“

Seine Lippen berührten meine und ich versank in seinem Kuss. Es war ein wunderbarer Moment, den ich so schnell nicht vergessen würde. Wir beide umringt von den Pferden im glitzernden Wasser und über uns der strahlend blaue Himmel. Dann dieser Kuss, der nicht enden wollte. Die Zeit schien still zu stehen. Bis zu dem Moment, wo Pfeffer mit seinem Vorderbein wieder Wellen schlug. Die Pferde wollten zurück ins Trockene.

Wir lagen am Ufer und trockneten in der Sonne. Die Pferde grasten im Schatten. Mittags würde es hier nur so von Menschen mit ihren Tieren wimmeln. Doch zurzeit waren wir allein.

„So könnte es die nächsten Wochen weitergehen“, unterbrach Ryan die Stille.

„Für dich. Ich muss arbeiten. Am Ende der Ferien ist der Trail, ich habe einiges an Reitstunden zu geben und natürlich die Praxis. Nicht zu vergessen kommt bald die Heu- und Strohernte. Eigentlich habe ich kaum Zeit. Nicht zu denken, an die Streitigkeiten mit Jessika, die ich klären müsste."

Ryan legte sanft den Finger auf meine Lippen: „Versuche, dich doch einmal zu entspannen. Du bist nicht für alles verantwortlich. Immerhin hast du die nächsten sechs Wochen zwei weitere Helfer. Und keinen Widerspruch! Chantal und ich werden dir zu Hand gehen. Ich will in deiner Nähe sein und wir haben Ferienurlaub auf einem Reiterhof gebucht. Das heißt auch mit anpacken."

Seine Finger streichelten sanft über meinen Arm. Ich versuchte, mich zu entspannen, und schloss die Augen. Langsam wanderten die Finger von meinem Arm zu meinem Schlüsselbein. Seine Lippen folgten und ich spürte seinen Kuss an meinem Hals. Behutsam tastete er sich weiter nach unten. Er hinterließ eine Feuerspur auf der Haut. Das Gefühl war berauschend. Mit seinen Fingern umkreiste er meinen Bauchnabel und ich musste lachen. Meine Brüste reagierten bereits auf ihn. Seine Lippen wanderten zu ihnen und die Nippel richteten sich freudig auf. Plötzlich wurden die Pferde unruhig und wir hörten Blätterrascheln und Stimmen vom Waldweg. Ryan löste sich von mir. Mein Körper reagierte mit Missmut. Ich wollte nicht aus dieser Genussstarre erwachen müssen.

„Ich denke, wir sollten zurück reiten und ich komme dich heute Abend besuchen. Dann mache ich dort weiter, wo ich eben aufgehört habe."

Er küsste mich auf die Stirn und stand auf. Ich musste mich einen Moment sammeln, bevor ich ihm folgte.

Mein Privathandy klingelte mehrfach während der Sprechstunde. Doch ich hatte das Wartezimmer voller Patienten und keine Zeit mich darum zu kümmern. Viele Patientenbesitzer wollten ihre Lieblinge vor dem Sommerurlaub noch einmal durchchecken lassen. Ich hatte keine Minute Pause und war froh, als Chantal und Ryan mich nach der Sprechstunde mit einem Mittagessen überraschten.

„Das ist aber nett von euch“, bedankte ich mich bei ihnen.

„Es war Ryans Idee, etwas für dich mit zu bestellen“, verriet sie.

Ich musste schmunzeln, weil Ryan eine Grimasse zog, die seinen Unmut widerspiegelte.

„Ich glaube, Ryan hätte es besser gefunden, wenn du das nicht verraten hättest.“

„Oh, das tut mir leid. Ich wusste nicht, dass es sich dabei um ein Geheimnis handelte“, sie sah zwischen mir und Ryan hin und her. Ihre Augen wurden größer und ich sah in ihrem Gesicht, dass sie erkannte, dass mehr zwischen uns war, als sie gedacht hatte.

Während des Essens klingelte mein Privathandy erneut. Es war Jessika und ich hatte zuerst keine Lust, die Runde zu unterbrechen. Doch Ryan, der den Namen auf dem Display gesehen hatte, signalisierte mir, dass ich dran gehen sollte.

„Ja, was ist denn? Wir sind gerade beim Essen“, ich konnte den genervten Unterton in meiner Stimme leider nicht unterdrücken.

„Ich wollte nicht stören, aber ich muss unbedingt mit dir reden.“

Anscheinend wollte sie sich mit mir aussprechen und so stand ich auf und lief raus in den Garten.

„Weißt du Anne, ich habe lange nachgedacht und bin dann zu einem Entschluss gekommen. Ich denke, wir sind die Sache mit Rückenwind völlig falsch angegangen. Aaron war auch sehr bestürzt von unserem Streit. Ich habe mich lange mit ihm unterhalten und wir sind beide zu dem gleichen Entschluss gekommen.“

„Worauf wollte sie nur hinaus?“, fragte ich mich.

So ganz hörte es sich nicht wie eine Entschuldigung an. Sonst würde sie doch nicht jetzt Aaron mit einbeziehen.

„Jessika worauf möchtest du bitte hinaus?“, unterbrach ich sie.

Jetzt hörte sie sich leicht gereizt an: „Das erzähle ich dir doch gerade. Du solltest einfach mal zuhören. Jedenfalls sind Aaron und ich da einer Meinung. Da du heute den ganzen Morgen nicht zu erreichen warst und um zwölf Nennschluss war, habe ich einfach gehandelt.“

„Ich war den ganzen Vormittag in der Praxis. Du kennst meine Sprechzeiten!“

„Das ist doch jetzt nicht so wichtig. Es geht darum, dass ich Rückenwind als mein Hauptpferd für den Vorentscheid nächste Woche bei der Meisterschaft genannt habe. Pasadena nehme ich als Ersatz mit.“

Ich war geschockt. Was sollte ich darauf sagen? Hatte sie unser Gespräch oder sogar die Abmachung komplett vergessen?

Sie war so begeistert von ihrer Idee, dass sie nicht merkte, dass ich ihr überhaupt nicht antwortete: „Weißt du, das wird spitze! Rückenwind hat so viel Potenzial und wenn Aaron recht hat, dann könnte ich die Meisterschaft gewinnen.“

„Halt, warte mal! Du hast was?“

„Es ist unglaublich, dass du mir einfach nicht zuhörst!“

„Ich habe dir zugehört, nur kannst du dich nicht mehr an unsere Abmachung erinnern. Rückenwind ist der Ersatz und nicht Pasadena. So war es nicht abgesprochen und du übergehst mich einfach. Er ist mein Pferd“, die letzten Worte schrie ich fast.

„Du bist so undankbar. Rückenwind steht eine Karriere als großes Springpferd bevor und du stellst dich quer. Ich hatte gedacht, du freust dich.“

„Ich wollte nie eine Karriere für ihn und außerdem geht es hier doch überhaupt nicht um ihn, sondern nur um dich.“

„Das ist eine Unterstellung, wie kannst du nur? Wir sind doch Freundinnen. Warum machst du das?“, sie fing an zu weinen, jedenfalls hörte es sich so an.

Mir platzte der Kragen: „Was hat das eine denn mit dem anderen zu tun? Ob wir Freundinnen sind oder nicht. Du missachtest unsere schriftliche Vereinbarung!“

„Du solltest dich freuen und mich nicht so behandeln. Ich verstehe nicht, was ich dir getan habe. Die Nennung ist durch, das Startgeld bezahlt. Ich werde nicht auf den Kosten sitzen bleiben“, damit legte sie einfach auf.

Ich wusste nicht, was ich machen sollte und stand völlig verwirrt im Garten. Sie hatte das Startgeld gezahlt? Nur wann, wenn sie ihn angeblich eben erst genannt hatte. Ich war so wütend, dass ich nicht mal mehr weinen konnte.

„Was ist passiert?“, Ryan riss mich aus den Gedanken.

„Jessika hat Rückenwind ohne meine Erlaubnis für den Vorentscheid genannt. Und zwar nicht als Ersatz, sondern als Erstnennung. Kannst du dir das vorstellen? Ich soll mich freuen, hat sie gesagt und sie kann nicht verstehen, warum ich sauer bin.“

„Ich kann dich verstehen“, er nahm mich in die Arme und streichelte meinen Kopf. „Du musst dich jetzt erst einmal beruhigen. Du zitterst am ganzen Körper.“

„Was ist nur mit ihr los? Ich kann nicht verstehen, warum sie so handelt.“

„Manchmal zeigen Menschen erst spät ihr wahres Gesicht.“

Seine Aussage machte mich nachdenklich. War Jessika anders, als ich sie kannte? Hatte sie zwei Gesichter? Nein, das konnte nicht sein! Wir waren schon so lange miteinander befreundet. Es musste irgendetwas anderes sein. Jessika würde mich doch nicht so hintergehen, wenn es nicht wichtig war. Oder reagierte ich einfach über?

„Das Essen wird kalt. Wir sollten wieder rein gehen.“ Ryan nahm meine Hand und führte mich zurück in das Haus. Chantal hatte ihre Pizza bereits fertig gegessen. Meine Nudeln waren kalt. Außerdem war mir der Appetit komplett vergangen. Ryan stellte die Reste in den Kühlschrank.

„Ich denke, dass ich hoch zum Stall gehe. Lisa wollte später vorbeikommen“, Chantal stand auf und verabschiedetet sich, „ich lasse euch zwei lieber alleine. Euch eine schöne Zeit.“

Ryan setzte sich zu mir auf das Sofa: „Jetzt sind wir zwei ganz allein. Wenn du magst, können wir da aufhören, wo wir heute Morgen gestört wurden. Ich kann aber auch verstehen, wenn du andere Sachen im Kopf hast.“

„Na ja, es ist erst Mittag und ich sollte auch mal oben am Stall nach dem Rechten sehen. Kannst du denn bis heute Abend warten?“, fragte ich mit einem frechen Grinsen im Gesicht und fuhr mit meiner Hand unter sein Shirt.

Ohne auf eine Antwort zu warten setzte ich mich rittlings auf ihn und drückte meine Lippen auf seine. Seine Hände wanderten unter mein Top und zogen es mir über den Kopf. Ein leises Stöhnen entfuhr mir. Mein Körper freute sich, seinen endlich erkunden zu können.

„Du bist wunderschön. Ich denke nicht, dass ich noch warten kann. Du scheinst allerdings auch nicht mehr warten zu können.“

Mit mir in den Armen stand er auf und legte mich mit dem Rücken auf das Sofa. Seine Hände liebkosten meine Brüste, während wir uns weiter küssten. Ich zog Ryan sein Shirt aus und wanderte mit meinen Händen über seinen Bauch. Er spielte mit seiner Zunge an meinen Brustwarzen, sodass meine Augenlider anfingen zu flattern. Es war schwer, nicht in eine Genussstarre zu verfallen. Doch ich wollte seine Haut auf meiner spüren. Eigentlich wollte ich viel mehr. Ich wollte ihn in mir spüren und versuchte seine Hose zu öffnen.

„Nicht so schnell! Ich habe so lange nur deine Stimme gehört und mich nach deinem Körper gesehnt. Jetzt will ich ihn genießen können."

Er wollte mich quälen. Eine süße verführerische Qual, das war sein Plan. Wie lange würde ich ihm standhalten können? Ich hatte schon seit vielen Jahren keinen Mann mehr an mich herangelassen. Wusste ich überhaupt noch, wie das alles funktionierte?

„Hör auf zu denken und genieße einfach", hörte ich ihn sagen, während er meine Hose öffnete.

„Ich versuche es."

Sein Kopf erschien wieder vor meinen Augen. „Nicht versuchen, einfach genießen, so schwer ist das nicht."

Wir küssten uns, während er meine Hose auszog und danach das Höschen. Ich wusste nicht, wie mir geschieht, als seine Zunge den erhitzten Bereich zwischen meinen Beinen liebkoste. Ich stöhnte auf. Ein Strudel aus Gefühlen voller Erregung riss mich davon.

Wir lagen beide verschwitzt und befriedigt in meinem Schlafzimmer auf dem Bett. Im Wohnzimmer befanden sich keine Kondome und so hatten wir zwischenzeitlich einen Ortswechsel vollziehen müssen. Wir beide hatten das gemeinsame Liebesspiel genossen und waren auf unsere Kosten gekommen. Ich hatte mir völlig umsonst Sorgen gemacht. Mein Körper hatte wie von selbst auf Ryan reagiert. Es war fast so, als hätten sich unsere zwei Körper endlich gefunden. Ein verträumtes Lächeln umspielte meinen Mund. So schnell würde ich diesen gemeinsamen Moment nicht vergessen. Auch Ryan schien zufrieden zu sein. Er war eingeschlafen und schnarchte leise. Ich betrachtete seinen Körper. Gut definiert war die richtige Beschreibung dafür. Er hatte sich die Brusthaare rasiert, aber den Streifen am Bauch, der einen Wegweiser zu seinem besten Stück war, stehen gelassen. Am liebsten hätte ich mich an ihn gekuschelt und wäre eingeschlafen.

Eine innere Unruhe ließ mich aufstehen. So leise wie möglich versuchte ich, mich anzuziehen. Die Reitsachen lagen im Bad und so musste ich nicht im Schlafzimmer herumwühlen. Wäschewaschen war nicht meine Stärke. Überall waren kleine oder größere Wäschehaufen verteilt. Diese waren allerdings feinsäuberlich nach Praxis- oder Stallkleidung sortiert. Nachdem ich fertig angezogen war, lief ich in die Küche, um etwas zu trinken. Die Hunde lagen im Wohnzimmer und schliefen. Ich hatte sie aus dem Schlafzimmer geworfen. Der Gedanke, beim Sex beobachtet zu werden, war mir unangenehm. Mit Sunny und Salantino im Schlepptau machte ich mich auf den Weg zum Stall.

Vor dem Stall stand Aarons Auto. Jessikas Wagen war nirgends zu sehen. Ich hätte auch keine Lust gehabt mich heute noch einmal mit ihr zu unterhalten.

„Anne“, rief es hinter mir und ich drehte mich um. Aaron kam winkend auf mich zu.

Ich hatte das Gefühl, dass es wieder um Rückenwind und Jessikas Karriere gehen würde. Ich wollte doch nur allein mit meinen Pferden sein. Ich brauchte Zeit, um mich dem Gefühlschaos wegen Ryan zu stellen und mir darüber klar zu werden, was ich wollte. Doch Aaron schien unbedingt mit mir reden zu müssen.

„Anne, ich muss mich wegen Rückenwind mit dir unterhalten. Du musst einsichtig werden.“

„Einsichtig?“, mit diesen Worten kochte die Wut wieder in mir hoch, „warum muss ich einsichtig werden? Jessika hält sich nicht an die Abmachung. Jetzt hat sie ohne meine Zustimmung mein Pferd für den Vorentscheid genannt.“

„Jetzt reg dich doch nicht gleich wieder so auf. Das ist doch die Chance für Rückenwind! Stell dir doch mal vor, was aus ihm werden könnte. Vielleicht wird er noch Olympiasieger."

„Was redest du denn da? Wie sollte ein Pferd, welches geschlachtete werden sollte plötzlich Olympiasieger werden?"

„Potenzial", Aaron sprudelte über vor Begeisterung und wedelte unterstützend mit seinen Händen, „das Pferd hat unglaubliches Potenzial. Ein Glücksfall!"

Ich konnte mich seiner Begeisterung nicht anschließen: „Und rein zufällig ist dieser Glücksfall bei mir im Stall gelandet. Ihr übertreibt völlig! Außerdem ist das überhaupt nicht der Punkt. Rückenwind ist mein Pferd und sollte nicht von Jessika als Hauptpferd für die Saison eingesetzt werden. Sondern nur im Notfall, wenn Pasadena und Co ausfallen. Ich wollte Jessika nur eine Hilfestellung geben und nicht mein komplettes Pferd schenken."

„Du kannst ihr aber diese Chance nicht verwehren. Sie hat so viel geopfert und solch ein weiches Herz. Der Stress, dem du sie aussetzt, ist doch völlig unnötig. Es geht doch um ihre Karriere!"

Ich horchte auf. War da etwas zwischen Jessika und Aaron? Sie war doch mit Michael verheiratet. Nie würde sie eine Affäre mit ihrem Trainer anfangen? Oder hatte sich Aaron einfach nur in sie verguckt und es beruhte nicht auf Gegenseitigkeit?

„Sag mal Aaron, läuft da etwas zwischen euch?", fragte ich unverblümt.

Seine Reaktion war filmreif. Zuerst war er einige Sekunden komplett sprachlos, konnte sich aber schnell wieder fangen und fragte aufgebracht: „Was ist das jetzt für eine Unterstellung? Wie kommst du auf diese Idee?"

Ich war mir ziemlich sicher, dass mindestens von seiner Seite aus Gefühle vorhanden waren.

„Ach nur so", versuchte ich, die Situation zu entschärfen. Mit Aaron wollte ich nicht auch noch streiten.

Er schien das Gespräch plötzlich schnell beenden zu wollen: „Bitte überlege es dir noch einmal. Ich muss wieder zurück."

Ich sah ihm nach, als er mit seinem Auto davon fuhr. Jetzt hatte ich noch mehr, was ich mit Pfeffer besprechen wollte. Pferde waren doch die besten Zuhörer! Ich schnappte mir eine Schubkarre und machte mich auf, die Koppel abzuäppeln.

„Wo warst du denn?", fragte mich Ryan, als ich wieder zurück war, „ich habe mir Sorgen gemacht. Es ist nicht gerade schön, nach dem Sex allein aufzuwachen. Ich hätte dich auch vergraulen können. Oder hat es dir wirklich nicht gefallen?"

Wie er da stand und aussah, wie ein kleiner verängstigter Junge, hatte ich fast Mitleid mit ihm. Ich hatte nicht darüber nachgedacht, wie es für ihn sein müsste, alleine aufzuwachen. Mein Gefühlschaos war so massiv gewesen, dass ich nicht daran gedacht hatte, ihm wenigstens einen Zettel zu hinterlassen.

„Es tut mir leid", dabei hauchte ich ihm einen Kuss auf die Lippen.

Schnell hatte er mich mit seinen Armen umschlungen und säuselte mir ins Ohr: „Ich möchte dich nie wieder gehen lassen. Es war perfekt!"

Sein Geständnis trieb mir Tränen in die Augen, da ich genauso empfand: „Ich auch."

Er schob mich eine Armeslänge von sich. „Was genau?", fragte er und sah mir tief in die Augen.

„Wie? Was genau?"

„Du hast ‚ich auch' gesagt, aber auf was hat es sich gezogen? Der Sex oder das andere?"

Ich vergrub mein Gesicht an seiner Brust: „Beides!"

Wir standen einige Zeit eng umschlungen da und ich genoss seine Wärme und seinen Geruch. Das Gefühl von Geborgenheit war seltsam und unglaublich zugleich, sonst hatte ich dies nur bei meinen Pferden. Es war fast wie nach Hause kommen. Den Ort gefunden zu haben, wo man hingehört.

Ryan brach die Stille: „Wo warst du denn?“

„Eifersüchtig?“, ich wollte ihn necken.

„Vielleicht“, seine Brust vibrierte, anscheinend musste er sich ein Lachen verkneifen.

„Ich war bei den Pferden. Brauchte etwas Zeit zum Nachdenken. Leider bin ich auf dem Weg Aaron begegnet. Er wollte, dass ich aufhöre Jessika wegen Rückenwind Steine in den Weg zu legen. Mehr Kooperation und Verständnis sollte ich zeigen, da es Jessika so schwer hätte.“

„Manipulation würde ich das nennen. Komm, wir setzen uns in den Garten, da ist es etwas kühler. Dann erzählst du mir alles.“

Im Garten setzten wir uns auf die Bank und ich kuschelte mich an ihn.

„Wenn sie doch nur mal einsehen würde, dass sie im Unrecht ist, aber mir jetzt auch noch Aaron zu schicken. Das, nachdem sie Cathi die Reitbeteiligung verwehrt hat und Rückenwind ohne Einwilligung für den Vorentscheid genannt hat, ist einfach unverschämt.“

„Glaubst du, dass sie Aaron geschickt hat?“

„Nein, das hat sie nicht. Sie wird nur so lange Anspielungen gemacht haben, bis Aaron selbst auf die Idee kam. Er ist ihr hörig. Vielleicht haben die beiden sogar eine Affäre. Wobei, das ihr Leben ist. Da würde ich mich nicht einmischen. Doch wegen Rückenwind fühle ich mich hilflos. Als wäre ich die Böse und würde mit Absicht ihre Karriere zerstören.“

Ryan schwieg eine Weile, doch dann sagte er: „Ich glaube, dass diese Jessika sehr gut manipulieren kann. Sie scheint wohl immer zu bekommen, was sie will. Nur du musst dich durchsetzen. Es ist dein Pferd und du bist der Boss.“

„Wir haben aber schriftlich festgehalten, dass ich ihr diese Saison Rückenwind als Ersatzpferd überlasse.“

Er drückte mich fest an sich und küsste meinen Hinterkopf: „Du hast jetzt deinen ganz privaten Anwalt. Und wenn es hart auf hart kommt, dann boxe ich dich da raus. Ich werde dich verteidigen. Mache dir bitte nicht so viele Sorgen!“

Ein warmes Gefühl breitete sich in mir aus. Ich war nicht mehr allein.

Jeder Mensch braucht jemanden an seiner Seite, der ihm den Rücken stärkt. Diesen einen Lieblingsmenschen, der die Stärken kennt und die Schwächen verzeiht. Ich hatte das Gefühle, diese Person endlich gefunden zu haben, obwohl ich sie nicht gesucht hatte. Ich kuschelte mich tiefer in Ryans Umarmung. Zusammen saßen wir einige Zeit im Garten und schauten der Sonne beim Untergehen zu.

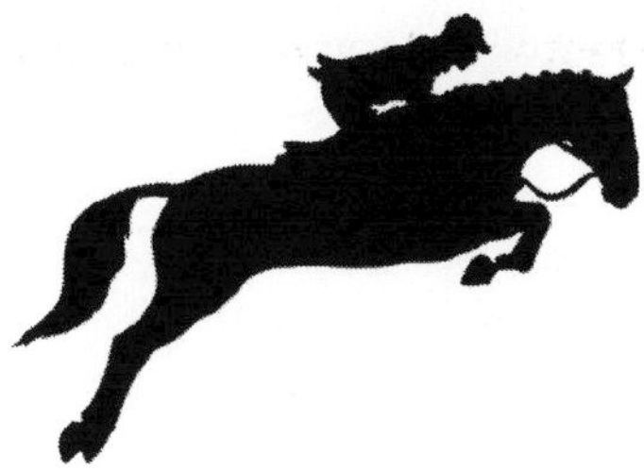

6. Pferdeschänder und Nachtdienste

Heute war Sonntag und ich freute mich auf einen gemeinsamen Ausritt zum See. Die Mädchen hatten gestern das Picknick vorbereitet und kurzfristig Melissa mit Annika eingeladen.

Ryan und ich lagen im Bett, als der Wecker klingelte. Die Tatsache verwirrte mich allerdings, da ich keinen Wecker gestellt hatte. Außerdem war es noch nicht einmal hell draußen. Die Vögel zwitscherten bereits, aber die Sonne war nur als schwacher Lichtstreifen am Horizont zu erahnen.

Plötzlich war ich hellwach. Natürlich war es kein Wecker, sondern jemand rief mich über die Praxisnummer an. Es musste sich um einen Notfall handeln. Wie wild versuchte ich, das Handy zu finden. Doch es war verschollen und das Klingeln schien mich langsam zu verhöhnen.

Endlich, da war es, unter dem Haufen an Kleidungsstücken neben meinem Bett. Es hatte sich in einem Bein der Jeans versteckt. Ich zog es heraus und schaute auf das Display. Jessika hatte angerufen. Es war erst vier Uhr morgens. Anscheinend war etwas mit ihren Pferden nicht in Ordnung. Vielleicht ging es Garone schlechter. Sein Bein war bei der letzten Untersuchung nicht mehr stark entzündet gewesen, aber er lahmte immer noch. Ich hatte Jessika mehrfach nahegelegt, in der nächsten Pferdeklinik einen Termin für Röntgen und Ultraschall auszumachen. Sie wollte Garone mehr Zeit für die Heilung geben.

Ich drehte mich zu Ryan und gab ihm einen Kuss: „Guten Morgen, ich habe einen Notfall und muss gehen. Schlaf weiter, ich bin bald wieder zurück."

Er schien mich gehört zu haben und nuschelte etwas in die Kissen.

Im Bad klingelte das Handy erneut. Ich war gerade dabei mich anzuziehen und die Haare aus dem Gesicht zu binden.

„Jessika, ich bin auf dem Weg zu dir!"

Doch Michael war am Apparat: „Das ist gut. Jessika ist völlig fertig. Sie dachte schon, du hättest etwas Besseres zu tun, als ihr beizustehen."

Ein seltsamer Unterton schwang in seiner Stimme mit. Ich fragte mich, was Jessika ihm alles erzählt hatte und vor allem aus welcher Perspektive. Meine Sichtweise der Dinge hatte sie sicherlich verschwiegen.

Trotzdem hatte ich das Gefühl mich rechtfertigen zu müssen: „Natürlich komme ich. Eure Pferde sind meine Patienten und werden es bleiben."

Sein Schweigen war verdächtig und das zwischen den Zähnen hervorgepresste Kommentar: „Ihre Pferde!", verwirrte mich nochmehr.

„Was ist denn genau passiert?", fragte ich, um wieder auf das Wesentliche zurückzukommen.

„Pasadena wurde verletzt."

„Sie wurde oder sie hat sich verletzt?"

„Nein, sie wurde. Wenn du hier bist, siehst du, warum wir uns da so sicher sind."

Er legte auf.

Es gab nichts Unhöflicheres als Menschen, die einfach auflegten, ohne sich vorher zu verabschieden. Ein ungutes Gefühl machte sich in meiner Magengegend breit. Ohne Kaffee lief ich zum Auto, da ich nicht genau wusste, wie schlimm die Verletzungen von Pasadena waren. Die Hunde ließ ich sicherheitshalber bei Ryan zurück.

Als ich auf Jessikas Hof ankam, war alles wie ausgestorben. Leichter Dunst lag über den pferdeleeren Koppeln. Das die Pferde bei dem Wetter und zu dieser Jahreszeit im Stall standen, verwunderte mich. Das menschenleere Gestüt war fast gespenstisch. Niemand war zu sehen. Ich parkte meinen Wagen vor dem Stallgebäude und ging mitsamt Notfalltasche hinein.

„Niemand lässt seine teuren Turnierpferde auf unbewachten Koppeln stehen. Seit Jahren erzähle ich dir, dass du das Gelände einzäunen musst. Schon das zweite Pferd ist verletzt. Als würden wir in Geld schwimmen!", ich hatte Michael noch nie so wütend erlebt.

Jessika stand weinend in Pasadenas Box. Michael hatte sich davor aufgebaut und gestikulierte wild mit den Händen.

„Guten Morgen", rief ich, um auf mich aufmerksam zu machen.

„Dann kann ich jetzt endlich gehen. Aaron wird bald hier sein. Dann brauchst du deinen Mann sowieso nicht mehr", Michael stapfte an mir vorbei.

Hier stimmte doch etwas nicht. Was waren das für Anspielungen? Hatte ich mit der Vermutung einer Affäre doch recht?

Jessika warf sich in meine Arme: „Anne, mein Leben geht den Bach runter. Pasadena ist Opfer eines Pferdeschänders geworden. Michael ist unglaublich wütend. Ich weiß langsam nicht mehr weiter."

Als Freundin hätte ich sie trösten müssen und ihr gut zureden sollen, aber ich musste mich an erster Stelle um das verletzte Tier kümmern.

Pasadena stand apathisch in ihrer Box. Ihre Hinterbeine waren Blut verschmiert und der Schweif war verklebt. Ich ahnte nichts

Gutes. Plötzlich riss sie den Kopf hoch und verfiel in Panik. Mit aufgerissenen Augen bäumte sie sich in der hinteren Ecke der Box auf. Man sah die Furcht in ihrer gesamten Körperhaltung.

Durch die Boxenstäbe versuchte ich, beruhigend auf Pasadena einzuwirken: „Ruhig meine Kleine, alles ist doch gut. Was hat man dir nur angetan?"

Doch sie beruhigte sich nicht.

Aaron lief die Stallgasse entlang auf Pasadenas Box zu. Jessika warf sich in seine Arme und weinte.

Leise aber bestimmend richtete ich mich an ihn: „Aaron könntest du bitte wieder gehen. Ich glaube, Pasadena reagiert auf dich."

„Doch hatte nicht kurz vorher Michael wütend vor der Box gestanden und die Stute hatte nicht reagiert?", überlegte ich kurz. Doch darüber konnte ich mir später Gedanken machen. Jetzt hatte das Wohlergehen meiner Patientin höchste Priorität.

Zum Glück diskutierte heute keiner der beiden mit mir. Aaron ging einfach ohne weitere Worte. Jessika blieb bei mir. Pasadena beruhigte sich langsam wieder.

„Halte sie bitte fest. Ich versuche sie zu untersuchen. Rede am besten beruhigend auf sie ein. Im Notfall muss ich sie sedieren."

Eine Sedierung war vorläufig nicht nötig. Pasadena hatte ein ruhiges Gemüt und viel Vertrauen zu Jessika. Ich konnte die Wunde begutachten und säubern, ohne sedieren zu müssen. Es sah schlimm aus. Jemand hatte tatsächlich versucht, die Stute zu misshandeln. Sie musste genäht werden, so tief war einer der Schnitte.

Ich kochte innerlich vor Wut. Wie konnte jemand einem Tier so etwas antun? Pasadena würde diese Saison genauso wenig wie Garone antreten können. Falls sie je wieder psychisch stabil sein würde, um bei einem Turnier zu starten. Ich hätte schreien können vor Frustration. Meine Seele litt mit der Stute.

Die Behandlung dauerte fast über eine Stunde. Jessika schlug sich wacker. Pasadena war durch das Erlebnis so traumatisiert, dass ich zum Nähen der Wunde nur lokal betäuben musste.

Jetzt stand die Stute in einer Ecke ihrer Box und starrte an die Wand. Sorgen und Wut vermischten sich in meinem Magen. Ich hatte immer gedacht, dass unsere Gegend verschont bleiben würde von solchen Menschen. Jetzt war alles anders! Anscheinend müsste ich mir Gedanken machen, wie ich die Pferde des Höhenhofes vor dieser Art von Attacken schützen konnte.

„Anne, was soll ich nur machen? Erst Garone und jetzt auch noch Pasadena, das kann doch kein Zufall sein! Das sind spezifische Anschläge auf meine Tiere. Ich bin erledigt! Jetzt kann ich nur hoffen, dass du mir Rückenwind für die Saison nicht entziehst. Ich habe keine andere Wahl mehr. Merlander allein wird es nicht schaffen. Wenn er überhaupt schon so weit ist. Ich muss unbedingt mit Aaron reden."

Sie machte sich auf den Weg nach draußen.

„Warte kurz, zum Thema Aaron, findest du es nicht seltsam, wie Pasadena auf ihn reagiert hat und auf Michael nicht?"

„Nein. Pasadena hat sich vermutlich durch Aarons Anwesenheit an die Misshandlung erinnert. Michael ist doch kein richtiger Mann. Wie hätte sie sich von Michael bedrängt fühlen sollen?"

Sie ließ mich allein in der Stallgasse stehen.

Ich war geschockt. „So dachte sie über ihren eigenen Ehemann."

Es war ihr Leben, ihre Ehe und ich hatte mich da nicht einzumischen, trotzdem hatte ich immer gedacht, dass beide glücklich miteinander waren.

Ich packte die Sachen zusammen und ging zum Auto. Zu Hause warteten meine Hunde und ein Mann in meinem Bett auf mich. Ich brauchte eine Schulter zum Anlehnen, um die Bilder von Pasadenas Misshandlung aus dem Gedächtnis zu bekommen.

Aaron und Jessika standen bei meinem Auto. Er hatte ein altes, Blut verschmiertes Messer in der Hand.

„Aaron hat die Tatwaffe auf der Koppel gefunden", berichtete mir Jessika, „wir können die Polizei informieren und den Täter mit seinen Fingerabdrücken identifizieren."

„Falls man welche findet."

„Anne, du bist so anti", warf mir Aaron vor.

„Du hättest Handschuhe anziehen sollen. Jetzt wird die Polizei nur deine Abdrücke an dem Messer finden."

Jessika sah mich mit großen Augen an und auch Aaron fiel sein Fehler auf.

Er versuchte, ihn zu übertünchen: „Na ja, vielleicht finden sie weitere und das wäre dann der Täter."

„Genau! Wir dürfen die Hoffnung nicht verlieren", Jessika strahlte Aaron an, als wäre er ein Held.

Diese Szene war mir zuwider und ich verabschiedete mich, nachdem ich den beiden Anweisungen für Pasadenas Genesung gegeben hatte. Sie sollten regelmäßig nach der Stute sehen, ihr im Notfall pflanzliche Beruhigungstropfen verabreichen und mich bei Veränderungen sofort informieren. Ich wollte abends und am nächsten Tag wiederkommen, um die Wunden zu kontrollieren.

Zu Hause angekommen war Ryan bereits wach. Er saß mit Chantal und Lisa am gedeckten Frühstückstisch im Garten. Die Hunde lagen im Schatten und dösten. Es war ein Bild, welches für einen kurzen Moment die traumatischen Bilder der misshandelten Stute aus meinem Gedächtnis verbannten. Ich wollte die Idylle mit den schlechten Neuigkeiten nicht zerstören. Doch ich musste mit jemanden reden. Außerdem waren alle Pferde der umliegenden Höfe in Gefahr.

„Guten Morgen, das ist ja eine Überraschung", begrüßte ich die Anwesenden.

Ryan drückte mir einen Kuss auf die Lippen und wirbelte mich durch die Luft. „Schön, dass du wieder da bist."

Die Mädchen drehten mit den Augen.

Lisa fragte mich, sobald Ryan mich abgesetzt hatte: „Ist etwas mit Garone? Geht es ihm schlechter?"

„Wie kommst du auf Garone?"

„Einfach so."

Eigentlich musste ich mich an die Schweigepflicht halten, aber mir war es wichtiger, die bestehende Gefahr mit den anderen zu besprechen.

„Jetzt lass sie doch erst einmal ankommen und etwas essen. Komm, setz dich. Danach kannst du berichten, was passiert ist", fürsorglich schob er mich zum Frühstückstisch und lud mir einen Berg Rührei auf meinen Teller.

Doch ich konnte nicht warten, und berichtete während des Essens den Vorfall. Ich ließ einige Details aus. Weder Pasadenas Verhalten auf Aaron, noch eine genau Beschreibung der Verletzungen erzählte ich, um die Mädchen nicht zu traumatisieren. Welches Pferd verletzt wurde, erwähnte ich ebenfalls nicht, um die Schweigepflicht soweit es ging zu wahren.

Ich endete den Bericht mit einer Frage in die Frühstücksrunde: „Was sollen wir jetzt machen?"

Alle waren sprachlos. Drei große Augenpaare starrten mich fassungslos an.

Das Schweigen strapazierte meine Nerven und ich wartete nicht länger auf eine Antwort, sondern erzählte drauf los: „Wisst ihr, ich würde verstehen, wenn Ryan und Chantal nach Berlin zurückfahren. Immerhin geht es um die Sicherheit der Pferde. Wir sollten uns überlegen, ob wir die Tiere nicht jede Nacht reinstellen. Nur das würde bedeuten, dass wir mehr Stroh und Heu benötigen als aktuell vorhanden ist. Mehr Kosten, da wir zukaufen müssten.“ Ich schlug die Hände über dem Kopf zusammen. Es würde mich ruinieren. Das Geld hatte ich nicht!

Ryan nahm mich in den Arm: „Beruhige dich! Chantal und ich haben sechs Wochen gebucht und werden die ganze Zeit hierbleiben.“

„Ja, genau!“, stimme sie ihm zu.

Lisa hatte eine Idee: „Was wäre, wenn wir Nachtdienste einlegen. Aktuell sind doch Ferien. Wir zelten oben bei den Koppeln und passen auf die Pferde auf.“

„Das ist zu gefährlich“, ich wollte diese Verantwortung nicht übernehmen.

Doch Ryan und Chantal waren auf Lisas Seite. Die Mädchen schnappten sich ihre Handys und trommelten die Stallgemeinschaft zu einem abendlichen Treffen zusammen.

„Ryan, ich weiß nicht, ob das eine gute Idee ist. Was ist, wenn diese Person abends auf die Koppeln kommt und dann die Kinder überfällt?“

„Einige von diesen Kindern sind bereits erwachsen und wollen dir helfen. Versuche bitte die Hilfe anzunehmen. Außerdem warte was die anderen Einsteller sagen. Ich denke, dass wir eine Lösung finden werden. Mach dir vorerst nicht so viele Gedanken und freue dich auf unseren schönen Ausritt.“

Wir saßen zu fünft am Seeufer. Vor uns war das Picknick ausgebreitet. Chantal und Lisa hatten ganze Arbeit geleistet. Für jeden war etwas dabei. Gefüllte Teigtaschen, Frikadellen, Nudelsalat, Wassermelone und sogar Erdbeeren mit Schokolade. Die Pferde standen im Schatten und dösten. Es war ein wunderschöner Tag. Ein leichter Wind wehte und die Sonne strahlte vom blauen Himmel. Trotzdem war es nicht zu heiß, dass die Uferzone voller Menschen gewesen wäre. Wir waren fast allein. Ein Pärchen saß mit ihrem Pudel auf einer Bank. Eine

Familie mit zwei kleinen Kindern und einem großen Neufundländer planschten im Wasser. Sonst war es still.

Ryan lobte die Mädchen: „Ihr habt euch wirklich selbst übertroffen. Das ist absolut köstlich."

„Das sagt der, der sich sonst hauptsächlich von Burgern oder Sushi ernährt", neckte Chantal Ryan.

Manchmal war ich etwas neidisch, wie gut sie ihn doch kannte. Obwohl diese Gefühle völlig unbegründet waren. Doch ich hätte gerne alles von ihm gewusst oder wenigstens etwas mehr.

„Sushi? Das habe ich noch nie probiert" gestand ich.

„Na, das müssen wir nachholen", sagte er und drückte sanft meine Hand.

Lisas Handy klingelte. „Das waren Tom und Cathi. Sie werden heute Abend ebenfalls zur Besprechung kommen. Er schreibt irgendetwas wegen Verstärkung. Doch das verstehe ich nicht."

„Ich glaube, er meint seine Kollegen aus dem Studium, die bei der Heuernte diese Woche helfen wollen", klärte ich sie auf. Ich hatte ganz vergessen, dass die jungen Männer morgen anreisen wollten. „Ich muss die Ferienwohnung und die Gästezimmer noch vorberieten.", plante ich laut.

Chantal bekam leuchtende Augen: „Zu Lisa und mir in die Ferienwohnung können auch ein paar Erntehelfer. Da Ryan bei dir die meiste Zeit ist, hätten wir genügend Platz."

„Auf gar keinen Fall, junge Dame!", Ryan sprang sofort darauf an. „Du wirst nicht mit fremden Jungen in der Ferienwohnung schlafen. Ich habe die Aufsichtspflicht von deinem Vater bekommen."

Er war wirklich fürsorglich und würde bestimmt einen guten Vater abgeben.

„Sie will dich doch nur ärgern", löste ich die Situation und knuffte ihn in die Seite.

„Das wusste ich doch", sagte er etwas peinlich berührt, Chantal auf den Leim gegangen, zu sein.

„Chantal und Melli kommt, wir gehen eine Runde ins Wasser. Eine Abkühlung bevor wir wieder zurück müssen. Die Stallarbeit wartet sicherlich auf uns." Lisa zog Chantal Richtung See. Melissa folgte ihnen. Die drei liefen bis zu den Waden ins Wasser und begannen sich gegenseitig nass zu spritzen.

„Wollen wir uns ebenfalls abkühlen, bevor es zurückgeht? Manchmal wünschte ich mir einen Pool am Stall oder noch besser in meinem Garten. Dann könnte ich im Sommer nach der Sprechstunde mich schnell abkühlen, bevor ich zu den Pferden gehe. Es müsste ja kein großer sein", träumte ich laut vor mich hin, „ Aber die kosten viel zu viel Arbeit und erst das Geld für den Aufbau. So ein kleiner Pool, den man im Herbst wieder abbauen kann, das wäre doch super."

„Jetzt verschaffe ich dir hier erst einmal eine Abkühlung", Ryan warf mich über seine Schulter und trug mich Richtung See.

„Lass mich runter!" Ich schrie und strampelte mit den Beinen, trommelte mit meinen Fäusten auf seinen Rücken ein.

Doch er ließ mich nicht runter. Ich hasste das Gefühl, keine Kontrolle zu haben und wollte nur wieder den Boden unter meinen Füßen spüren. Mit einem großen Platsch landete ich im Wasser.

„Das wirst du mir büßen!"

Eine Ladung Wasser traf ihn im Gesicht. Ich tat mein Bestes, um ihn so nass wie möglich zu spritzen. Lisa eilte mir zu Hilfe. Chantal stellte sich auf Ryans Seite. Eine Wasserschlacht mit viel Gelächter begann. Mellisa schaute von weitem nur zu.

Nachdem wir anderen komplett durchnässt waren, liefen wir zurück zu unserer Picknickdecke zum Trocknen. Ich wünschte mir, der Sommer würde weitere solcher Momente für mich bereithalten. Die Sorgen wegen des Pferdeschänders hatte ich völlig vergessen und genoss den Augenblick.

Abends traf sich die komplette Stallgemeinschaft vor dem Stall unter dem großen Kirschbaum. Von jedem Pferd waren Besitzer, Reitbeteiligung oder sogar beide zusammen gekommen. Ich hatte zur Verpflegung Pizza bestellt, um die Stimmung etwas hochzuhalten. Obwohl ich nicht an der aktuellen Lage Schuld war, machte ich mir Sorgen, Einsteller zu verlieren. Dies war unbegründet, da alle Pferdehöfe in der Umgebung der aktuellen Situation betroffen waren.

„Schön, dass ihr alle gekommen seid“, begrüßte ich die Anwesende, „Ich muss euch mitteilen, dass ein Pferdeschänder sich in der Umgebung an einem Pferd vergriffen hat. Davor hatte sich ein anderes Pferd bereits auf mysteriöse Weise verletzt. Es könnte somit sein, dass es sich um die zweite Tat handelt. Da unsere Tiere im Sommer die ganze Zeit auf den Koppeln verbringen, ist die Gefahr hoch, dass eines davon ein Opfer werden könnte.“

„Warum ist noch nichts in den sozialen Medien bekannt gegeben worden?“, wurde in die Runde gefragt.

Ich konnte dies aus erster Hand beantworten: „Eine Veröffentlichung wurde von den Opfern abgelehnt, daher kann ich euch keine Namen nennen. Ich bitte dies hier auch nicht weiter zu thematisieren. Es ist wichtiger, dass wir besprechen, wie wir vorgehen wollen, um die Pferde zu schützen.“

„Das ist doch ganz einfach! Nachts kommen sie rein“, wurde es laut.

„Das würde allerdings nur gehen, wenn jeder mit anpackt“, erwähnte Tom.

Melissa pflichtete ihm bei: „Absolut jeder müsste mit anpacken und einen Dienst übernehmen.“

„Oder wir schieben Nachtdienste und passen auf die Pferde auf“, schlug Lisa vor.

Davon waren zwar viele der jüngeren Reiter und Reiterinnen begeistert, aber die Eltern nicht.

„Es ist viel zu gefährlich. Wenn dieser Mensch Pferden solche unsagbaren Dinge antut, dann schreckt er vor unsereins und vor euch Jüngeren nicht zurück“, erklärte ich.

Ryan fasste gekonnt zusammen: „Dann ist die Sachlage soweit klar. Die Mehrheit möchte aus Sicherheitsgründen die Pferde nachts in den Stall holen. Dafür benötigen wir verschiedene Dienste. Morgens zum Rausstellen und abends zum Reinstellen.“

Ich musste ihn unterbrechen: „Sorry, aber davor muss noch geklärt werden, inwieweit jeder mit den zusätzlichen Kosten einverstanden ist. Das Einstreu reicht nicht mehr aus und ich müsste welches zukaufen, um die Pferde nachts versorgen zu können.“

Ich hatte mit starkem Gegenwind gerechnet, aber allen schien die Sicherheit ihrer Tiere das Geld wert zu sein. Auf die Erleichterung folgte eine unsägliche Müdigkeit und ich freute mich, später in Ryans Armen einschlafen zu können. Tom erstellte einen Dienstplan, in den er ebenso seine Kommilitonen, die bei der Heuernte helfen würde, integrierte. Ich war ihm dankbar dafür, dass er mir die Planung abnahm. Der Tag war zu viel für mich gewesen. Ich hoffte, diese Bilder von Pasadenas Verletzungen irgendwann vergessen zu können.

Doch bevor ich mich zu Ryan und den Hunden ins Bett kuscheln konnte, musste ich zu Jessika und nach Pasadena schauen. Ich fuhr alleine zu ihr. Das alte Gestüt lag in völliger Dunkelheit. Nur durch die Stalltür sah ich etwas Licht. Meine Freundin stand vor Pasadenas Box. Die Stute stand apathisch in einer Ecke und rührte sich nicht.

„Hallo Jessika“, flüsterte ich, um Pasadena nicht zu erschrecken.

Ihre Besitzerin zuckte zusammen, sie schien mit ihren Gedanken in einer anderen Welt gewesen zu sein. Ihr Gesicht lag voller Furchen. Entweder waren es die Sorgen oder es lag an der schummrigen Stallbeleuchtung. Unter den Augen lagen tiefe Schatten. Sie schien wieder geweint zu haben.

„Oh, Anne“, schniefte sie, „was passiert hier nur? Wer kann einem Pferd nur solche Dinge an tun?“

Ich zuckte unwissend mit den Schultern.

Sie fuhr fort: „Ich weiß nicht weiter! Garone lahmt immer noch. Pasadena wird vermutlich nie wieder starten können. Rückenwind ist meine letzte Hoffnung. Doch diese ganzen Streitigkeiten zwischen uns machen mich fertig. Die Freundschaft mit dir ist mir zu wichtig.“

„Mir liegt unsere Freundschaft ebenfalls am Herzen“, antwortete ich und schloss Jessika in die Arme.

Jessika löste sich nach einigen Minuten aus der Umarmung und schüttete mir ihr Herz aus: „Ich habe mir heute viele Gedanken gemacht. Du warst sofort für mich und Pasadena da. Ich denke, dass ich dir Unrecht getan haben. Vermutlich war ich zu stark von den Problemen und Sorgen geleitet. Ich werde Rückenwind nicht mehr reiten, auch wenn ich vermutlich meine Karriere an den Nagel hängen muss.“

„Nein, das musst du nicht“, sagte ich und ein Hoffnungsschimmer bildete sich in Jessikas Gesicht.

„Wirklich?“

„Ja, du darfst Rückenwind weiterhin reiten. Nur er bleibt bei mir. Aktuell scheint der Pferdeschänder den Höhenhof nicht ins Visier genommen zu haben. Außerdem stellen wir die Pferde abends rein.“

Jessika strahlte wieder: „Alles was du möchtest! Hauptsache du bist mir nicht mehr böse. Du bist eine wahre Freundin, dass ich mit Rückenwind starten darf.“

Wir umarmten uns erneut. Ich hatte das Gefühl, dass Jessika und ich wieder zueinanderfinden würden. Der Gedanke, sie als meine Freundin zu verlieren, hatte mich einige Nerven gekostet.

Unsere gemeinsame Vergangenheit war es wert, für die Freundschaft zu kämpfen.

„Lass uns ein Gläschen Wein zusammen trinken. Ich muss dir unbedingt etwas erzählen", schlug Jessika vor.

„Ich würde eine Kurzfassung befürworten, da ich wieder zurück muss."

„Warum musst du so dringend heim?", fragte sie missbilligend und ihre Augen verfinsterten sich.

„Der Tag war anstrengend und ich bin müde", antwortete ich nur. Irgendwie wollte ich mein Glück mit Ryan nicht mit ihr teilen. Die Versöhnung war zu frisch, um wieder volles Vertrauen zu fassen und mein Herz komplett für sie zu öffnen. Die Zeit würde zeigen, ob Jessika sich wirklich an die Abmachungen halten würde und ob ihr die Freundschaft so viel bedeutete, wie sie erzählt hatte. Die Missbilligung meiner Zeitnot ließ das Misstrauen in meinem Herzen erneut aufkeimen.

„Schade! Aber das kann ich verstehen", wandelte sich ihre Einstellung plötzlich wieder, „die Polizei hat nur Aarons Fingerabdrücke an der Tatwaffe gefunden. Genau, wie du es vermutet hattest."

„Und er hat mich als zu negativ beschimpft."

„Er hat dich nicht beschimpft", verteidigte sie Aaron sofort, „er wollte nur helfen. Aber egal, du willst heim in dein Bett. Dann sehen wir uns die Tage wieder."

Mit Wangenküssen verabschiedeten wir uns voneinander. Ihre Reaktion auf Aaron verhärtete den Verdacht meinerseits, dass es sich nicht mehr um ein einfaches Verhältnis zwischen Trainer und Schülerin handelte. Doch das war nicht meine Angelegenheit. Jessika musste wissen, wie weit sie ihre Ehe strapazieren konnte und wollte. Vielleicht war Michael darüber informiert und die beiden führten eine offene Beziehung. Als Außenstehende hatte ich kein Recht, sie zu verurteilen. Alle drei waren erwachsene Menschen und konnten in ihren Beziehungen machen, was sie wollten. Mir gegenüber brauchten sie sich nicht rechtfertigen. Rechenschaft mussten sie nur vor den Beteiligten ablegen.

Trotzdem fuhr ich mit einem mulmigen Gefühl im Magen zurück nach Hause. Irgendetwas stimmte nicht! Jessika hatte mir nicht die ganze Wahrheit erzählt. Ich war gespannt, was Ryan zu der Situation sagen würde. Seine Meinung von meiner langjährigen Freundin war nicht die beste. Jedoch kannte er sie nicht so gut wie ich.

Vermutlich wäre es das Beste vorerst einmal abzuwarten und zu schauen, wie sich die Sachlage entwickelte, bevor ich große Diskussionen führte. Es gab wirklich schönere Dinge, die ich mit ihm machen konnte. Durch die lange Abstinenz hatte ich vergessen, wie schön es war, mit einem Mann intim zu werden. Diese Zweisamkeit wollte ich mir nicht durch Jessika oder jemand anderes zerstören lassen. Meine Fantasien flogen mir voraus nach Hause. In meinem Kopf zog ich Ryan die Kleider aus und bewunderte seinen Körper. Mir wurde warm bei dem Gedanken und ich beschleunigte das Auto, um schneller bei ihm zu sein.

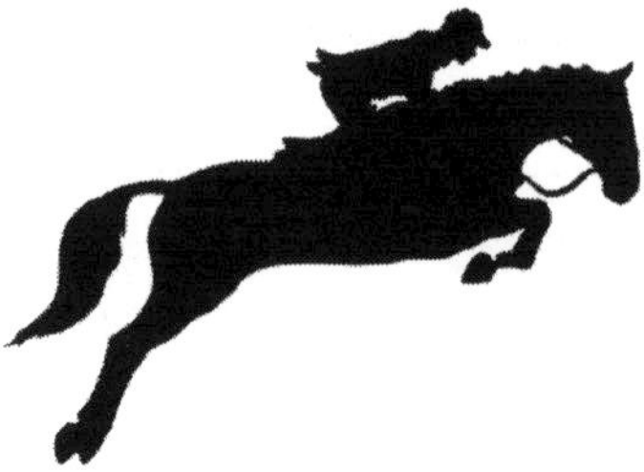

7. Heuernte und Wasserschlacht

Nicht nur der Mai, sondern auch die restlichen Monate dieses Sommers waren ungewöhnlich heiß. Sogar nachts gab es keine Abkühlung mehr. Ryan und ich lagen nackt auf dem Bett. Die Hunde hatten es sich auf dem kühlen Fliesenboden bequem gemacht. Auch sie streckten alle viere von sich. Ryan streichelte meine nackten Brustwarzen, die sich voller Vorfreude aufrichteten.

„Das ist nicht fair. Sie erst anheizen und dann? Bei der Hitze schwitzen wir doch so schon genug."

Ryan antwortete: „Schau doch einmal an mir runter, oder glaubst du, da hat nicht schon jemand Vorfreude und möchte dich spüren?"

Seine Erektion war nicht zu übersehen. Er drehte sich zu mir und küsste mich. Es war unglaublich, wie sehr ich ihn begehrte. Sofort reagierte mein ganzer Körper auf ihn. Ich wollte ihn. Doch diese Hitze schreckte mich ab.

„Nein, dafür ist es doch viel zu warm."

„Hättest du einen Pool, dann könnten wir jetzt dort weitermachen." Ein verschmitztes Lächeln umspielte seine Augen.

„Selbst, wenn ein Pool in meinem Garten stehen würde, dann könnten wir nicht einfach dort Sex haben. Stell dir doch mal vor, dass uns alle sehen könnten."

„Keine so schlechte Vorstellung."

Ich warf ein Kissen nach ihm, welches er versuchte abzuwehren, bevor es ihm ins Gesicht traf. Blitzschnell lag er auf mir und drückte meine Handgelenke auf die Matratze.

„Mit dir kann ich mir sehr viel vorstellen", sagte er in einem tiefen Ton.

Mir war in dem Moment nicht klar, ob er von seiner Pool-Fantasie redete oder ob es dabei um etwas anderes ging. Doch mir blieb nicht die Zeit, mir weiter darüber Gedanken zu machen. Heiße Küsse bedeckten meinen Körper. Ryans Hände waren überall. In kürzester Zeit hatte er es geschafft, meine erogenen Zonen zu finden. Es schien ihm Spaß zu machen, mich zum Stöhnen zu bringen. Mit seinem Höhepunkt wartete er meist, bis ich ebenfalls gekommen war. Heute verkürzte er sein Vorspiel. Schnell kam er zur Sache. Ich war ihm dankbar dafür. Diese Hitze würde mich nicht so lange durchhalten lassen. Er hatte sich ein Kondom übergestreift und drang tief in mich ein. Es fühlte sich an, als würden unsere Körper zusammengehören. Es war lange her, dass ich für einen Mann solche Gefühle hatte. Falls die damaligen Emotionen überhaupt vergleichbar mit der Gegenwart waren. Die Konzentration verschwamm in der Hitze zwischen meinen Beinen.

„Du bist perfekt für mich", hauchte er mir ins Ohr, „was würde ich dafür geben, dich ohne spüren zu können."

Mit gezielten Stößen trieb er mich näher zu einem Orgasmus. Meine eigene Erregung brachte mich fast um den Verstand. Mein ganzer Körper gab sich Ryan hin und folgte rhythmisch seiner Bewegung. Es war unglaublich, welche Gefühle er auslösen konnte. Ich versank in einem Strudel aus Verlangen und Lust.

Völlig erschöpft und verschwitzt, aber befriedigt gewann mein Kopf langsam wieder die Oberhand über meinen Körper. Trotz der Sommerhitze waren wir miteinander verschmolzen. Jeder von uns hatte es in vollen Zügen genossen.

Ryan lag neben mir und streichelte sanft meinen Arm: „Du hast Recht, eigentlich ist es viel zu heiß dafür. Ich hoffe, du konntest es trotzdem genießen."

„Natürlich konnte ich das", ich gab ihm einen intensiven Kuss und stand auf, „sei mir nicht böse, aber ich muss jetzt duschen. Eine Abkühlung ist dringend nötig."

Er erhob sich und folgte mir ins Bad: „Da stimme ich dir zu. Ich werde dir helfen, diesen wunderbaren Körper einzuseifen."

„Aber nur wenn du mir danach hilfst, alles für unsere Erntehelfer vorzubereiten."

Er salutierte: „Ja wohl, zu Befehl."

Wie er so nackt da stand, sah unheimlich lustig aus. Zugleich war es auch irgendwie sexy.

„Komm her Soldat. Hier muss jemand eingeseift werden."

Lachend kam er zu mir unter die Dusche. Es war viel zu eng für zwei Personen. Egal wie wir es anstellten, irgendein Körperteil berührte den anderen. Daher seifte er nicht nur mich, sondern sich gleich mit ein. Es machte unglaublich viel Spaß und wir lachten die meiste Zeit. Ich hätte nie gedacht, dass ich mit ihm unter der Dusche stehen würde. Er hatte es mit seiner ehrlichen und aufrichtigen Art geschafft, mein Herz zu erobern. Die Geborgenheit und Fürsorge, die er ausstrahlte, ließen mich zwischen seinen Händen dahin schmelzen. Seit langem hatte ich mich nicht mehr von einem Menschen so verstanden gefühlt. Das Problem war nur, dass ich mich immer mehr in ihn verliebte und mir nicht vorstellen konnte, was ich machen sollte, wenn er nach den Ferien wieder nach Berlin zurückgehen würde.

„Was bist du plötzlich so abwesend? Deine Augen sehen so traurig aus", Ryan hob mein Kinn an, damit ich ihm tief in seine schauen musste.

„Bald wirst du wieder nach Berlin fahren. Ich werde dann alleine zurückbleiben."

„Nur, weil die Ferien vorbei sind, bedeutet es doch nicht, dass wir uns nicht mehr sehen. Berlin ist nicht weit weg. Ich will nicht daran denken, wie ein Leben ohne dich wäre. Ich kann es mir nicht mal mehr vorstellen. Wir werden eine Lösung finden."

Er drückte mich fest an seinen Körper. So standen wir unter dem kühlen Wasserstrahl. Keiner von uns beiden wollte, dass der Moment vorüber ging. Ich glaubte ihm, dass er mich nicht verlassen wollte und eine Trennung ihm ebenfalls Sorgen bereitete.

Ryan half mir die Gästezimmer bezugsfähig zu machen. Saugen, Betten beziehen und Handtücher auslegen. Fenster und Türen waren geöffnet um etwas Luft in die Räume zu lassen. Die Ferienwohnung war schon einzugsbereit.

Ryan versuchte, eines der Gästebetten zu beziehen. Doch er verhedderte sich mehr in dem Deckenbezug, als dass er die Decke bezog.

„Das ist eindeutig keine Arbeit für mich!", schimpfte er.

„In Berlin hast du sicherlich eine Putzfrau dafür."

Er hielt inne und schaute mich fragend an: „Das traust du mir zu?"

„So wie du dich anstellst!"

Mich traf eines der Kissen voll im Gesicht. Natürlich ließ ich dies nicht auf mir sitzen und feuerte zurück. Eine wilde Kissenschlacht begann. Wir fielen lachend auf das Bett und er kitzelte mich durch. Ich bekam kaum noch Luft vor lachen.

„Was wird das denn?", unterbrach uns Tom, der im Türrahmen stand.

„Bestrafung", sagte Ryan mit verstellter Stimme.

„Da möchte ich lieber nicht beiwohnen", entgegnete Tom lachend und verließ den Raum. Während er ging, rief er: „Anne, deine Heuerntehelfer sind unten und warten auf eine Begrüßung. Sie würden gerne ihre Zimmer beziehen. Wenn Ryan mit der Bestrafung fertig ist, wäre es schön, wenn du runter kommst."

Wir hörten sein schallendes Gelächter. Es kam mir vor, als müsste er sich vor Lachen den Bauch halten.

Ich rappelte mich hoch: „Du machst hier alles fertig und ich gehe die Jungs begrüßen."

Mit schnellen Schritten war ich aus dem Zimmer und ließ ihn schimpfend zurück.

Vor dem Haus stand eine Gruppe männlicher Mittzwanziger. Es war ein bunter Haufen. Dennis und Andreas erkannte ich. Beide hatten letztes Jahr Tom bei der Heu- und Strohernte geholfen. Thorben war ein Kommilitone von Tom und räumte die Koffer aus einem der beiden Autos. Insgesamt waren es sieben junge Männer. Mit Tom wären es somit acht Erntehelfer. Zwei sahen um einiges jünger aus als der Rest der Gruppe.

„Hallo alle zusammen! Ich bin Anne und mir gehört der Höhenhof. Es ist mir eine Freude, dass ihr mir dieses Jahr helfen wollt. Tom hat euch schon im Voraus alle Dokumente wegen Versicherung, Bezahlung und Unterkunft geschickt", begrüßte ich die Anwesenden, „es ist schön, einige alte Gesichter zu sehen. Ihr könnt mir sicherlich zustimmen, dass es hier alles lustiger und entspannter abläuft, als es durch den ganzen Bürokram vermutlich rüber kam."

Die Jungs, die letzte Ernte geholfen hatten, nickten zustimmend.

Mit lautem Getrampel stürmten Lisa und Chantal die Treppe herunter. Ihnen folgte Ryan mit einigem Abstand.

Tom ergriff das Wort: „Da jetzt alle anwesend sind, wäre eine Vorstellungsrunde angebracht."

Ich sah, dass die zwei jüngsten Erntehelfer und die beiden Mädels tiefe Blicke miteinader wechselten.

„Das wird Ryan nicht gefallen!“, dachte ich mir.

Nach einander stellte Tom die Anwesenden vor. Björn und Nico hießen die Jungs, die Chantal und Lisa schöne Augen machten. Es kristallisierte sich heraus, dass Björn der Bruder von Dennis war. Die Eltern der beiden hatten entschieden, dass es ihrem Jüngeren guttun würde, mal etwas harte Arbeit in den Ferien leisten zu müssen. Nico war ein Freund von Björn und hatte sich bereit erklärt mit ihm zu fahren. Die Chance, in den Ferien etwas Geld zu verdienen, war ein einschlagendes Argument für ihre Beteiligung gewesen.

Sebastian, der Älteste in der Runde, begann mit mir zu flirten: „Wie schafft man es eigentlich, in solch einem jungen Alter den ganzen Hof zu managen?“

Ich lächelte: „Für wie alt hältst du mich denn?“

„Na ja, unser Alter auf jeden Fall!“

„Höchstens Ende zwanzig“, erklärte Nico.

Tom grinste breit und bemerkte: „Da liegt ihr falsch!“

Ryan sah mich fragend an.

Ich schaute ihn an und fragte: „Weißt du nicht, wie alt ich bin?“

„Ich hätte auf Ende zwanzig getippt“, war seine Antwort.

Tom musste lachen. Er war der Einzige, der mein genaues Alter kannte. Ich war überrascht, dass Ryan keine Ahnung hatte, wie alt ich war.

„Zweiunddreißig und im November werde ich dreiunddreißig“, antwortete ich wahrheitsgemäß.

Ryan sah geschockt aus.

Thorben kommentierte: „Gut gehalten! Da kann man trotzdem in Versuchung kommen.“

Ryan legte den Arm um mich: „Nicht in fremdem Revier wildern. Verstanden Jüngling!“ Seine Stimme klang dabei sehr bestimmend.

Mein Herz machte einen Freundensprung. Er war eifersüchtig.

Thorben trat sofort den Rückzug an: „Sorry, Alter! Das konnte ich ja nicht wissen."

Ryan und er schlugen die Fäuste aneinander: „Keine Ursache, Bro!"

Jetzt fühlte ich mich alt. Oder lag es daran, dass ich nie in der Großstadt gewohnt hatte? Auch egal! Hier auf dem Land gefiel es mir sehr gut und mir hatten die Jahre während des Studiums in einer größeren Stadt für mein restliches Leben gelangt.

Ich versuchte, das Gespräch in eine andere Richtung zu lenken: „Ich denke, dass ihr am besten erst die Zimmer bezieht und wir dann gemeinsam hoch zum Stall gehen. Ich führe euch etwas herum. Für heute Abend hatte ich an Grillen gedacht. Die nächsten Tage hat Tom ausführlich geplant. Beim Essen wird er uns erzählen, wie es ablaufen wird. Immerhin haben wir dieses Jahr ganze vier Felder mehr."

„Eigentlich sind es sechs Acker mehr", gestand Tom, „ich dachte mit zwei weiteren Helfern mehr, könnte ich die Felder der Nachbarn annehmen."

Die Erntehelfer verfielen in klatschen und zustimmende Rufe. Bei so viel Begeisterung war ich davon überzeugt, dass wir es schaffen würden. Nur ein kleiner Zweifel regte sich in mir. Die Knospe versuchte ich zu zertreten, da mir meine eigene Negativität der letzten Zeit auf den Nerv ging. Ich war pessimistisch, aber solch ein Ausmaß an negativen Gedanken war mir neu. Diese dunkle Seite von mir wollte ich nicht die Oberhand gewinnen lassen, sondern zu meinem beschwingten, wenn auch chaotischen Sein zurückkehren.

Einige Tage später saßen wir abends zusammen am Lagerfeuer und grillten. Es gab Würstchen, Stockbrot und zum Nachtisch Marshmallows mit Butterkeksen. Ich verzichtete dankbar auf das süße Zeug, aber Lisa und Chantal konnten nicht genug davon bekommen. Tom ärgerte Cathi mit der klebrigen Masse. Die kleine Italienerin war auf Diät und versuchte der Versuchung zu widerstehen. Ryan und ich saßen dicht nebeneinander und er streichelte meinen Arm. Es war ein angenehm lauer Abend. Endlich kühlte es nachts wieder etwas ab. Wir hatten den ganzen Tag auf dem Feld geschuftet. Jeder von uns hatte Sonnenbrand oder Muskelkater. Einige litten unter beidem.

Tom hatte einen engen Arbeitsplan erstellt und ich war überrascht, dass bis jetzt keiner abgesprungen war. Entweder war es das Geld oder die familiäre Stimmung, die meine Erntehelfer bei mir hielt. Björn und Nico wollten beide Lisa und Chantal imponieren. Die Jugendlichen verstanden sich gut. Ich wusste nicht, ob es freundschaftliche Gefühle waren oder mehr dahinter steckte. Wer sich genau für wen interessierte, hatte ich ebenfalls nicht herausgefunden.

„Noch nicht“, dachte ich und musste schmunzeln.

„Ein Pool wäre cool, dann müssten wir nicht immer abends an den See fahren“, hörte ich einen der Jungen sagen und lenkte mich von meinen Gedanken ab.

Zu Ryan gewandt stimmte ich ihm zu: „Siehst du, unseren fleißigen Helfern fällt auch auf, wie toll ein eigener Pool wäre. Das sind diese Momente, wo ich mir mehr Geld wünsche.“

„Ich habe nie etwas gegen einen Pool gesagt“, antworte Ryan und küsste mich.

„Irgendwann werde ich mir einen in den Garten stellen, wenn ich mehr Geld habe und die Zeit, den Poolkauf zu organisieren“, murmelte ich vor mich hin.

Ich beobachtete Lisa, Chantal, Nico und Björn heimlich weiter. Es interessierte mich, ob Gefühle entstanden waren oder alle die gleiche Wellenlänge hatten. Lisa schien beide Jungen in die Freundesschublade geschoben zu haben. Es machte den Anschein, dass Nico nur freundschaftliche Gefühle hegte. Im Gegensatz zu Björn und Chantal, zwischen beiden funkte es. Man sah die Funken förmlich fliegen. Ich war mir sicher, dass es keine optische Täuschung durch das Flackern des Lagerfeuers war. Ryan hatte die Blickkontakte und die zufälligen Berührungen der beiden bemerkt. Er verspannte sich merklich neben mir. Ich legte meine Hand auf seine und drückte leicht. Eine Ablenkung würde ihm guttun, doch er nahm die Pflicht als Chantals Vormund sehr ernst.

„Chantal, würdest du bitte etwas mehr Abstand halten!"

„Warum sollte ich?", fragte die Angesprochene motzig.

„Weil ich dein Vormund bin, solange wir hier sind. Dein Vater hat mir die Aufsichtspflicht übertragen und würde dein aktuelles Verhalten nicht gut heißen!"

„Du darfst dich durch den Urlaub vögeln und ich soll mich am besten eine Armlänge von dem anderen Geschlecht entfernen?"

Die beiden sahen sich mit finsteren Blicken an.

An Ryans Hals fing eine Ader gefährlich an zu pochen. Wäre sein Gesicht nicht durch die Hitze des Feuers gerötet, so würde es jetzt einen tiefen Rotton annehmen.

Alle anderen waren plötzlich still. Keiner traute sich mehr, etwas zu sagen. Alle Augenpaare ruhten auf den Zweien.

Ryan entzog mir seine Hand und stand auf. „Das reicht! Komm mit, ich denke wir müssen ein ernstes Wörtchen miteinander reden."

Doch die Angesprochene rührte sich keinen Meter.

„Chantal, jetzt!", rief Ryan.

Sie stand auf und lief hinter ihm her. Beide verschwanden aus unserem Blickwinkel. Im Schutz der Stallungen ohne neugierige Augen.

Rolf, der ehemalige Besitzer von Amika, fand als erstes seine Sprache wieder: „Die heutige Jugend weiß nicht wann Schluss ist. Der Junge sollte ein frisches Bier zischen und den Stock aus dem Arsch nehmen. Warum lässt er das Mädchen nicht etwas Spaß haben? An einem Flirt ist doch nichts auszusetzen!"

Nico und Björn stimmten ihm zu: „Genau, Alter!"

Ich schüttelte nur mit dem Kopf: „Ich kann ihn verstehen. Es geht hier um die Ehre und seine Pflicht gegenüber ihrem Vater."

„Welche Ehre?", wollte Rolf wissen, „deine, seine oder ihre? Ich dachte, du würdest mit einem Mann im Bett endlich mal die Verklemmtheit ablegen, aber die scheint dir im Blut zu liegen. So lange die jungen Leute aufpassen, ist doch alles in Ordnung!"

Ich wollte nicht weiter über dieses Thema reden und versuchte, das Gespräch in eine andere Richtung zu lenken: „Es ist nicht unsere Angelegenheit und wir sollten uns da nicht einmischen."

Doch Rolf ließ nicht locker: „Soweit ich mich erinnern kann, warst du in dem Alter nicht so verklemmt. Das hat die Zeit erst mit sich gebracht."

Ich wusste sofort, auf welches Ereignis in meinem Leben er anspielte und wollte nicht, dass einer der Anwesenden davon erfuhr: „Ich denke, das geht hier keinen etwas an und du solltest lieber aufhören so tief ins Glas zu schauen, wenn du nichts mehr verträgst." Meine Stimme zitterte leicht und ich fühlte, wie ich mich verkrampfte. Der Geschmack von Magensäure breitete sich in meinem Mund aus.

Chantal und Ryan kehrten zu uns zurück. Beide schienen sich wieder vertragen zu haben und machten überraschte Gesichter, welch schlechte Stimmung am Lagerfeuer herrschte. Erneut war die Luft zum Zerschneiden.

„Was ist denn hier los?", wollte Ryan wissen.

Rolf antwortete, ohne dass ich einschreiten konnte: „Anne will nicht, dass alle Anwesenden erfahren, dass sie in ihrer Jugend eine Menge Spaß mit einem gewissen Stallburschen auf dem Heuboden hatte. Jetzt verhält sie sich wie Mutteroberin, obwohl sie selbst keine reine Weste hat."

Ich stand auf. „Das war wirklich unnötig!", sagte ich mit gebrechlicher Stimme und kämpfte gegen die Tränen in meinen Augen. Mit schnellen Schritten bewegte ich mich vom Lagerfeuer weg. Das Thema wollte ich mit keinem ausdiskutieren. Zu tief war die Wunde, die diese Geschichte in mein Herz gerissen hatte.

„Anne warte“, Ryan lief hinter mir her.

„Ich möchte jetzt allein sein.“

Ich lief weiter, bis ich unten am Bauernhaus ankam. Dort holte mich Ryan ein. Er packte meinen Arm und zog mich an sich.

„Was ist den los?“

„Die Geschichte geht niemanden etwas an. Rolf hat kein Recht dazu, sie auszuplaudern!“, schluchzte ich. Der Schmerz der Vergangenheit war wieder da und legte sich wie Ketten um mein Herz. Ich konnte kaum atmen. Jeder Luftzug brannte in meinen Lungen.

„Er hat nichts weiter erzählt und niemand hat nachgefragt“, sagte Ryan und streichelte über meine Haare, „du brauchst dir keine Sorgen zu machen.“

Das Gefühl der Geborgenheit ließ mich die Tränen nicht mehr zurückhalten. Wie Sturzbäche bahnten sie sich einen Weg nach außen.

„Es war schrecklich damals und ich will nur vergessen. Ich dachte immer, ich könnte davor davon laufen, doch die Vergangenheit holt mich wieder ein“, schluchzte ich.

„Du kannst es mir erzählen, wenn du möchtest, dann ist es meistens leichter. Aber nur wenn du willst. Ich bin für dich da, denk immer daran.“

Er küsste mich sanft und trocknete meine Tränen.

„Du kannst ihm vertrauen“, sagte eine Stimme in mir.

Ich nahm Ryans Hand und zog ihn zur Eingangstür: „Lass uns rein gehen, dann erzähle ich dir alles. Ich hoffe, du verurteilst mich nicht.“

„Das werde ich nicht!“

Ryan und ich saßen auf meinem Sofa in der Dunkelheit. Nur eine kleiner Tischlampe spendete etwas Licht. Ich hatte mich an das gegenüberliegende Ende der Couch gesetzt und schaute ihn an. Körperlicher Kontakt war mir für diese Art von Geständnis zuwider. Es fiel mir schwer, die ganze Situation wieder zu erleben, doch ich wusste, dass Schweigen kein Grundstein für meine Beziehung zu Ryan sein durfte.

„Ich war damals jung und verliebt. Sehr verliebt, vielleicht zu verliebt. Ich sah die Welt in Rosarot oder war zu naiv“, begann ich meine Geschichte, „Er war Stallbursche hier am Höhenhof. Der Schwarm aller Mädchen schlechthin. Johannis hieß er. Aus einem mir unbekannten Grund wollte er mit mir zusammen sein. Wir waren beide unglaublich ineinander verliebt. Das Traumpaar schlechthin. Jedenfalls dachte ich das.“ Ein Schluchzen durchfuhr mich: „Ich denke, dass es auch von seiner Seite nicht gespielt war. Noch heute hoffe ich es.“

Ryan hörte mir aufmerksam zu und wendete seinen Blick nicht ab, während die Tränen meine Wangen herunter rollten. Die ganze Geschichte zu erzählen, war schmerzhafter als gedacht und dabei hatte ich die Wunde noch nicht ganz geöffnet.

„Auf das Ereignis worauf Rolf angespielt hatte. Na ja, peinlich ist es mir schon, dir das zu erzählen“, fuhr ich fort.

Er nahm meine Hand, die ich ihm sofort wieder entzog.

Mit sanfter Stimme sagte er: „Lass dir Zeit und dir braucht überhaupt nichts peinlich zu sein. Wenn es dir dadurch besser geht, dann erzähle ich dir später einige meiner Jugendsünden.“

Ich musste lächeln, sogar jetzt schaffte er es, die dunklen Wolken zu verjagen, wenn es nur für Sekunden war.

Mit fester Stimme versuchte ich, die Geschichte zu Ende zu bringen: „Wir waren sehr verliebt und konnten unsere Finger nicht voneinander lassen. Ich vertraute ihm völlig. Auch beim Sex. Johannis verhütete allerdings nicht und so wurde ich von ihm schwanger. Wir wollten das Kind behalten. Als ich es ihm erzählte, da war er so glücklich gewesen.“

Ich machte eine kurze Pause, um Ryans Reaktion zu sehen. Es war nicht angenehm, wenn die Person, die man liebte, von seiner vergangenen Liebe schwärmte.

Da er keine Mine verzog, fuhr ich fort: „Bis heute weiß ich nicht genau, wie ich die darauf folgenden Ereignisse einordnen soll. Irgendjemand hatte böse Gerüchte verbreitet und mir glaubte keiner mehr, außer Jessika. Johannis stand eines Abends vor mir und beschuldigte mich, dass ich ihm fremdgegangen wäre. Er nannte mich eine Schlampe. Irgendjemand hatte ihm eingeredet, dass es nicht sein Kind wäre."

Meine Stimme versagte mir ihre Tätigkeit und ich verfiel in tiefes Schluchzen. Mein ganzer Körper zitterte. Ryan nahm mich in den Arm. Der Druck wirkte beruhigend auf meine strapazierten Nerven.

„Alles wird wieder! Es ist lange her, keiner behauptet so etwas mehr", tröstete er mich.

„Du glaubst mir?"

„Natürlich glaube ich dir!"

Ich konnte seine Frage förmlich spüren, die nun zwischen uns stand.

„Du fragst dich sicher, was aus dem Kind geworden ist?"

„Schon."

„Es wäre ein Mädchen geworden. Durch den ganzen Stress, die Verleugnungen und vielem mehr, wurde es nie geboren."

„Du hattest eine Fehlgeburt?", fragte er mit einem Hauch von Mitleid in seiner Stimme.

Ich nickte nur.

„Du bist noch stärker, als ich dachte", flüsterte er mir ins Ohr und gab mir einen leichten Kuss.

Wir saßen zusammen gekuschelt auf dem Sofa. Keiner sagte mehr etwas. Es schien, als wäre alles zu dem Thema gesagt. Ryan lies die Wunde in meinem Herzen wieder heilen. Langsam konnte ich sie verschließen. Es war das Gefühl, verstanden und nicht verurteilt zu werden, welches mir Heilung verschaffte.

Ein Klopfen zerbrach die Stille. Die Terrassentür wurde vorsichtig aufgeschoben und Chantals Kopf erschien.

„Darf ich rein kommen?"

„Klar, komm rein", sagte ich und klopfte auf das Sofa, dass sie sich zu uns setzen sollte.

So saßen wir zu dritt auf der Couch und schwiegen.

Nach einer Weile ergriff Chantal das Wort: „Ich wollte mich bei euch entschuldigen. Die Situation ist etwas aus dem Ruder gelaufen. Anne, es tut mir wirklich leid, dass ich dich durch meine Reaktion verletzte habe."

Ich nahm sie in den Arm: „Dafür kannst du doch nichts, da sind Wunden aufgerissen, von denen du keine Ahnung hattest. Wenn dann sollte sich Rolf entschuldigen."

„Er will morgen mit dir reden. Tom hat ihm ganz schön die Leviten gelesen und ihn dann heimgefahren. Cathi war stink sauer auf ihn. Sie hat ihr ganzes Temperament auf den älteren Mann entladen. Tom konnte sie kaum zurückhalten. Ich wollte nicht so ein Chaos erzeugen. Wirklich!"

„Mache dir keinen Kopf! Das renkt sich alles wieder ein."

Chantal erklärte sich: „Ich mag Björn irgendwie. Auch wenn er ausschaut wie ein Gangster, so hat er doch einen weichen Kern und ein gutes Herz."

Ryan verdrehte die Augen, sagte aber nichts.

„Ich wünsche dir alles Glück der Welt! Für heute sollten wir die Sache ruhen lassen und ins Bett gehen. Tom hat für morgen einen straffen Arbeitsplan."

Wir verabschiedeten uns für die Nacht.

Da Tom mir eine Nachricht schickte, dass das Lagerfeuer gelöscht sei und ich nicht mehr zum Stall kommen brauchte, ging ich ins Bett. Ryan und Chantal schliefen in der Ferienwohnung.

Lisa verbrachte diese Nacht daheim bei ihrer Familie, weil am nächsten Tag ein Familienfest sie vom Stall fernhielt.

Diese Nacht träumte ich wieder von meinem kleinen Mädchen, doch im Gegensatz zu den letzten Jahren war es ein schöner Traum.

Die nächsten Tage vergingen wie im Flug. Ich verbrachte meine Zeit in der Praxis oder auf dem Feld. Tom hatte die Zügel fest in der Hand und wir kamen mit der Heu- und Strohernte gut voran. Auch das Wetter spielte mit. Zwei kleine Sommergewitter hatten uns überrascht, aber die Ernte nicht zerstört. Es war eher eine schöne Abkühlung zu der Hitze, die diesen Sommer nicht enden wollte, gewesen.

Seit zwei Tagen verschwand Ryan immer häufiger zum Telefonieren. Doch er wollte mir nicht erzählen, um was es sich dabei handelte. Ich vermutete, dass er, trotz seines Zwangsurlaubes, arbeitete. Am Samstag tuschelten Tom und er ständig miteinander. Die Praxis war geschlossen und ich stand mit den anderen den ganzen Tag auf dem Feld. Als ich mittags kurz nach Hause wollte, fand einer von beiden ständig eine neue Aufgabe für mich.

„Ihr führt doch etwas im Schilde“, sagte ich zu Tom, als er mich erneut davon abhielt zum Bauernhaus zu fahren.

„Das kommt dir nur so vor, was sollten wir denn vorhaben? Es ist einfach nur viel, was heute erledigt werden muss. Immerhin reisen die Jungs am Montag wieder ab“, verteidigte sich Tom.

„Wenn so viel noch zu erledigen wäre, wo ist Ryan dann hin?“

„Keine Ahnung!“

„Das glaube ich dir nicht“, gab ich zurück und knuffte ihm in die Seite, „du steckst mit ihm unter einer Decke.“

Ich machte mich wieder daran mit den andern die gepressten Ballen auf den Hänger zu hiefen. In Gedanken träumte ich von einem Tag im Schwimmbad. Den See konnte ich nicht mehr sehen. Er war veralgt und überall tummelten sich hungrige Stechmücken. Ich wollte in kühles klares Wasser abtauchen. Selbst eine kurze Erfrischung wäre eine Wohltat. Doch das mitgebrachte Trinken in den Wasserflaschen war pisswarm und schmeckte widerlich. Wie schön wäre es, heute vor der Abschiedsfeier meiner Erntehelfer ins Schwimmbad zu fahren. Doch das wäre zeitlich nicht drin. Ich musste alles Mögliche vorbereiten. Grillsachen waren gekauft, Getränkevorräte aufgefüllt, aber ich hatte bis jetzt nur den Kartoffelsalat vorbereitet. Cathi hatte Kuchen gebacken und Chantal hatte mit Lisa weiße Mousse au Chocolat mit Himbeeren gemacht.

„Ob Ryan heute wegen des Grillens so oft verschwand?“, kam es mir in den Sinn.

Ich musste in zwei Stunden unbedingt mit den Vorbereitungen anfangen. Dann würde ich mich von keinem mehr abhalten lassen, zum Bauernhaus zu fahren. Vielleicht wären wir bis dahin mit den letzten Ballen fertig und die anderen konnten mir helfen.

Ein lautes Hupen schreckte mich aus meinen Gedanken.

Ryan stand mit seinem Auto auf dem Feldweg und winkte wild: „Anne, kommst du bitte mal zu mir?“

„Warum?“, fragte ich, wissend, dass ich mit der Vermutung Recht hatte. Die beiden Männer hatten etwas hinter meinem Rücken ausgeheckt.

Ohne auf eine Antwort zu warten, lief ich zu Ryan. Tom beschwerte sich nicht, dass ich verschwand, sondern tauschte nur wissende Blicke mit Ryan aus. Ryan hielt mir die Autotür auf und ich stieg ein. Bis jetzt hatte ich immer noch keine Antwort auf meine Frage erhalten. Als ich wieder ansetzte, um erneut nachzuhaken, legte mir Ryan nur den Finger auf den Mund.

„Warte einfach mal ab und lass dich überraschen“, sagte er verschwörerisch.

Er holte eine Augenbinde aus seiner Tasche und verband mir die Augen.

„Muss das sein?“

„Ja, das muss sein! Und du versuchst, nicht zu schielen.“

Anhand des Windzuges um meine Nase merkte ich, dass er wild mit der Hand vor den Augen wedelte. Als er sich vergewissert hatte, dass ich nichts sah, schloss er die Autotür und stieg auf seiner Seite ein. Am liebsten hätte ich ihn während der Fahrt mit Fragen bombardiert, um meine Neugierde zu stillen, doch ich wusste wie sinnlos dieses Unterfangen werden würde, daher schwieg ich.

Nach einer kurzen Fahrt, vermutlich Richtung Stall und Zuhause, hielten wir. Ryan stieg aus und öffnete meine Wagentür. Ich machte Anstalten die Augenbinde abzunehmen.

„Nein, du musst sie noch auflassen! Wir sind nicht am Ziel.“

Ich stieg blind aus dem Auto und stand orientierungslos herum. Anstatt mich an der Hand zu führen, hob er mich einfach hoch. Getragen werden war keine meiner Vorlieben und so schlang ich die Arme um seine Schultern. Krampfhaft hielt ich mich daran fest.

„Ganz ruhig, mein Klammeräffchen, wir sind gleich da“, versuchte Ryan mich zu beruhigen.

„Ich wäre wirklich froh, wenn du mich schnell wieder ablassen würdest.“

Seine Brust zitterte vor Lachen.

„Kann ich gerne, aber du solltest lieber die Augenbinde abnehmen, und dann überlegen, ob ich dich wirklich runterlassen soll.“

„Wie meinte er das denn?“, langsam aber sicher wurde ich etwas genervt.

Ich nahm die Augenbinde ab und sah nach unten. Wasser war das einzige, was ich sah. Orientierungslos schaute ich mich um. Mitten in meinem Garten befand sich eine unglaubliche Menge an Wasser. Entweder lag es an der Hitze oder an der unerwarteten Überraschung, dass ich nicht Herrin der Situation wurde.

Ryan trat mit mir in seinen Armen ein paar Schritte zurück und lies mich sanft herunter.

„Freust du dich?", fragte er und seine Stimme enthielt Zweifel.

Ich starrte immer noch mit großen Augen und offenem Mund das Wasser im Garten an. Die Gedanken formten sich nur langsam in meinem Kopf. Doch dann schrie ich vor Freude auf: „Ich habe einen Pool im Garten!"

Jetzt bildete sich ein breites Grinsen in Ryans Gesicht, welches ich mit Küssen überhäufte.

„Du bist doch verrückt", rief ich und lief um den ovalen Pool in meinem Garten herum.

Der Pool hatte eine weiße Stahlwand und auf der Wasseroberfläche schwammen zwei Luftmatratzen. Um den Wassertank herum war eine Holzkonstruktion gezimmert, die sich in eine Liegefläche verlängerte. Diese Holzterrasse war auf der Seite zum Haus hin so lang, dass dort Platz für meinen Holzliegstuhl war. Der Einstieg aus Metall befand sich ebenfalls an dieser Seite. Eine poolrand-hohe Holzkiste, welche auf der Seite Richtung Pferdekoppeln lag, diente vermutlich der Aufbewahrung der Pumpe. Das alles musste ein Vermögen gekostet haben. Mir fehlten die Worte!

Ryan erklärte indessen einige Details über den Pool: „Im Kaufvertrag sind zwei Jahre Wartung und Pflege inbegriffen. Ich war so frei und habe es auf fünf weitere verlängert. Du hast somit keine Arbeit mit dem Pool. Ende Herbst kommen die Herren und machen das ganze winterfest. Im Frühjahr wird er gewartet und dann rechtzeitig zu der heißen Jahreszeit mit Wasser befüllt. Hoffentlich ist es okay, dass ich deine Handynummer angegeben habe, damit sich die Firma mit dir absprechen kann, wenn ich mal nicht da bin."

„Das heißt, du schenkst mir den Pool!?", stotterte ich.

Er nahm mich in den Arm, drückte mir einen sanften Kuss auf die Lippen und antwortete: „Das hat aber lange gedauert.

Natürlich schenke ich ihn dir. Wobei es viel mit Eigennutz zu tun hat. Ich habe einige Poolfantasien, die ich mit dir ausleben möchte."

Ich starrte sprachlos in sein frech grinsendes Gesicht.

„Dass es dir die Sprache verschlägt, bin ich überhaupt nicht gewöhnt! Freust du dich nicht?"

„Doch, nur ist das doch wahnsinnig teuer gewesen."

Sein Grinsen wurde nur breiter: „Schon, aber ich habe doch einige Vorteile davon. Wenn ich am Wochenende her fahre oder im Home-Office bin, dann kann ich den Pool benutzen. Ein weiterer Vorteil ist, dass du immer an mich denkst, wenn ich nicht da bin und du in den Garten schaust und den Pool siehst."

„Wenn du am Wochenende her kommst? Wenn du im Home-Office bist?"

„Wirst du jetzt zum Papagei?"

„Nein, aber ich scheine etwas verpasst zu haben."

Er schaute verletzt aus.

Sofort bekam ich ein schlechtes Gewissen. Hatte ich eben zu schnippisch geantwortet? Es war nicht so, dass ich mich nicht freute, dass er nach dem Sommer nicht wieder aus meinem Leben verschwinden würde, aber diese Offenbarung war etwas überraschend. Vor allem im Zusammenhang mit dem teuren Geschenk.

Um ihn durch mein Schweigen nicht noch mehr zu kränken, erklärte ich meine Gefühlssituation: „Es ist alles etwas plötzlich. Ich freue mich unglaublich, dass du für uns eine Lösung gefunden hast, dass wir uns weiterhin sehen können. Doch du scheinst schon etwas entschieden zu haben, ohne mich zu fragen. Durch Jessikas aktuelles Verhalten werde ich zu oft vor vollendete Tatsachen gestellt. Ich möchte mich nicht übergangen fühlen."

Ryan schlug sich mit der Hand symbolisch auf die Stirn: „Das wollte ich nicht! Ich habe überhaupt nicht in diese Richtung gedacht, dass du die ganze Sache so empfinden könntest. Es tut mir leid! Bitte nimm trotzdem mein Geschenk an. Das andere wird die Zeit bringen, wenn ich hier einziehen darf. Valegro müsste natürlich auch ein Plätzchen oben im Stall bekommen."

Ich musste lachen: „Natürlich dürfen Valegro und du hier einziehen. Nur bitte sprich das nächste Mal solche Entscheidungen mit mir ab."

„Das werde ich machen."

Wir besiegelten die Vereinbarung mit einem innigen Kuss. Es war fast so, als wollten wir uns mit dem Kuss bei dem jeweilig anderen entschuldigen. Der Moment war lang und hatte eine einnehmende fast einzigartige Intensität.

„Anne, seit wann hast du einen Pool?", Jessikas Stimme platzte in diese kostbare Situation.

Sie schaute Ryan und mich mit offenem Mund an. Wir wandten uns zu ihr, ohne uns voneinander zu trennen.

Jessika fing sich schnell, setzte ihr schönstes Lächeln auf und streckte Ryan die Hand zur Begrüßung hin: „Na, dann werde ich mich mal vorstellen. Ich bin Jessika Sommerfeld und mit wem habe ich die Ehre?"

Ryan schüttelte ihre Hand ohne seine andere Hand von meiner Hüfte zu nehmen: „Ich bin Ryan Steele."

Sie strahlte Ryan auf eine Art an, die mir nicht gefiel. Die ganze Situation war mir unangenehm, aber nicht weil Jessika den Kuss gesehen hatte, sondern weil sie unseren Moment gestörte hatte und ihr dies nicht einmal auffiel.

„Hey, Jessika, wie komm ich zu der Ehre, dass du mich besuchst?"

Sie schien zwischen den Zeilen zu lesen und ihre Mimik wandelte sich von einem strahlenden Lächeln für Ryan, zu einem Schmollmund: „Darf ich meine Freundin nicht überraschend besuchen? Wir haben lange nicht mehr geredet und ich wollte dich mal wieder sehen. Doch anscheinend hat sich hier einiges geändert, von dem ich nichts wusste. Sonst erzählen wir uns doch immer alles.“

Ich wollte es nicht vor Ryan mit ihr ausdiskutieren: „Falls du mit Veränderungen auf den Pool anspielst, der ist auch für mich eine Überraschung.“

„Wie?“

Ryan erklärte die Situation: „Der Pool ist ein Überraschungsgeschenk von mir an Anne, welches sie eben erst erhalten hat.“

Jessikas Augen leuchteten für einen Moment auf. Ihr Lächeln war auch wieder da.

„Das ist ja eine tolle Überraschung! Wann findet die Einweihungsfeier statt?“

„Heute zusammen mit der Abschiedsfeier für die Erntehelfer, oder Anne?“

„Gute Idee, aber dann muss ich mich jetzt schleunigst um die Salate kümmern“, sagte ich, gab Ryan einen Kuss und wendete mich an Jessika, „hilfst du mir dabei? Dann kannst du mir erzählen, warum du wirklich hier bist.“

Jessika hackte sich bei Ryan unter und erwiderte mit einem Strahlen im Gesicht: „Geh du mal, dann kann mir Ryan erzählen, wie ihr zwei euch kennengelernt habt. Ich komme dir dann später noch helfen. Für heute habe ich Feierabend.“

Ryan schob ihren Arm weg, aber antwortete mit seinem Anwaltslächeln: „Gerne doch.“

Während ich die restlichen Salate vorbereitete, ließ sich Jessika nicht mehr blicken. Alleine in der Küche konnte ich mir über die letzten Ereignisse meine Gedanken machen. Ich war glücklich, dass Ryan bei mir bleiben würde und es nicht nur eine Sommerliebschaft zwischen uns war. Der Pool war eine unglaubliche Überraschung gewesen, über die ich mich freute. Später würde ich in das kühle Nass springen.

Jessikas Reaktion auf Ryan beunruhigte mich und brachte dunkle Wolken über mein Glück. Hatte ich es mir nur eingebildet oder hatte Jessika ihm schöne Augen gemacht? Und überhaupt was redeten die beiden so lange?

„Endlich ist sie weg", Ryan erschien genervt in der Küche, „kann ich dir helfen? Ich habe draußen schon Tische und Stühle aufgestellt und den Grill bereit gemacht. Ich brauchte ein wenig körperlich Arbeit, nachdem Jessika gefahren ist, um einen Bikini zu holen, und sich frisch für die Party zu machen." Er rollte dabei mit den Augen.

„Da war meine Eifersucht ja völlig unangebracht", nuschelte ich.

Doch Ryan hatte mich gehört, und schlang seine Arme von hinten um mich: „Ja, völlig! Für mich gibt es nur eine und das bist du, mein Herz."

Zum Glück schnitt ich gerade Zwiebeln und konnte meine Gefühle, die mir als Tränen die Wangen herunter rannen, auf das Zwiebelschneiden schieben. Ryan ließ mich wieder los und holte das Fleisch aus dem Kühlschrank.

Ich hatte mich schnell wieder gefangen: „Das muss auch noch mariniert werden. Ich glaube, ich schaffe das alles nicht, bis die hungrigen Helfer kommen."

„Ich helfe dir, außerdem haben wir eine ganze Stunde, bis sie fertig sind. Bestimmt wollen einige duschen, bevor sie zur Party kommen."

„Woher weißt du das?"

„Tom hat mich eben angerufen, dass sie mit dem letzten Hänger voller Ballen zum Stall fahren."

„Was würde ich nur ohne euch machen?", im vorbeilaufen gab ich ihm einen schnellen Kuss.

„Das weiß ich auch nicht, wie du all die Jahre ohne mich klar gekommen bist?"

Wir mussten beide lachen.

„Anne, wegen Jessika, kann es sein, dass sie nicht die Person ist, die sie vorgibt?“

Über den Themenwechsel war ich geschockt. Was meinte er damit? Mit einem fragenden Blick schaute ich ihn an und verzichtete auf eine Antwort.

„Ich weiß nicht, wie ich dir das erklären soll?“

„Versuch es doch einfach! Als Anwalt solltest du doch eine gute Menschenkenntnis haben. Ich bin gespannt, was du genau sagen möchtest.“

Ryan druckste rum. Ihm schien es Unangenehmen zu sein, mir seine Meinung über Jessika zu sagen: „Sie war, nachdem du gegangen bist, anders zu mir. Ich kann dir nicht einmal mehr genau beschreiben, was sie wirklich getan hat. Es war so ein Gefühl, dass sie sich in ihrer Art und Weise, ich meine in ihrem Verhalten, geändert hatte. Sie war nicht aufdringlich oder hat etwas Negatives gesagt, aber du schienst ganz vergessen und auch eure Freundschaft. Es drehte sich nur um sie.“

Ich versuchte, meine Freundin zu verteidigen: „Na ja, sie ist halt eine einzigartige und einnehmende Persönlichkeit.“

„So kann man das auch nennen. Vielleicht täuscht der erste Eindruck.“

„Lernt euch erst einmal besser kennen. Das ist genau wie bei Björn. Du schätzt ihn falsch ein, nur weil du Chantal beschützen willst. Er ist aber ein wirklich guter Kerl.“

„Das kann alles sein“, in Ryan schien es zu arbeiten, „ich habe die Verantwortung für Chantal von ihrem Vater übertragen bekommen. Björn ist bestimmt kein schlechter Mensch. Ich denke nur, dass Chantal für ihn und eine Liebesbeziehung zu jung ist.“

„Du hast ein gutes Herz und ich kann dich verstehen, aber Chantal scheint sich verliebt zu haben und so jung ist sie nicht mehr. Sie kann auf sich aufpassen. Glaub mir!“

„Komm her“, Ryan zog mich an sich, „lass uns den Abend genießen und nicht solche Gespräche führen.“

„Genau“, sagte ich mit Unruhe in meiner Stimme.

„Was ist?“

„Ich habe Christian eingeladen und wenn er und Jessika aufeinandertreffen, dann wird das kein ruhiger Abend. Sie hassen sich!“

„Die Geschichte mit dem Fohlen?“

„Genau die!“

„Jessika scheint wirklich nicht einfach zu sein, sie hat Glück, in dir so eine treue Freundin zu haben.“

Gemeinsam kamen wir mit den Vorbereitungen schneller voran als gedacht. Bis die ersten Gäste der Pool-Ernte-Abschiedsparty im Garten erschienen und den Pool bestaunten, hatten Ryan und ich alles vorbereitet. Die Steaks brutzelten auf dem Grill und ich lag auf einer Luftmatratze im Pool. Es war herrlich, dass kühle Wasser auf der Haut zu spüren. Ich hatte meinen geblümten Bikini an. Er war schon lange aus der Mode, aber das störte mich nicht. Ryans Blicken nach zu urteilen hatte er damit keine Probleme. Am liebsten hätte er mir den Bikini gleich wieder ausgezogen, aber er musste sich um den Grill kümmern.

Christian trat mit Keks in den Garten. Der Hund verkrümelte sich gleich zu Sunny und Salantino ins Wohnzimmer in den Schatten. Das Staunen über den großen Wassertank in meinem Garten, welches ich aus Christians Gesicht ablesen konnten, veranlasste einen Kicheranfall bei mir.

„Hallo zusammen, was ist denn hier passiert?“

„Hey, Christian“, rief ich vom Pool aus und er nickte mir freundlich zu.

„Heute Morgen flog ein Heißluftballon über den Garten und warf einen Wasserballon ab. Als der platzte, war plötzlich der Pool da“, erklärte Ryan.

Christian lachte laut auf und klopfte Ryan auf die Schulter: „Du gefällst mir! Und jetzt ehrlich. So ein Pool ist nicht von heute auf morgen gebaut."

Darüber hatte ich mir keine Gedanken gemacht und hörte Ryan aufmerksam zu: „Irgendwie schon. Enorme Vorplanung, aber aufgebaut wurde er heute."

„Und das Wasser?"

„Die Jungs von der Feuerwehr haben einiges gut bei mir. Die sind heute mit einem C-Schlauch angerückt und innerhalb von drei Stunden war das Ding voll."

Christian staunte genauso wie ich: „Das hat doch eine Stange Geld gekostete, oder?"

„Klar, aber wie viel wird mein Geheimnis bleiben. Ist immerhin ein Geschenk für Anne."

Christians Blick wanderte von Ryan zu mir und wieder zurück. Dann lächelte er, als würde er sich nach dieser fehlenden Information über nichts mehr wundern.

„Na dann meinen Glückwunsch, ich bin übrigens Christian."

„Ryan, freut mich. Willst du ein Bier?"

„Ein kühles Radler wäre ein Traum."

Alle waren erst einmal von dem Pool im Garten fasziniert. Auch die Eingeweihten staunten über das Ergebnis.

„Ich hatte gedacht, dass es eher ein Plantschbecken als ein Pool wird", neckte Tom Ryan.

Die Stimmung war aus gelassen. Jeder, der Schwimmsachen zur Hand hatte, kühlte sich im Pool ab. Lisa und Chantal wollten überhaupt nicht mehr aus dem Wasser heraus. Erst als das Essen fertig war, machten sie Platz, damit jemand anderes in den Pool konnte. Ryan und Christian verstanden sich blendend. Ich war froh darüber.

Jessika war nicht wieder aufgetaucht. Auch mein Handy zeigte keine Nachricht von ihr an. Als alle an den Tischen saßen und sich ihrem Essen widmeten, erschien sie. Ein kurzes mit tropischem Print versehenes Strandkleid, unter dem ein Bikini in Neonpink hervor blitzte, kleidete sie. Ryan und Christian tauschten genervte Blicke und auch der Rest der Anwesenden schien verwirrt. Es war nicht nur ihr Outfit, sondern ihr ganzer Auftritt. Man hatte das Gefühl, sie hätte sich in der Lokation geirrt. Wie bei einer VIP-Party schwebte sie durch den Garten, während wir anderen eine lässige Gartenfeier genossen.

Mit schriller Stimme rief sie: „Hallo, alle zusammen."

Ihr Gesicht erstarb kurz, als sie Christian neben Ryan sitzen sah. Auf halbem Weg hielt sie inne und setzte sich zu Cathi und mir.

„Schön, mal wieder Zeit mit euch zu verbringen. Das ganze Training eines noch ungeübten Pferdes ist anstrengend und auch Nerven zerrend. Trotzdem Anne, ich bin dir so unendlich dankbar, dass du mir Rückenwind gibst. Nächste Woche ist der Vorentscheid. Ich wollte fragen, ob ihr mitfahren wollt? Ein wenig unter die Arme greifen und natürlich das ganze Feeling auf solch einem großen Turnier erfahren. Ich finde, es ist immer wieder ein Erlebnis!", schwärmte Jessika.

„Kann Lisa nicht mit?", fragte Cathi, die sauer schien. Vermutlich hatte sie es doch nicht so gut aufgenommen, dass Jessika ihr die Reitbeteiligung für Rückenwind entziehen wollte.

„Nein, leider nicht."

„Warum nicht? Du nimmst sie doch häufiger als TT mit auf Turniere."

„Lisas Eltern lassen sie nicht vier Tage weg. Aber du als Rückenwinds Reitbeteiligung wärst perfekt, um ihn zu beruhigen. Keiner meiner Mitarbeiter kennt ihn so gut wie du", sie drehte sich zu mir, „dasselbe gilt natürlich auch für dich Anne. Ich würde mich sehr freuen, wenn ihr beide mir helfen könntet."

„Nein!", antwortete Cathi scharf, „ich habe genug mit meinem Geschäft zu erledigen. Du schaffst das sicherlich allein. Immerhin hast du mir letztens klar mitgeteilt, dass du keine Hilfe von mir benötigst. Entscheide dich das nächste Mal früher, was du möchtest, und bleibe dann dabei.“ Sie nahm ihren Teller und stand auf. „Bitte entschuldigt mich, aber ich helfe Tom lieber am Grill.“

Jessika zog eine Grimasse: „Was war das denn?“

„Keine Ahnung, sie ist mit ihrem Friseursalon beschäftigt.“

„Wohl eher überarbeitet“, bemerkte Jessika.

Ich ignorierte den Einwand: „Ich kann dir gerne helfen. Dann sehe ich live, wie sich mein Kleiner schlägt.“

Ich wurde stürmisch von meiner Freundin umarmt: „Danke dir!“

Der Abend verlief noch sehr angenehm. Es wurde viel gelacht und gescherzt. Jessika hielt sich von Ryan fern, da Cristian und er die ganze Zeit zusammen hingen. So hatte sie mehr Zeit mich auf den neusten Stand ihres Lebens zu bringen. Ich hörte ihr gerne zu, welche Fortschritte sie mit Rückenwind machte. Außerdem erzählte sie mir von dem Ablauf und der Lokation des Vorentscheides.

Als es dunkel wurde, erstrahlte der Pool in einem Lichtermeer aus LED-Solarleuchten.

„Ryan, das ist einfach unglaublich“, hörte man die Rufe der Anwesenden.

Ich konnte mich überhaupt nicht sattsehen. Tagsüber hatte ich die runden weißen Kugeln nur für Deko gehalten, doch jetzt erstrahlten sie in einem sanften Licht.

Ich lief zu Ryan, umarmte ihn und flüsterte in sein Ohr: „Danke dir von ganzem Herzen. Das ist so wunderschön! Wie soll ich das je wieder gut machen?“

Er kniff mir, von den anderen unbemerkt, in den Hintern und flüsterte: „Ich wüsste da etwas!“

„Werd jetzt ja nicht unverschämt!“

„Das würde ich nie.“

Daraufhin küsste er mich und es war mir egal, dass die anderen zuschauten.

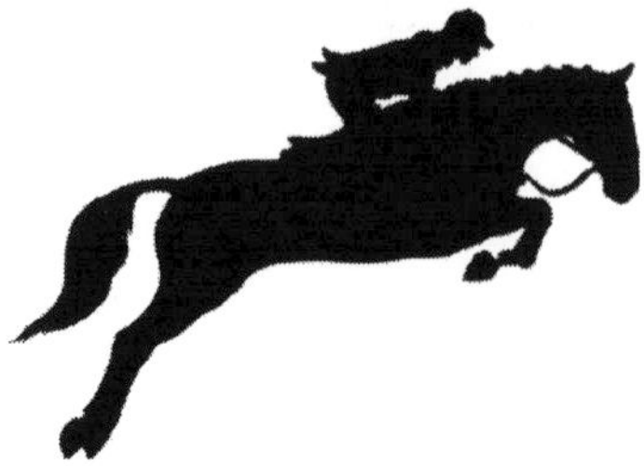

8. Vorentscheid und andere Katastrophen

Nach der Poolparty folgte ein umarmungsreicher Abschied am nächsten Morgen. Die Heu- und Strohernte war geschafft und die Helfer fuhren wieder heim. Chantal machte es sehr zu schaffen, dass sie sich, jedenfalls geographisch, von Björn trennen musste. Ryan dagegen war froh, dass die jungen Männer endlich wieder verschwanden. Die Fürsorge für seine Aufsichtspflicht hatte ihn mitgenommen und unentspannt werden lassen.

Es war Mittwoch und morgen würde es für mich zum Vorentscheid gehen. Ich würde zusammen mit Jessika und Aaron fahren. Ryan verstand nicht warum ich und keiner von Jessikas Mitarbeitern mitfuhr. Wir saßen auf der Terrasse und tranken eine Tasse Kaffee, als er erneut mit dem Thema anfing.

„Musst du morgen wirklich da hin?“

„Ja, ich werde Jessika morgen zum Turnier begleiten. So kann ich live sehen, wie sich Rückenwind schlägt und ob alles gut verläuft.“

„Den Teil verstehe ich, aber warum fährst du als ihre TT mit? Und warum schließt du dafür drei Tage die Praxis und verschiebst die Reitstunden, wenn du von Jessika keinen Cent sehen wirst?“

„Weil sie meine Freundin ist!“

Ryan verdrehte die Augen: „Eine Freundin nutzt einen nicht aus", leiser murmelte er, „und wirft sich nicht an deinen Freund ran."

Ich horchte auf: „Wie meinst du das?"

„Nicht wichtig, ich will mich nicht mit dir streiten! Ich mache mir nur Sorgen um dich. Ich habe das Gefühl, dass sie es nicht ernst mit dir meint."

Ich wollte mich nicht mit ihm streiten und so ging ich nicht näher auf sein Kommentar ein, aber in meinem Kopf schrillten die Alarmglocken. Würde Jessika mir Ryan ausspannen? Oder sagte Ryan es nur so? Ein Sturm der Verwirrung wirbelte in meinem Kopf umher. Ich freute mich zu sehr auf die gemeinsame Zeit mit Jessika, sodass ich mir diese Vorfreude nicht nehmen wollte.

„Bestimmt hast du ihre Freundlichkeit nur falsch interpretiert", sagte ich, um das Thema zu beenden.

Ryan nahm einen Schluck Kaffee und schwieg. Ich sah förmlich die Zahnräder hinter seiner Stirn arbeiten, wie er reagieren sollte. Er schlang die Arme um mich und küsste mich. Eine Art Verzweiflung lag in diesem Kuss.

Als er sich von mir löste, sagte er: „Bitte versprich mir nur, dass du auf dich acht gibst", daraufhin stand er auf und lief in die Küche, um sich einen zweiten Kaffee zu holen.

Ich hatte ein ungutes Gefühl in der Magengegend und hätte ihn lieber erneut auf das Thema angesprochen, doch ich wollte mich nicht mit ihm streiten. Von Unstimmigkeiten und Streitigkeiten hatte ich die Nase gestrichen voll. War etwas Harmonie in meinem Leben zu viel verlangt?

Heute war es soweit. Früh morgens, bevor die ersten Vögel sangen, waren wir mit Rückenwind im Hänger aufgebrochen. Jessika, Aaron und ich hatten die Strecke bis zum Veranstaltungsort des Vorentscheides unter uns aufgeteilt.

Cathi hatte unmissverständlich an der Gartenparty klar gemacht, dass sie nicht mit fahren würde, und Lisa hatte von ihren Eltern keine Erlaubnis erhalten, mitzukommen. Ich war somit Jessikas TT. Der Name Turnier Trottel sagte schon alles über meine Aufgaben für die nächsten Tage. Zum Glück war ich in unserer Jugend als ihr TT auf die Turniere mitgefahren und kannte die Abläufe gut. Der Vorentscheid für das Championat war allerdings um einige Klassen exklusiver und für mich komplettes Neuland.

Aaron war mir keine große Hilfe. Er hatte mir nur eine Liste mit Aufgaben und einen Zeitplan in die Hand gedrückt. Es musste um Jessikas Finanzen schlecht stehen, da sie tatsächlich keinen ihrer Mitarbeiter mitgenommen hatte. Seltsamerweise hatte ich auch keinen auf dem Gestüt gesehen, als ich zusammen mit Jessika gepackt hatte. Zum Glück war sie sich nicht zu fein und hatte mir beim Packen geholfen. Wobei Ryan meinte, dass das doch wirklich das Mindeste sei. Er war weiterhin nicht gut auf Jessika und ihr Verhalten mir gegenüber zu sprechen.

Am späten Nachmittag kamen wir auf dem Gelände an. Wir parkten den Hänger vor den großen weißen Zeltbauten, die als Stallungen dienten. Jessika übergab uns die Ausweise, damit wir uns in den für Besucher gesperrten Bereichen und den Ställen ungehindert bewegen konnten.

„Hier eure VIP Ausweise und Anne extra für dich ein passendes T-Shirt, dass jeder sieht, dass du zu uns gehörst."

Ich erhielt von ihr ein rotes T-Shirt mit einem weißen Pferdekopf und der Aufschrift „Jessika Sommerfeld". Allerdings konnte ich nur zwei Sponsoren-Logos erkennen.

„Wie finanzierte sie sich mit nur zwei Sponsoren?", ging es mir durch den Kopf. Meine Verwunderung ließ ich mir nicht anmerken.

Ich bedankte mich sogar: „Danke dir! Jetzt fühle ich mich wie ein richtiger VIP!"

Aaron schaute verärgert zur Seite. Auf der Autofahrt war er schon wortkarg gewesen und hatte mir das Gefühl gegeben, dass er von meiner Anwesenheit genervt sei. Jessika und ich hatten wie in alten Zeiten rumgealbert, vermutlich fühlte er sich von unserem Hühnergegacker gestört und es lag nicht an meiner Person.

Aaron stieg aus: „Komm Jessika, wir müssen uns bei der Meldestelle blicken lassen. Anne hat jetzt alles und kann Rückenwind in seinen Stall bringen."

Ohne ein weiteres Wort machten sich beide auf den Weg und ließen mich allein.

Ich stieg aus und holte Rückenwind aus dem Hänger. Zum Glück war er ruhig genug, dass er fast ohne Hilfe aus dem Hänger stieg. Mit der Wegbeschreibung und der Stallnummer bewaffnet, lief ich mit Pferd im Schlepptau zwischen den Zeltstallungen hin und her. Endlich hatte ich das richtige Zelt und Rückenwinds Box gefunden.

„Na mein Kleiner, endlich angekommen", sagte ich zu ihm und führte ihn in seine Box.

„Wie kann sich die Sommerfeld überhaupt noch jemanden leisten?", fragte mich eine männliche Stimme. Die Stimmfarbe schien mir vertraut.

Als ich mich umdrehte, lehnte ein Mann an der Boxentür. Er war hoch gewachsen, hatte schwarze kurze Haare, keinen Bart und dunkle Augen, die mich böse anfunkelten. Er lächelte mich fies an. Mein verwirrter Blick gefiel ihm.

„Und mit wem habe ich kein Vergnügen?", erwiderte ich.

„Kein Vergnügen?", lachte er schallend, „frech! Ob Sie damit bei der Sommerfeld durchkommen? Oder halten Sie da Ihr vorlautes Mundwerk?"

„Ich habe immer noch keine Antwort bekommen, wer Sie sind?"

Der Mann trat einen Schritt in die Box und schaute Rückenwind genauer an. Danach musterte er mich mit scharfem Blick.

„Anscheinend sind Sie in der Szene neu, sonst wüssten Sie es! Täusche ich mich, oder kenne ich das Pferd irgendwoher? Das Interieur kommt mir bekannt vor."

Ich stellte mich ihm in den Weg: „Bitte verlassen Sie die Box!"

„Courage hat Sie, das Helferchen der Sommerfeld. Na ja, dann grüßen Sie mal meine größte Konkurrenz."

Das Wort Konkurrenz markierte er dabei mit einer Handbewegung, die Gänsefüßchen symbolisieren sollte. Dann verließ er die Box. Ich schaute ihm Kopf schüttelnd hinterher. Wer war der Kerl? Vielleicht hätte ich mich genauer über die anderen Teilnehmer informieren sollen.

Aarons Stimme schreckte mich auf: „War das gerade Maximilian von Freiherr, der aus dieser Box kam? Ist das dein Ernst Anne? Du lässt die Konkurrenz zu Rückenwind?"

„Das war Herr von Freiherr", wiederholte ich.

„Bist du ein Papagei?", Aaron schrie fast, so laut wurde er, „ich wollte von Anfang an nicht, dass du mit fährst. Die paar Euro hätte Jessika zusammen kratzen können, um einen gescheiten Helfer für den Vorentscheid zu engagieren. Jetzt muss ich mich mit dir rumschlagen."

„Was soll das bitte heißen?"

„Das heißt, was es heißt. Ich bin jetzt weg, du wirst wohl fähig sein um die Sachen aus dem Hänger zu verstauen, ohne der Konkurrenz weiter zuzuspielen."

Am liebsten hätte ich zurückgeschrien, doch Aaron war verschwunden. Was bildete der sich ein! Und was waren das für Anspielungen?

Rückenwind stupste mich an.

„Na, du willst wohl Aufmerksamkeit? In Form von ein paar Leckereien?"

Ich holte eine Möhre aus unseren Reisesachen und gab sie ihm. Ein Lächeln bildete sich auf meinen Lippen. Tiere waren einfach die besseren Menschen! Sie konnten einen immer wieder aufmuntern, egal, wie schlecht es einem ging. Tiere waren ehrlich und nicht falsch oder intrigant. Ich drückte mich an mein Pferd und atmete seinen Geruch ein. Eine Wärme erfüllte mein Herz und ich dachte an die Person, die solch ein Gefühl auch in mir auslösen konnte. Ich musste Ryan schreiben, dass wir gut angekommen waren. Bestimmt machte er sich bereits Sorgen!

Später schlenderten Jessika und ich über das Gelände. Wir befanden uns im Biebricher Schlosspark. Der Dressurplatz lag in der Rundung des U-förmigen Schlossgebäudes. Der Springplatz rechts daneben im weitläufigen Parkgelände. Die Frontseite des Schlosses grenzte an das Ufer des Rheins. Ich war fasziniert von dem Gelände, dessen Lage und dem ganzen Turnierfeeling. Das Schloss war aus Sandstein gebaut mit weiß verputzen Wänden. Das Dach war mit Schiefer gedeckt. Die Farben ergaben einen wunderschönen Kontrast zum blauen Fluss und dem grünen Parkgelände. Zwischen den Ställen und dem Springplatz befand sich eine Stadt aus weißen Zelten. Dort gab es Reitsportartikel und verschiedene Souvenirs zu kaufen. Zusätzlich konnten sich die Besucher dort mit Essen und Trinken verpflegen. Im Schlossrestaurant war es ebenfalls möglich essen zu gehen, wenn man das nötige Kleingeld dafür hatte.

Jessika und ich hatten uns mit verschieden belegte Sandwiches, zwei Flaschen Weinschorle und einem Crêpe als Nachtisch eingedeckt und setzten uns auf einer der Wiesen. Ich konnte mich kaum sattsehen und vergaß meinen Magen zu füllen.

„Möchtest du nicht?“, fragte Jessika und zeigte auf mein zweites Sandwich.

„Doch schon, aber es ist so wunderschön hier.“

„Ja, diese Lokation von Schloss Biebrich ist wirklich einzigartig. Letztes Jahr wurde das Championat hier ausgetragen, aber die Veranstalter wechseln sich immer wieder ab."

„Es ist schön, dass du mich mitgenommen hast. Ich hätte wirklich ein tolles Erlebnis verpasst. Wobei sich Aaron nicht gerade freut, dass ich mitgekommen bin."

Jessika machte eine abweisende Bewegung mit der Hand: „Ach der! Er bekommt sich wieder ein."

„Was hat er denn?"

Sie sah beschämt zur Seite: „Er hat Gefühle für mich entwickelt. Nur bin ich mit Michael verheiratet. Das möchte ich nicht für eine billige Affäre mit meinem Trainer aufs Spiel setzen."

Mir fiel ein Stein vom Herzen und ich atmete erleichtert aus: „Mensch bin ich froh! Ich hatte mir schon Sorgen gemacht."

Jessika schaute mich entsetzt an: „Du hast gedacht, ich hätte etwas mit Aaron?"

„Na ja, er hatte sich einmal so seltsam auffällig verhalten."

„Du bist ja verrückt."

Wir lachten beide laut auf und prosteten uns mit den Flaschen zu: „Auf verrückte Missverständnisse!"

Schweigend saßen wir nebeneinander und schauten dem Treiben der verschiedenen Turniergäste aufmerksam zu.

„Weißt du, welche Prüfungen heute auf dem Plan stehen?", fragte ich.

„Heute Abend, wenn es dunkel ist, sind die Voltigierer an der Reihe. Die Prüfung findet auf dem Dressurviereck vor dem Schloss statt. Das musst du dir unbedingt anschauen. Es ist ein wirkliches Erlebnis. Ich würde allerdings schon ins Hotel gehen. Die Daten habe ich dir per Handy geschickt. Man kommt zu Fuß dorthin. Wäre es ok für dich? Es ist wirklich einfach zu finden. Nur den Fluss entlang."

„Schade, dass du schon gehen musst, aber klar, du brauchst deinen Schlaf für morgen. Die Qualifikationsrunde ist wichtig!"

Jessika umarmte mich: „Du bist die Beste! Ich schau kurz nach Rückenwind und fahre dann ins Hotel. Bis morgen früh beim Frühstück.“

Ich blieb eine Weile alleine auf der Wiese sitzen. In meiner Vorstellung hätten wir uns zusammen ein paar der Prüfungen angeschaut oder wären in der Zeltstadt shoppen gegangen. Trotzdem konnte ich verstehen, warum Jessika lieber ins Hotel gefahren war. Auch alleine würde ich einen schönen Abend haben. Reiter untereinander waren ein aufgeschlossenes Völkchen und ich würde schnell Anschluss finden, eventuell kannte ich sogar einige der Turniertierärzte. Frohen Mutes stand ich auf und begab mich unter die Massen an Menschen, die in Richtung Dressurplatz strömten. Anscheinend würde gleich die erste Prüfung beginnen.

Am nächsten Morgen wachte ich mit einem leichten Kater auf. Ich hatte abends zwei Kommilitonen aus dem Studium getroffen, die tatsächlich als Turnierärzte vor Ort tätig waren. Es war ein feucht fröhlicher Abend geworden und zum Glück hatte das Hotel ein 24 Stunden Check-Inn, sonst hätte ich die Nacht im Stall verbringen müssen.

Als ich auf mein Handy schaute, sah ich eine Guten-Morgen-Nachricht von Ryan und zwei Nachrichten von Jessika. In der einen schrieb sie, dass sie beim Frühstück saß, und in der Nächsten, dass sie zu Rückenwind fahren würde und wann ich endlich erscheinen würde. Die zweite Nachricht endete mit einem wütenden Emoji. Sie würde sich schon wieder beruhigen, immerhin war ich hier, um ihr zu helfen, und nicht als ihre Sklavin. Ryan hatte Recht, ich bekam keinen Cent für die Hilfe. Gestern hatte sich herausgestellt, dass ich sogar das Hotel von meinem Geld zahlen musste. Lächelnd zog ich mich an und ging erst einmal frühstücken.

Während ich am Rhein entlang zum Turniergelände lief, rief ich Ryan an.

„Hallo, mein Herz“, begrüßte er mich nach kurzem Klingeln.

„Hallo, es ist wirklich schön hier. Eigentlich müssten wir mal zusammen her fahren, um uns das Schloss anzuschauen.“

„Der Vorentscheid findet in einem Schloss statt.“

Ich musste lachen: „Nicht in einem Schloss, sondern im Park des Schlosses.“

„Die Pferde im Ballsaal wären auch zu komisch.“

Wir mussten beide bei der Vorstellung lachen.

„Und wie läuft es mit Aaron und Jessika?“, fragte er.

„Ach, lass uns nicht darüber reden. Aaron will mich nicht hier haben und Jessika ist sauer, weil ich heute Morgen länger geschlafen habe.“

„Die beiden spinnen doch!“, man hörte, dass er wütend wurde.

„Reg dich nicht auf! Das nächste Mal muss sie sich jemand anderen suchen. Ich mache mir hier ein paar schöne Tage und kümmere mich um Rückenwinds Wohlergehen.“

„Pass auf dich auf und lass dich nicht ausnutzen. Versprich mir das!“

„Versprochen! Ich melde mich nach der Springprüfung, wie es gelaufen ist.“

„Ich drücke euch die Daumen. Sunny und Salantino haben gestern ein Kaninchen gejagt, welches sich in deinen Garten verirrt hatte.“

„Was?“, sofort war die Sorge um meine Vierbeiner da.

„Es ist nichts passiert, es war eher lustig. Du hast eindeutig keine Jagdhunde. Ich schicke dir ein paar Bilder, damit du dich wieder beruhigen kannst. Hier ist alles unter Kontrolle.“

„Okay, dann bis später. Ich bin schon am Eingang und muss mich gleich ausweisen. Ich schreib dir oder ruf dich an. Bis dann.“

„Bis später.“

Der Weg vom Eingang bis zu den Stallungen dauerte wegen der Menschenmassen mehr als die doppelte Zeit. Als ich dort endlich ankam, stand Rückenwind nicht mehr in seiner Box. Jessika schäumte bestimmt vor Wut.

„Sie hatte doch Aaron, der für sie arbeitete, um ihr zu helfen", beruhigte ich mein Herz und das schlechte Gewissen.

Auf dem Lageplan suchte ich verzweifelt, wo sich auf dem Gelände die Abreiteplätze für die Springreiter befanden.

„Falls Sie Ihre Chefin suchen, die ist auf Abreiteplatz A", sagte die tiefe Männerstimme von Maximilian von Freiherr zu mir.

„Vielen Dank, Herr von Freiherr. Zu Ihrer Information, Frau Sommerfeld ist nicht meine Chefin!"

„So so, aber das sah gestern anders aus und Aaron Baker hörte sich auch ganz anders an."

Ich sah Herrn von Freiherr wütend in die Augen. Am liebsten wäre ich an die Decke gegangen. Ob er mich nur provozieren wollte oder die Aussage über Aaron stimmte, war mir in diesem Moment völlig egal.

Mit einer vor Wut zitternden Stimme sagt ich zu ihm: „Mir ist egal, was Herr Baker denkt oder sagt. Ich bin keine Angestellte von Jessika oder ihm. Ich bin nur wegen des Wohlergehens meines Pferdes hier."

„Ihres Pferdes?", er zog die Augenbrauen hoch und schien sprachlos.

Ich nutzte die Chance und verließ die Stallgasse auf dem Weg zum Abreiteplatz A. Dadurch, dass der Weg direkt dorthin führte, dauerte es nicht lange, bis ich an meinem Ziel ankam. Von Weitem erkannte ich Rückenwind. Seine Art die Hindernisse zu meistern hatte etwas Unverkennbares. Meine Brust schwoll an vor Stolz. Ich stellte mich zu den anderen Schaulustigen an die Bande und sah Jessika zu. Aaron stand mit hoch rotem Kopf neben einem der Sprünge und blaffte sie die ganze Zeit an. Ich wusste nicht genau, um was es dabei ging, aber es war mir auch egal, solang er seine Wut nicht an meinem Pferd auslassen würde.

Er schien mich entdeckt zu haben und rannte förmlich durch den Sand auf mich zu: „Was fällt dir eigentlich ein? Wo warst du heute Morgen?"

„Im Bett", antwortete ich ihm trocken.

„Das habe ich gemerkt! Ich musste Jessika helfen, Rückenwind vorzubereiten, bevor die Richter sich die Pferde anschauen wollten. Es liegt nicht in meinen Aufgaben, zu putzen oder zu satteln. Dafür bist du hier!"

Was erlaubte er sich eigentlich? Hatte er einen Napoleon-Komplex?

„Ich glaube", sagte ich mit ruhiger aber sicherer Stimme, „du hast hier vergessen, dass ich nicht angestellt bin, sondern aus Freundlichkeit mitgefahren bin. Das Ganze ist ein Freundschaftsdienst und du hast mir überhaupt nichts zu sagen."

Aaron feuerte mir die Gerte, die er in der Hand hielt zu Füßen und marschierte wieder zu seinem vorherigen Standort auf dem Platz.

Ich staunte nicht schlecht über sein Verhalten. Doch ich konnte nicht darauf reagieren, weil Jessika auf Rückenwind vor mir hielt.

„Wo warst du heute Morgen?"

Ich verdrehte innerlich die Augen. Noch eine Anschuldigung! Stand ich hier vor Gericht?

Auch ihr antwortete ich: „Im Bett!"

„Ich hätte deine Hilfe gebraucht!"

„Anscheinend hast du es doch auch ohne mich geschafft."

„Aaron ist stinksauer wegen dir."

Was war das den für ein Argument? Und was hatte ich mit Aaron zu tun?

„Mir doch egal", antwortete ich ihr trotzig, „er wird dafür bezahlt, ich nicht."

„Für eine Diskussion mit dir habe ich jetzt keine Zeit. Wenn Rückenwind nicht rechtzeitig warm geritten ist, dann verbaue ich mir die Chance auf den Sieg."

Ohne ein weiteres Wort ritt sie davon. Mein Herz verkrampfte sich, da ich ihr nicht einmal mehr Glück wünschen konnte. Auch Rückenwind konnte ich keine aufmunternden Worte ins Ohr flüstern oder ihm den Hals tätscheln. Er bräuchte das nicht, aber ich hätte das Gefühl gebraucht. Auf Dauer musste ich von diesen Gefühlsduseleien Abstand gewinnen, immerhin konnte ich nicht auf jedes Turnier mitfahren. Er musste ohne mich klar kommen. Diese Erkenntnis war hart und traf mich tief. Jetzt hätte ich Ryan gebraucht, um mir Trost zu spenden. Doch ich stand alleine an der Bande und kämpfte mit meinen Gefühlen.

Die nächsten Stunden befand ich mich in einem Strudel der Emotionen. Erst die Trauer über meine Erkenntnis, dann das Gefühl des Alleinseins gefolgt von der Spannung während der ersten Springprüfung von Rückenwind und Jessika in diesem Turnier. Sie lieferte sich mit Maximilian von Freiherr ein Kopf-an-Kopf-Rennen. Punktgleich lagen die beiden Kontrahenten nach der ersten Runde auf. Nur wenige Sekunden war Rückenwind schneller gewesen. Sie waren beide mit acht anderen Teilnehmern im Stechen. Mir war schlecht vor Anspannung und Aufregung. Es war klar, dass sich beide für den nächsten Vorentscheid qualifiziert hatten. Trotzdem wollte ich Rückenwind auf dem Siegertreppchen sehen. Auch das Gesicht eines geschlagenen Maximilians von Freiherr würde ein Genuss werden.

Vor dem Stechen lief ich zu Jessika und Rückenwind auf den Abreiteplatz. Aaron und ich ignorierten einander. Meine Freundin und ich waren so euphorisch, dass wir unsere kleine Auseinandersetzung vergaßen.

„Anne, wir haben uns qualifiziert! Hast du gesehen, mit welcher Leichtigkeit Rückenwind die Hindernisse überwunden hat?“, juchzte Jessika.

„Es war phänomenal!“, stimmte ich ihr zu.

Doch Aaron schien anderer Meinung: „Wenn du mit den Schenkeln dran geblieben wärst und nicht mit den Händen Fliegen fischen würdest, dann wären es nicht nur Sekunden Unterschied.“

Jessika sah nicht glücklich aus über diese Kritik aus. Zwischen den beiden kochte es. Wie sollte man bei so einem Verhältnis zu seinem Trainer, Erfolge erzielen? Am liebsten hätte ich mich eingemischt, aber Jessika brauchte einen klaren Kopf für das Stechen. Es gab keine große Pause, sondern würde gleich weitergehen. Die erste Teilnehmerin des Stechens, eine Reiterin aus Frankreich, wurde in diesem Moment aufgerufen. Rückenwind durfte nicht auskühlen, Jessika bewegte ihn weiter. Sie nahm ein paar kleine Hindernisse. Aaron und ich standen schweigend an der Bande und sahen ihr zu.

Plötzlich drehte sich Jessikas Trainer mit einem fast bösartigen Grinsen im Gesicht zu mir: „Hat dir Jessika eigentlich schon erzählt, dass die nächste Runde des Vorentscheides dieses Jahr auf den Termin deines mickrigen Trails fällt? Du wirst also nicht mit unserer Hilfe rechnen können. Wobei ich dir sowieso nicht geholfen hätte.“ Er lachte hämisch.

Ich starrte ihn mit offenem Mund an. Der Trail war der einzige feste Termin des Höhenhofes und freute sich großer Beliebtheit. Doch wie sollte ich ohne die Hilfe von Jessikas Mitarbeitern diese Veranstaltung stemmen?

Aarons ironisch klingende Stimme riss mich aus meiner Starre: „Oh, das wusstest du nicht. Ich würde gerne lügen, aber es tut mir überhaupt nicht leid!“ Hass erfüllt fügte er hinzu: „Selbst Schuld, was machst du es ihr auch so schwer!“ Daraufhin ließ er mich allein.

In mir zerbrach etwas, doch ich konnte nicht sagen, was es war. Tränen bahnten sich den Weg nach oben. Verzweifelt versuchte ich, sie weg zu lächeln.

„Sei stark und lass dir nichts anmerken“, sagte ich zu mir selbst, „spiele das Spiel mit, bis du zu Hause bist!“

Krampfhaft lächelte ich Jessika zu, die in diesem Moment an mir vorbei ritt. Ich winkte und zeigte mit dem Daumen nach oben. Dann drehte ich mich um und verschwand Richtung Stallungen.

Das Stechen erlebte ich wie durch einen Schleier. Maximilian von Freiherr gewann mit seinem Donnerhall II. Nur Sekunden trennten Rückenwind und ihn, aber dieser Vorsprung verhalf ihm zum Sieg. Jessika schien sich trotzdem über die Silbermedaille zu freuen. Aaron dagegen hatte kein gutes Wort. Weder für Reiterin noch für Pferd. Ich mischte mich nicht ein und kümmerte mich um mein Tier. Am liebsten hätte ich Rückenwind sofort verladen und wäre samt Hänger heimgefahren. Jessika hatte sich für den nächsten Tag für eine weitere Prüfung gemeldet. Ich verstand ihren Ehrgeiz nicht, da sie sich für das Championat qualifiziert hatte.

„Anne, du warst noch nie ein Turnier-Mensch. Wald- und Wiesenreiter das bist du!“, waren ihre Worte, als ich wissen wollte, warum eine Prüfung nicht ausreichend war.

Aarons Antwort auf meine Frage enthielt mehr Abschätzung: „Wenn du keine Ahnung von der Materie hast, warum bist du dann überhaupt hier? Um das Pferd kümmerst du dich nicht und eine Hilfe bist du auch nicht, wenn du solche Fragen stellen musst!“

Ich hätte schlagfertig antworten müssen, nur fehlten mir in diesem Moment die Worte.

Jetzt waren beide etwas essen gegangen und hatten mich alleine in der Box zurückgelassen.

Ich war bei Rückenwind geblieben. Er hatte seine Streicheleinheiten verdient.

„Ach, mein Kleiner, was habe ich uns beiden nur angetan!“, entschuldigte ich mich bei ihm.

Er wuschelte mit seinen Lippen durch meine Haare und ich musste lachen. Pferde waren die besten Seelentröster.

„Ist Ihnen bewusst, dass Pferde keine Kuscheltiere sind?“, schreckte mich Herr von Freiherr auf.

Genervt antwortete ich: „Was interessiert Sie das denn?“

Er lehnte lässig an der Boxentür und musterte mich wieder mit einem Blick, der mir nicht gefiel.

„Sie sind also die Eigentümerin dieses Prachttieres.“

„Ja, und?“

„Wissen Sie eigentlich, was Sie da Ihr Eigentum nennen?“

„Wie meinen Sie das?“, fragte ich.

Doch in diesem Moment erschien Aaron auf der Stallgasse. Herr von Freiherr tippte sich zur Verabschiedung an die Stirn und verschwand.

Innerhalb von kürzester Zeit stand Aaron vor mir und hatte wieder nur Anschuldigungen für mich bereit: „Was wollte er hier?“

„Woher soll ich das wissen?“

„Ich habe ganz genaue gesehen, dass ihr euch unterhalten habt“, leichte Panik schwang in seiner Stimme, „über was habt ihr geredet?“

„Nichts.“

„Anne, lüg mich nicht an!“, schrie mich Aaron an, dass Rückenwind die Ohren anlegte und nach Aaron schnappte.

Jessikas Trainer sprang gekonnt zur Seite und schlug mit der Gerte in seiner Hand nach meinem Pferd.

Jetzt gingen mir die Nerven durch. „Was ist nur mit dir los?“, schrie ich.

Ohne ein weiteres Wort lief Aaron davon.

Beruhigend sprach ich auf Rückenwind ein und gab ihm zum Dank meines Schutzes eine Möhre. Ich musste unbedingt mit Jessika reden. Aarons Verhalten war nicht akzeptabel. Außerdem fragte ich mich, ob er mich bezüglich des Trails nicht angelogen hatte, um ein Keil zwischen mich und Jessika zu schieben.

Genau in diesem Moment betrat meine Freundin die Stallgasse. Ihre Augen blitzten wütend und ihr Schritt verriet, dass sie geladen war.

Bevor sie etwas sagen konnte, begann ich das Gespräch: „Gut, dass du kommst! Aaron verhält sich absolut unangebracht. Er schreit rum und geht mit der Gerte auf Rückenwind los.“

„Ach Anne, Aaron hat mich schon vorgewarnt, dass du mit solchen miesen Mitteln anfangen wirst. Nur weil du mit ihm nicht klarkommst, solltest du keine Lügenmärchen erfinden. Aaron würde nie einem Tier schaden!“

„Ich würde aber mit einer Gerte auf einen Menschen losgehen?“

„Aaron hat mir die Striemen an seiner Hand gezeigt. Er möchte.“

Weiter kam sie nicht, da ich sie geschockt unterbrach: „Er hat dir was?“

„Ich wiederhole mich ungern“, ihre Stimme wurde bissig, „er hat mir die Striemen der Gerte an der Hand gezeigt. Ich hätte dich nie mitnehmen dürfen. Der ganze Stress schadet mir. Ich möchte, dass du das Gelände verlässt und heimfährst. Nach dem Turnier können wir in Ruhe über alles reden, falls Aaron dazu bereit ist und von einer Anzeige absieht.“

„Eine Anzeige? Du wirfst mich raus?“

„Nein, ich bitte dich, unverzüglich die Stallung zu verlassen. Gib mir deinen VIP-Ausweis.“

Ihre gestellte Freundlichkeit machte mich wütend.

„Du glaubst Aaron mehr als deiner langjährigen Freundin? Du wirfst mich raus? Und Rückenwind?“

„Was sollte mit Rückenwind sein?“, wiederholte sie tatsächlich die Frage, „er bleibt hier. Wir haben einen Vertrag. Diese Saison hast du ihn mir überlassen.“

„Er ist mein Pferd“, stellte ich wahrheitsgemäß fest.

„Ja, aber diese Saison darf ich ihn bis zum Championat reiten. Du kannst das gerne per Anwalt überprüfen lassen“, sagte sie mit einem sufisanten Lächeln in ihrem Gesicht, „und nun verlasse das Gelände!“

„Das werde ich“, mit diesem Worten gab ich ihr meinen VIP-Ausweis, verabschiedete mich von Rückwind und verließ das Gelände.

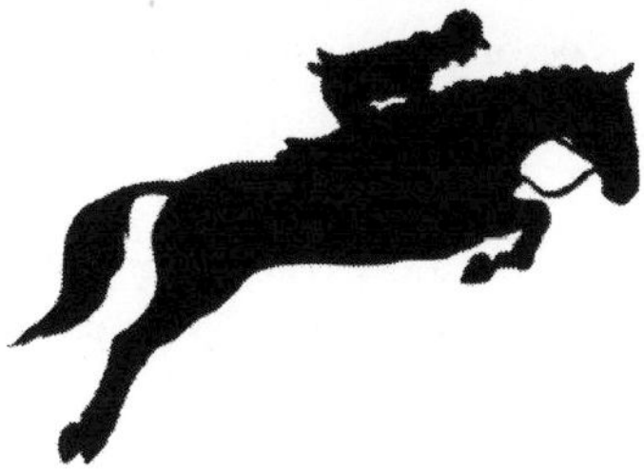

9. Gefühlschaos und alte Freundschaften

Nach dem Rauswurf von Jessika wollte ich nur noch nach Hause. Ich hatte meine Sachen gepackt und war mit dem nächsten Zug zurückgefahren. Ryan hatte mich am Bahnhof abgeholt. Er war schockiert über meinen Bericht gewesen und hatte sofort die Unterlagen geprüft. Nun saßen wir zusammen an meinem Esstisch. Vor uns lag der Vertrag zwischen mir und Jessika, den ich damals blauäugig unterschrieben hatte.

„Es tut mir leid, aber sie hat einen hervorragenden Anwalt", erklärte mir Ryan, während er meine Hand sanft streichelte.

Sunny und Salantino saßen neben mir und versuchten mich zu trösten. Mit der freien Hand kraulte ich abwechselnd ihre Ohren.

„Kannst du mich da nicht raus boxen?", fragte ich hoffnungsvoll.

„Leider nicht. Für die komplette Saison bis zum Championat hast du Rückenwind an sie übergeben. Laut dem Vertrag kann sie ihn sogar bei sich einstellen und trainieren. Er muss nicht auf dem Höhenhof stehen."

„Aber es war abgesprochen, dass Rückenwind nur ein Ersatz ist und bei mir bleibt."

„Ja", er zeigte auf einen gelb markierten Absatz, „aber nur solange Jessikas andere Pferde nicht ausfallen. In dem Fall, dass Pasadena verletzt wird und Merlander die Saison nicht alleine schafft, wird Rückenwind zum Hauptpferd."

Nun konnte ich meine Tränen nicht mehr halten. Das war alles zu viel. Meine Freundin hatte mich hintergangen. Jedenfalls fühlte es sich so an.

Ryan nahm mich in den Arm. Ich schluchzte an seiner Schulter, bis keine Träne mehr kam. Ich fühlte mich erschöpft und hilflos.

„Was ist, wenn Aaron mich anzeigt?“, fragte ich Ryan.

Den Vorwurf, ich hätte ihn mit der Gerte angegriffen hatte ich zwischenzeitlich völlig vergessen.

„Das muss er dir erst beweisen. Sicherlich wird es Augenzeugen geben, dass du es nicht warst. Kannst du dich daran erinnern, wer zu dem Zeitpunkt Vorort war?“

„Maximilian von Freiherr könnte etwas gesehen haben oder einer der Stallburschen.“

Ryan verspannte sich für einen kurzen Moment. Oder hatte ich es mir nur eingebildet? Wurde ich schon paranoid?

„Falls es zu einer Anzeige kommen sollte, dann werde ich dich verteidigen“, er küsste mich zärtlich.

Plötzlich stand er auf und zog mich mit sich.

„Jetzt ist es aber Zeit, dich erst einmal auf andere Gedanken zu bringen.“

„Was hast du vor?“

„Die beste Medizin gegen Trübsal ist Bewegung. Pfeffer und Valegro brauchen etwas Aufmerksamkeit“, er lächelte breit, „ein Ausritt wird dir guttun!“

Ich musste ihm Recht geben. Zusammen machten wir uns hoch zum Stall.

Der Wind wehte mir durch die Haare. Unter mir spürte ich Pfeffers Muskulatur, wie sie sich bei jedem Galoppsprung bewegte. Die lange Mähne des Friesen flatterte vor mir. Es war, als würden die Sorgen der Geschwindigkeit des gestreckten Galopps nicht folgen können. Ich ließ sie weit hinter mir. Mein Herz wurde leichter und ich konnte wieder Freude empfinden. Nur ich und mein Pferd. Sogar Ryan auf Valegro, der hinter mir her galoppierte, blendete ich aus. Das Gefühl von Fliegen schenkte mir Freiheit. Pfeffer nahm an Geschwindigkeit zu, als der Weg den Berg hinauf verlief. Ich verlagerte mein Gewicht nach vorne, um seinen Rücken zu entlasten. Ich wünschte, dass dieser Moment nie enden würde. Die Realität wollte ich weit hinter mir lassen und nur das Gefühl der Geschwindigkeit und die Einheit mit dem Pferd genießen.

Leider erreichten wir das Ende der Galoppstrecke und ich parierte durch in den Trab. Ryan trabte neben mich.

„Das scheinst du gebraucht zu haben“, er lächelte mich an und streckte mir die Hand hin.

Wir parierten in den Schritt und ich nahm seine Hand. Zusammen ritten wir, Händchen haltend, den Feldweg entlang. Ich schaute in die Landschaft und genoss die Ruhe. Von hier oben aus konnte man über die Felder schauen. In der Ferne näherte sich die Sonne dem Horizont und beleuchtete dabei die Dächer des naheliegenden Dorfes.

Es war schön, diesen Moment mit jemandem zu teilen, den man liebte. Dies wurde mir genau jetzt klar. Ich hatte mich wieder verliebt. Eigentlich war es schon mehr als nur eine Verliebtheit. Es war der Beginn einer Liebe, die, so hoffte ich, für lange und vielleicht sogar für immer halten würde. Ryan war für mich da und stand hinter mir. Er hatte mir sofort geglaubt und nicht an meiner Aussage über die Geschehnisse der letzten Tage gezweifelt.

„An was denkst du?“, fragte er mich.

Ich lächelte ihn an: „Ich habe darüber nachgedacht, wie glücklich ich bin, dich zu haben!“

Er blieb mit Valegro stehen und Pfeffer stoppte ebenfalls. Ryan beugte sich zu mir und wir küssten uns. Die beiden Wallache hatten sich die letzten Wochen aneinander gewöhnt, dass wir keine Streitigkeiten fürchten brauchten.

„Ich liebe dich!", sagte Ryan mit rauchiger Stimme, nachdem wir uns gelöst hatten.

„Ich dich auch", antwortete ich und fühlte es mit ganzem Herzen.

Durch den Wald ging es wieder zurück zum Hof. Das sanfte Schaukeln des Pferderückens trug meine Gedanken fort. Ich fühlte mich wie beflügelt. Ryan liebte mich und ich ihn. Nach dem Drama mit Johannis hatte ich fast nicht mehr an die Liebe geglaubt. Das Misstrauen gegenüber dem männlichen Geschlecht war noch da, aber winzig klein. Ich hoffte, dass es Ryan ehrlich mit mir meinte und die leichten Zweifel meiner Vergangenheit geschuldet waren. Bis heute hatte ich mich mit Johannis nicht aussprechen können. Zu gerne hätte ich gewusst, was damals geschehen war, dass aus unserer Liebe der blanke Hass in seinen Augen entstanden war. Beide Gefühle sollen im Gehirn nah beieinander liegen. War dies der Grund, warum aus einer liebevollen Verbindung für einen Menschen der bitterste Hass werden konnte? Ich wusste es nicht! Johannis konnte ich nicht mehr fragen, da er vor zwei Jahren durch einen Motorradunfall ums Leben gekommen war. Seine Mutter hatte mir die Nachricht überbracht. Es war eine nette Geste, mich zu informieren. Ich hatte lange gebraucht, um über den Verlust hinweg zu kommen, da ich mich gerne vor seinem Tod mit ihm ausgesprochen hätte. Nach unserer Trennung war er nach Berlin gezogen. Von dem Verlust des Kindes hatte er durch seine Eltern erfahren. Vermutlich hatte er es nicht wissen wollen. Für ihn stand fest, dass das Kind nicht von ihm sein konnte.

„Wo bist du denn mit deinen Gedanken?", hörte ich Ryans Stimme wie aus der Ferne, obwohl er genau neben mir ritt.

„Nur in Gedanken", antwortete ich und lächelte ihn an.

Die Gegenwart war zu schön, als dass ich in der Vergangenheit verweilen sollte.

Als wir wieder auf dem Hof ankamen, war die Sonne fast untergegangen. Die Dämmerung spendete zu dieser Jahreszeit noch genügend Licht. Chantal und Lisa liefen uns winkend entgegen.

„Da seid ihr zwei ja endlich", rief Lisa.

Panik brach in mir aus. Was war jetzt schon wieder passiert? War eines der Pferde verletzt? In meinem Kopf spielte sich ein Horrorszenario nach dem anderen ab.

Ich wollte absteigen, als mich Chantal davon abhielt: „Nein, bleib sitzen. Wir haben auf euch gewartet. Unten auf dem Springplatz haben wir Hindernisse für den Trail aufgebaut."

„Ihr seid unsere Versuchskaninchen!", kicherte Lisa.

Ich war positiv überrascht: „Ihr habt euch Hindernisse für den Trail ausgedacht?"

Ryan erinnerte mich: „Hatte ich dir davon nicht erzählt, dass Chantal schon immer einen Trail planen wollte und tausend Ideen hat?"

„Vielleicht?", ich konnte mich nicht mehr daran erinnern, dass wir darüber geredet hatten. Im Moment war es nicht verwunderlich, dass ich bei dem ganzen Stress vergesslich wurde.

Unten auf dem Springplatz war ich fasziniert von Chantals Ideenreichtum. Zehn verschiedene Hindernisse waren aufgebaut.

„Sind das dann alles Aufgaben für hier? Gibt es extra welche für den Ritt?", fragte ich.

„Für die Strecke gibt es Geländehindernisse", antwortete mir Chantal, „insgesamt habe ich mir zwanzig verschiedene Aufgaben ausgedacht."

„Das ist unglaublich!", am liebsten hätte ich sie gedrückt, aber ich saß auf Pfeffers Rücken.

Nach einander stellten uns die Mädchen die Aufgaben vor. Einige waren für die Zweier- und Viererteams gedacht und mussten zusammen erfüllt werden, einige dagegen waren für einzelne Reiter vorgesehen. Dann durfte sich einer aus dem Team freiwillig melden. Es ging um Geschicklichkeit, Schnelligkeit und den Umgang mit dem Pferd. Die Tiere mussten Vertrauen in ihre Reiter haben, um einige der Mutproben zu bewältigen.

Obwohl Pfeffer mir vertraute, war es nicht einfach, ihn durch einen Torbogen aus Luftballons zu führen, und danach über eine Brücke voller Kuscheltiere. Die Ballons irritierten Pfeffer nicht, aber ein großer rosa Plüschhase war angsteinflößend für meinen Friesen. Wild schnaubend wollte er nicht daran vorbeigehen. Ich bekam deshalb nur die halbe Punktzahl.

Ryan musste mit Valegro rückwärts durch ein aus Stangen gelegtes L. Geradeaus war nicht das Problem, aber in der Biegung überschritt der Rappe die Stange. Dadurch erhielt Ryan keinen einzigen Punkt.

Eine weitere Aufgabe war zusammen Wäsche aufzuhängen. Ryan war eindeutig kein Hausmann, da ihm mehrfach die Kleidungstücke von der Leine rutschten. Ich konnte mehr Punkte erzielen als er.

Wir lachten viel und hatten unglaublichen Spaß dabei. Chantal und Lisa hatten gute Arbeit geleistet.

Nur eine der Aufgaben, das Eierlaufen, würde nicht am Trail vorkommen, da dieses letztes Jahr schon dabei gewesen war. Man musste auf Zeit ein rohes Ei auf einem Löffel hoch zu Ross von A nach B bringen. Viele Teilnehmer waren daran gescheitert und der Platz war voller rohem Spiegelei gewesen. Die Sauerei wegzumachen hatte mich drei Eimer kostbaren Reitplatzsand gekostet.

Chantal und Lisa hatten mir eine Menge an Arbeit abgenommen und ich lud alle auf ein Eis ein. Der Sommer war, obwohl er sich dem Ende neigte, immer noch heiß. Eine Abkühlung würde uns guttun und die Mädchen hatten es sich verdient.

Wir hatten uns am Pool eingefunden und löffelten unsere Eisbecher. Ich hatte meine Beine in dem kühlen Wasser. Lisa und Chantal saßen mir gegenüber. Ryan lag auf dem Liegestuhl. Die Hunde hatten sich auf den kalten Fließen im Wohnzimmer niedergelassen.

Meine Gedanken schweiften zu Rückenwind. Morgen würden Jessika und Aaron vom Vorentscheid zurückkehren. Ob sie mein Pferd gleich hierher bringen würden? Ich vermutete, dass Aaron Jessika überreden würde, Rückenwind bei sich einzustellen.

„Anne, wir haben schon einen Fragebogen für den Trail", erklärte mir Chantal voller Stolz.

Jetzt fiel mir ein, dass Aaron gemeint hatte, dass Jessika und ihre Mitarbeiter keine Hilfe sein würden. Ich musste dieses Jahr weitere Helfer finden oder die Veranstaltung musste auf nächstes Jahr verschoben werden.

Traurig teilte ich dies den anderen mit: „Es kann sein, dass wir den Trail absagen müssen. Wenn ich Aaron Glauben schenke, dann wird Jessika mich dieses Jahr im Stich lassen. Alleine kann ich den Trail nicht veranstalten. Ich habe zu wenig Helfer!"

„Du hast doch uns!", riefen Chantal und Lisa im Chor. Ryan stimmte ihnen nickend zu.

„Danke, das ist lieb von euch, aber das wird bei weitem nicht ausreichen. Außerdem könnt ihr dann nicht mitreiten."

„Das ist egal", erklärte Ryan, „die beiden übernehmen die Aufgaben und ich kümmere mich um den Grill."

Ich war gerührt und doch war mir klar, dass es nicht genügend Helfer waren.

Lisa zählte laut weitere Namen auf: „Cathi, Tom, Rolf, Melli. Wenn sie Zeit haben ,kommen Björn und Nico zum Helfen."

„Björn", Ryan zog fragend die Brauen hoch, „und Nico, so so, ihr habt Kontakt zu den Jungs?"

„Ist ja nicht verboten", gab Chantal schnippisch von sich.

Lisa ließ sich nicht beirren und erklärte weiter: „Björn könnte seinen Bruder Dennis mitbringen. Anne, du könntest Christian fragen. Er hilft sicher gerne, wenn er Zeit hat."

„Glaubt ihr wirklich, dass es reicht? Jeder müsste doppelte Schichten übernehmen, damit wir den ganzen Tag abdecken können", fasste ich zusammen.

Alle drei nickten mir zu.

„Wir schaffen das!", bestätigte Ryan bestimmend.

Hinter mir stand plötzlich Frau Stubbe: „Ich bin auch mit dabei und werde euch helfen!"

Damit war ich eindeutig überstimmt und ergab mich der Mehrheit.

Der Trail würde stattfinden, auch ohne Jessika. Sie wollte mich nicht mehr bei dem Turnier dabei haben, also konnte ich mich um meinen Reiterhof kümmern ohne ein schlechtes Gewissen gegenüber meiner Freundin haben zu müssen. Rückenwind brauchte meine Hilfe nicht, das hatte ich dieses Wochenende schmerzlich erfahren müssen.

Am nächsten Morgen wachte ich schon vor dem Klingeln des Weckers auf. Ryan lag neben mir. Es fühlte sich schön an, neben jemanden aufzuwachen, der einen liebte und nahm, wie man war, mit seinen guten und schlechten Seiten. Langsam stand ich auf und lief nach unten in die Küche. Ich machte mir einen Kaffee, ließ die Hunde nach draußen in den Garten und folgte ihnen mit dem Laptop auf die Terrasse. Die Liste der Trail-Teilnehmer musste angefertigt werden. Auch die Planung der Verpflegung an diesem Tag stand noch aus. Fragebogen und Aufgaben musste ich dank Lisa und Chantal nicht mehr organisieren. Sie hatten mir wirklich enorm viel Arbeit abgenommen.

Als ich mein E-Mail-Postfach öffnete, erschrak ich. Jessika hatte mir mehrere Mails geschickt. Der Betreff der ersten Mail „Anzeige" reichte aus, um mich in Panik zu versetzten. Ich zitterte am ganzen Körper und hatte das Gefühl keine Luft mehr zu bekommen. Sunny spürte meine Panik und schlug an. Ihr Bellen weckte Ryan, der kurz darauf barfuß in den Garten stürmte.

„Was ist los?“, fragte er und ich hörte die Sorge in seiner Stimme.

Ich konnte nicht antworten und zeigte mit zittrigem Finger auf den Laptop.

Ryan überflog die Zeilen und nahm mich darauf fest in die Arme. Der Druck auf meine angespannten Nerven brachte mir Ruhe.

Leise sprach Ryan auf mich ein: „Ganz ruhig! Sie wollen dir nur Angst machen und dich unter Druck setzen. Eine Anzeige ist Irrsinn und gegen die zweite Mail werden wir vorgehen. Rückenwind ist dein Pferd. Du bist die Eigentümerin und darfst jederzeit sehen, wie es ihm geht. Kontaktverbot bei einem Pferd, welches ihr nicht einmal gehört? Ich frage mich wirklich, was sie sich dabei denkt!“

„Wir waren beste Freundinnen!“, schniefte ich.

„Sie scheint nicht die zu sein, für die sie sich ausgibt!“, bemerkte Ryan.

„Ich kenne sie seit der Schule.“

In mir herrschte ein Sturm aus Gefühlen. Vorwürfe vermischten sich mit Trauer. Ich fühlte mich verraten und hintergangen. Wie konnte ein Mensch nur so sein? Eine Freundin der anderen in solch einem Maße in den Rücken fallen? Ich wusste nicht mehr, was ich glauben noch fühlen sollte. Enttäuschung machte sich breit. Sie wurde schnell von einer heißen brennenden Wut überrollt. Darauf folgte Verzweiflung und erneut kochte die Wut in mir hoch.

Während ich mit meinen Gefühlen kämpfte, las sich Ryan die Mails durch. In der ersten wurde ich darüber informiert, dass Aaron mich wegen Körperverletzung anzeigte. In der zweiten stand, dass Jessika Rückenwind bei sich auf dem Hof unterstellen würde und ich mein Pferd bis nach dem Championat nicht mehr sehen durfte. In der dritten Mail wurde mir dann mitgeteilt, dass ich aufgrund irgendwelcher Bestimmungen nicht mehr als Jessikas Tierärztin tätig sein durfte. Angeblich wäre es ein Interessenskonflikt Eigentümerin und tierärztliche Betreuung des Pferdes zu sein. Jessika entzog mir sicherheitshalber gleich alle Patienten.

„Darf sie das überhaupt?“, fragte ich Ryan.

„Was genau?“

Ich erklärte: „Sie hat natürlich das Recht mir ihre Pferde als Patienten zu entziehen, aber Rückenwind ist mein Pferd. Ich darf mir den Tierarzt für mein Tier aussuchen. Oder?“

„Natürlich darfst du das. Ich muss die Bestimmungen der reiterlichen Vereinigung, die sie im Anhang mit geschickt hat, überprüfen. Es kann durchaus sein, dass du wegen eines Interessenkonfliktes die tierärztliche Betreuung nicht selbstständig übernehmen darfst, aber Jessika darf sich deshalb nicht ohne deine Einwilligung einen neuen Tierarzt aussuchen.“

Diese Aussage beruhigte mich etwas. Jessika konnte somit nicht alles machen, was sie wollte. Sie hatte nicht die komplette Macht und ich war nicht so hilflos, wie ich mich in diesem Moment fühlte.

Ich überlegte laut: „Und wie erfahre ich, wie es meinem Pferd geht? Hat sie nicht irgendeine Pflicht dem Eigentümer gegenüber?“

„Natürlich musst du über das Wohl deines Pferdes informiert werden. Rein theoretisch könnten wir zu ihr fahren und Rückenwind besuchen. Leider hast du in dem Vertrag mit Jessika ihr das Recht übertragen, dass er bei ihr auf dem Gestüt stehen darf, wenn der Fall eintritt, dass sie kein anderes Pferd mehr zu Verfügung hat.“

„Wie hätte ich das den ahnen sollen?“, ich vergrub mein Gesicht in den Händen.

Ryan strich mir über den Rücken: „Es wird alles wieder gut!"

„Dann lass uns zu ihr fahren!"

Ryan hielt mich zurück: „Warte! Sie werden jetzt noch nicht wieder auf dem Gestüt sein. Lass uns erst heute Abend fahren."

Der Tag zog sich dahin wie alter Kaugummi. Chantal und Lisa versuchten, mich mit der Organisation des Trails abzulenken. Es war angenehm, die ganze Veranstaltung nicht alleine stemmen zu müssen. Ryan war in die Ferienwohnung verschwunden und wollte sich meinem juristischen Wohl widmen. Er telefonierte und recherchierte seit Stunden.

Ich hatte mich nach dem ersten Schockmoment entschieden, mich nicht unterkriegen zu lassen. Es war mein Pferd und das würde ich Jessika nicht kampflos überlassen. Auch wenn ich immer noch nicht verstand, warum sie sich gegen mich stellte. Hatte Aaron sie manipuliert? War ihr finanzieller Notstand für ihr Verhalten schuld? Oder hatte ich jahrelang nicht gesehen, wer sie wirklich war? Menschen verändern sich, das war mir klar, aber warum hatte ich diese Veränderung nicht gemerkt? Ich verstand es nicht und suchte, je mehr ich darüber nachdachte, den Fehler bei mir. Hatte ich mich verändert? War sie durch mein Verhalten dazu gezwungen worden, mich aus ihrem Leben auszuschließen? Die Gedanken fuhren mit mir Karussell.

„Anne, hast du mir zu gehört?", stieß mich Lisa zurück in die Wirklichkeit.

„Nein", entschuldigte ich mich, „was hast du gesagt?"

„Ich wollte wissen, ob Christian dir schon geschrieben hat, ob er am Trail hilft."

Ich nahm mein Handy, um meine Nachrichten zu überprüfen.

„Ja, er kann den ganzen Tag helfen. Er würde eine Schicht am Grill vorziehen. Seiner eigenen Aussage nach, hat er keine Lust auf dem Platz zu stehen, dies müsste er auf den Turnieren zu genügend."

„Ok, das trifft sich gut. Dann teile ich Ryan und Christian am Grill ein“, bestimmte Chantal und füllte die Liste aus, die vor ihr lag.

„Anne, sonst war Jessika immer mit dir zusammen in der Meldestelle. Wen soll ich dieses Jahr mit dir einteilen?“, fragte Lisa.

„Ich weiß es nicht“, antwortete ich wahrheitsgemäß und sah traurig in die Ferne.

Bis jetzt hatte ich mich immer auf den Trail gefreut, weil es Jessikas und mein Baby war. Nun war alles anders!

„Wie wäre es mit Melli?“, warf Chantal ein.

„Gute Idee! Trage sie mit Anne für die Meldestelle ein“, orderte Lisa.

Ich nickte nur. Es war mir in diesem Moment egal, wer den Dienst mit mir machen würde.

Chantal und Lisa planten neben mir weiter, während ich in Gedanken erneut abdriftete. Konzentrieren war nicht möglich. Das Gefühlschaos in mir wollte meine komplette Aufmerksamkeit. Ich schaffte es nicht, den Verrat von Jessika zu ignorieren oder die Sorgen um Rückenwind beiseitezuschieben.

Das Klingeln meines Privathandys riss mich aus den Gedanken. Auf dem Display erschien das Bild von Valentina. Die temperamentvolle Studienkollegin mit ihren italienischen Wurzeln lachte mich an. Wir waren eine größere Gruppe an Studierenden, die zusammen gelernt und gefeiert hatten. Die Mädelsgruppe aus Valentina, Marie und mir war ein Dreierteam innerhalb der Großgruppe gewesen.

Ich schnappte mir mein Handy und stand auf. Lisa und Chantal störte es nicht, dass ich die beiden alleine ließ.

„Val“, begrüßte ich meine Studienfreundin, „was verschafft mir die Ehre deines Anrufes?“

„Hey, Anne“, begrüßte mich Valentinas Stimme, „ich hatte gestern mit einer der tiermedizinischen Angestellten

Wochenenddienst. Sie ist ein verrücktes Pferdemädel, genauso wie du. Jedenfalls schaute ich mit ihr den Vorentscheid von irgendeinem größerem Championship. Eine Jessika Sommerfeld ritt ein Pferd, ich glaube, es hieß Rückenwind. Die Besitzerin war eine gewisse Anne Meyer. Da wollte ich dich fragen, ob es Zufall ist oder du unter die Turnierpferdebesitzer gegangen bist?"

„Nein es stimmt, aber so glamourös, wie sich das Ganze für dich anhört, ist es leider nicht", erklärte ich traurig.

Valentina erkannte sofort, dass etwas nicht stimmte: „Was ist bei dir los? Erzähl schon!"

Ich schluckte die aufkommenden Tränen herunter und erzählte Valentina die ganze Geschichte bis ins kleinste Detail. Meine Probleme wegen dem kommenden Trail ließ ich nicht aus.

„Weißt du was! Hamburg ist nicht weit weg von dir und ich habe das Wochenende frei. Ich kann dir helfen, wenn du möchtest?", schlug Valentina vor.

„Wirklich? Hast du nicht genug um die Ohren?"

„Ach Quatsch! Mal etwas Stallluft wird mir nicht schaden. Pferde sind nicht meine Lieblinge, wie du weißt, sind Katzen mein Fachgebiet, aber ich werde dich nicht im Stich lassen, wenn du meine Hilfe brauchst."

„Pferde waren schon im Studium nicht deins", kicherte ich in Erinnerung an die alten Zeiten.

„Ich kann freitagabends da sein", plante Valentina, „ich bräuchte nur eines deiner Ferienzimmer."

„Klar, aber den Luxus deiner Penthauswohnung kann ich dir nicht bieten."

„Für zwei Nächte werde ich es auch auf deinem Sofa aushalten. Im Notfall", lachte sie. Valentina war unsere Luxusqueen gewesen. Trotz des Glamour-Faktors stand sie mit beiden Beinen fest im Leben und war nicht abgehoben. Wir lebten in zwei völlig verschiedenen Welten. Ich das Pferdemädchen vom Land und sie die Luxusqueen mit

Katzenfabel aus der Großstadt. Diese Unterschiede hatten uns nicht davon abgehalten auf der gleichen Wellenlänge zu schwimmen und gute Freundinnen zu werden.

„Das ist unglaublich lieb von dir, dass du mir hilfst!“, bedankte ich mich abermals.

„Kein Ding! Dann sehen wir uns Freitag. Ich freu mich schon.“

„Ich mich auch“, verabschiedete ich mich und legte auf.

Es gab doch noch wahre Freundschaft. Nie hätte ich gedacht, dass Valentina kurzfristig helfen würde. Während des Telefonats hatte es sich angefühlt, als hätten wir gestern erst unsere letzte Examensprüfung hinter uns gebracht. Wahre Freundschaft überstand jede zeitliche und räumliche Spanne!

Abends fuhr ich zu Jessikas Gestüt. Ryan wollte mich nicht alleine fahren lassen, aber ich bestand darauf, dass ich diesen Kampf erst einmal ohne ihn ausfechten musste. Innerlich hoffte ich, dass ein paar klärenden Worte die Freundschaft noch retten konnten. Das Gespräch mit Valentina hatte mich daran erinnert, wie wertvoll wahre Freunde waren. Vielleicht handelte es sich bei Jessika und mir nur um ein riesiges Missverständnis.

Das Gestüt lag im Dunklen, was mich verwunderte. Nirgends brannte Licht, obwohl die Sonne längst untergegangen war. Es war spät, das war mir bewusst, aber ich wollte Jessika nicht während der Arbeit stören. Aus Erfahrung wusste ich, dass sie um diese Uhrzeit wach war.

Den Wagen parkte ich vor dem Stall, weil ich erst sehen wollte, ob es Rückenwind gut ging. Die Koppeln und Weiden waren leer. Vermutlich stellte Jessika die Pferde nach den Anschlägen des Pferdeschänders ebenfalls rein. Ich schaltete im Stall Licht an und staunte nicht schlecht. Nur vier der Boxen waren belegt. Die grün gestrichenen Ställe hatte ich schon immer bewundert, nur jetzt sah es fast gespenstisch aus. Ich konnte Pasadena, Merlander und Garonne in den hinteren Boxen erkennen.

Rückenwind wieherte, als er mich entdeckte, und streckte den Kopf durch das in die Boxentür eingelassene Fenster.

„Hallo, mein Kleiner“, begrüßte ich ihn und kraulte seine Ohren, „ich hoffe, es geht dir gut. Weißt du, ich habe leider nicht genau aufgepasst, daher stehst du jetzt für eine Weile bei Jessika. Nach dem Championat wirst du aber wieder bei mir wohnen und mit Capriello auf der Koppel Spaß haben. Versprochen!“

Zustimmend schlaubte Rückenwind.

Ich musste lachen, auch wenn mir zum Weinen war. Bevor ich mich auf die Suche nach Jessika machte, gab ich dem Braunen einen Kuss und verabschiedete mich.

Im Wohnhaus brannte Licht, als ich die Stallungen verließ. Ich klingelte an der Tür, doch nichts rührte sich. Verwunderung machte sich in mir breit. Warum war hier niemand? Wo waren Jessikas Angestellte? Weshalb konnte ich in die Stallungen ohne, dass jemand kam? Und warum reagierte niemand auf das Klingeln?

Erneut versuchte ich es und dieses Mal drückte ich den Knopf länger.

„Jessika, geh endlich an die Tür und klär die Sache!“, hörte ich Michael schreien.

„Mische dich nicht in Sachen, die dich nichts angehen“, schrie Jessika zurück und ich hörte Schritte.

Mit Schwung wurde die Tür geöffnet. Wütend schaute mich Jessika an: „Was willst du? Rückenwind bleibt laut Vertrag bis zum Championat hier!“

Ich versuchte, ruhig zu bleiben, und antwortete mit leiser, aber fester Stimme: „Ich weiß, was ich unterschrieben habe. Doch ich wusste nie, vorauf ich mich einlasse. Du hast mich gelinkt!“

Schnippisch erklärte Jessika mir: „Da hättest du besser aufpassen müssen!“

„Ich habe dir vertraut!“

„Warum sollte ich an dich denken? Meine Karriere steht auf dem Spiel. Alles für was ich je gearbeitet habe."

Immer noch mit ruhiger Stimme erwiderte ich: „Das verstehe ich! Dass du Angst um deine Karriere hast. Ich bin doch immer für dich und deine Tiere da gewesen. Du musstest nur den einfachen Satz bei deinen Rechnungen zahlen und Notfallgebühren habe ich dir nie berechnet. Auch privat konntest du immer auf mich zählen. Warum also?"

„Warum nicht? Warum sollte ich auf dich Rücksicht nehmen?"

„Wir sind doch Freundinnen. Beste Freundinnen!? Wie konntest du dich nur so verändern? Ist dir unsere Freundschaft nichts mehr Wert?"

Höhnisch lachte sie: „Ich? Du zerstörst meine Karriere und meinst, dass wir Freundinnen wären. Immer hattest du alles und ich hatte nichts!"

„Wie meinst du das?"

„Du weißt genau, wie ich das meine! Du hast ihn mir weggenommen."

„Rückenwind ist mein Pferd."

Jetzt schrie sie mich an und ihre Stimme überschlug sich fast: „Ich rede nicht von dem Pferd!"

„Von was denn dann?", nun konnte ich auch nicht mehr leise bleiben. „Wenn du nicht einmal das weißt, dann wundert es mich nicht, dass du denkst, dass wir beste Freundinnen seien!"

Sie drehte sich um und knallte die Haustür zu.

Ich stand alleine im Dunklen und wusste nicht, was gerade passiert war.

„Was meinte sie mit ‚Du hast ihn mir weggenommen'?", überlegte ich fieberhaft. Ihr Verhalten und diese Aussage waren mir rätselhaft. Es war mir ein Rätsel.

Die nächsten Tage vergingen schnell. Die Organisation des Trails nahm meine ganze Aufmerksamkeit ein. Mein Innerstes versuchte, den Streit mit meiner langjährigen Freundin zu verarbeiten.

Freitagnachmittags unterhielten Ryan und ich uns mit Cathi, die Jessika fast so lange kannte wie ich. Beide konnten sich keinen Reim auf meinen Bericht machen. Jessikas Worte waren für uns ein Rätsel. Von Cathi erfuhren wir allerdings noch, warum Lisa nicht zusammen mit mir bei dem Vorentscheid als TT geholfen hatte.

„Lisa durfte nicht mit, weil ihre Eltern sich weigerten das Hotel und die Verpflegung für ihre Tochter zu bezahlen“, erklärte sie.

„Sonst hatte Jessika den Helfern doch immer Kost und Logis bezahlt“, wandte ich ein.

„Hat sie dir alles bezahlt?“, fragte Cathi.

Ich überlegte und musste zugeben, dass ich das Hotel und meine Verpflegung selbst bezahlt hatte.

„Können finanzielle Sorgen Menschen in solch einem Maße verändern?“, überlegte Cathi laut.

„Ja“, antwortete Ryan, „das können sie!“

Wir schwiegen. Keiner von uns wusste, was er sagen sollte.

Lautes Hupen schreckte uns aus den trüben Gedanken. Ein rotes Kapriole fuhr den Hügel hinauf. Darin saß Valentina mit großer Grace Kelly Sonnenbrille und einem flippigen und trotzdem sehr eleganten Kopftuch. Ihr Hände steckten in roten Lederhandschuhen. Ihr blond gefärbtes Haar flatterte hinter ihr her. Sie stoppte den Wagen kurz vor uns. Mit einem breiten Lächeln im Gesicht, was ihre strahlend weißen Zähne zeigte, sprang sie aus dem Wagen und rief: „Ciao a tutti!“

Ich schloss sie freudig in die Arme: „Schön, Val, dass du da bist! Ich habe dich nur viel später erwartete.“

„Ach, Anne, ich bin gleich nach der Nachtschicht in den Wagen und hierher.“

Ich sah sie verwundert an: „Bist du dann nicht müde?“

„Ich bin voller Energie dich endlich wieder zu sehen und den neusten Klatsch und Tratsch aus deinem Leben zu erfahren.“

Ryan kam auf uns zu und Valentina zog anerkennend die Sonnenbrille ein Stück runter. Bewundernd sagte sie: „Oh hallo, wer ist denn der schöne Mann?“

„Darf ich vorstellen, mein Freund Ryan.“

„Hallo, ich bin Valentina, kannst mich aber Val nennen“, stellte sie sich vor und reichte Ryan die Hand, „keine Sorge Anne, auf privatem Grund wildere ich nicht.“

Ihr lebensfrohes Lachen ertönte. Valentina war kein Kind von Traurigkeit und genoss trotz ihrer katholischen Erziehung die Liebe in vollen Zügen. Feste Bindungen waren ihr zuwider. Sie liebte ihr Leben und feierte jede Sekunde davon.

Ryan schien etwas perplex über das offene Flirten meiner alten Kommilitonin. Trotzdem reichte er ihr die Hand: „Hey, ich bin Ryan. Schön dich kennenzulernen. Du bist eindeutig das komplette Gegenteil von Jessika.“

Valentina schien verwundert: „Was ist mit dieser Jessika nur los? Anne, am Telefon hat sich das Ganze schon seltsam angehört.“

„Die Situation ist in der Zwischenzeit noch viel komischer und wahnhafter geworden. Ich denke, wir besprechen es später bei einem Glas Rotwein.“

Ryan verabschiedete sich zwischenzeitlich: „Ich lasse euch mal alleine. Cathi und ich übernehmen heute das Reinstellen der Pferde. Außerdem kann ich das Bierzelt ohne euch in Empfang nehmen. Für den Aufbau ist morgen früh genügend Zeit“

Er umarmte mich und gab mir einen Kuss: „Bis später dann, ich wünsche euch Mädels viel Spaß!“

Ich schaute ihm hinterher, wie er in seiner engen Jeans Richtung Stall lief. Dieser Hintern regte Phantasien an. Bilder erschienen in meinem Kopf und ich stellte fest, dass es schon länger her war, dass Ryan und ich Sex gehabt hatten. Heute Abend würde ich das ändern.

„Na na", riss mich Valentina aus den Gedanken, „dich scheint es ja richtig erwischt zu haben! So verliebt, wie du schaust. Man könnte meinen, du sabberst gleich."

Wir beide kicherten laut los und es war wieder wie damals im Studium.

„Lass uns runter zum Bauernhaus fahren, dann zeig ich dir dein Zimmer und wir setzen uns in den Garten an den Pool", plante ich den Abend.

Während wir in das Auto einstiegen, fragte Valentina: „Du hast einen Pool?"

„Ryan hat mir den Pool geschenkt. Innerhalb von einem Tag hat er ihn aufbauen lassen."

„Du verarschst mich doch?"

„Nein, das mache ich nicht. Ich hoffe, du hast einen Bikini mit."

„Als würde ich ohne Bikini wegfahren", lachte sie.

Wieder stimmte ich in ihr herzerwärmendes, frisches Lachen ein.

Valentina lag in ihrem knappen Bikini auf der Luftmatratze im Pool und hielt ihr Weinglas in der Hand. Das Rot des Weines und Vals Bikinis leuchteten um die Wette. Ich saß am Poolrand und bewunderte ihre Tattoos. Im Studium, fern von ihren Eltern, hatte Valentina im Beisein von Marie und mir sich ihr erstes Tattoo stechen lassen. Es war der Kopf einer Katze gewesen und sollte ein Symbol für ihre Liebe zu den Vierbeinern darstellen. Genau wie ich, wusste sie seit Beginn des Studiums, für welche Tierart sie sich spezialisieren würde, auch wenn erst einmal alle gelernt werden mussten

„Mit Ryan hast du einen echten Glücksgriff geleistet", schwärmte Valentina.

„Ich kann mein Glück auch kaum glauben", gab ich zu.

„Denke es dir nur nicht wieder kaputt!“

„Wie meinst du das?“

Valentina zog sich auf der Luftmatratze zu mir an den Rand und nahm meine Hand. Sie sah mir tief in die Augen und sagte: „Du denkst zu viel. Lebe dein Leben und genieße es. Mache dein Glück nicht kaputt, indem du den Fehler suchst, bis du einen findest. Höre auf dein Herz und nicht immer nur auf deinen Kopf. Zerstöre dein Glück nicht wieder durch dein Misstrauen.“

„Das ist nicht so einfach! Schau dir doch nur die Sache mit Jessika an. Ich habe ihr vertraut und auf mein Herz gehört und wurde hintergangen.“

„Hast du wirklich auf dein Herz gehört? Oder hattest du nicht schon längst Zweifel?“

Ich überlegte und kam zu einem traurigen Schluss: „Ich hatte Zweifel und viele haben mich darin bestärkt, doch ich wollte es vermutlich nie hören.“

Valentina setzte sich neben mich: „Du hast ein gutes Herz, nur leider ist es etwas naiv. Höre auf deine alte Freundin, die schon einige Männer durch hat. Ryan ist ein guter Kerl, ein Glücksgriff. Lass ihn nicht wieder los!“

Wir umarmten einander. Valentina verlagerte ihr Gewicht und wir fielen ins Wasser. Lachend tauchten wir wieder auf. Wie hatte ich diese Lebensfreude von ihr vermisst. Nur noch Marie fehlte, um das alte Dreiergespann komplett zu machen.

„Hast du etwas von Marie gehört?“, fragte ich Val.

„Bei ihr schaut es auch nicht so rosig aus“, bekam ich als Antwort.

„Warum?“, fragte ich und nippte an meinem Rotwein.

„Es wäre besser, wenn du sie selbst anrufst und es dir erzählen lässt“, erklärte Val, „heute wollen wir nicht weiter Trübsal blasen, sondern Spaß haben.“

Sie stellte die Gläser in Sicherheit und tauchte mich unter Wasser. Ein wildes Gerangel begann.

„Ihr beide habt aber Spaß!“, hörte ich Ryans Stimme von der Terrassentür aus.

Mitten in unserem kleinen Kampf hielten wir inne.

„Möchtest du mitmachen“, flötetet Valentina.

Vorsichtig näherte sich Ryan: „Ihr beiden führt doch etwas im Schilde. Ich traue euch nicht.“

Damit sollte er Recht behalten. Als er nahe genug war, spritzten Valentina und ich Ryan nass. Sunny und Salantino, von unserem Gelächter aufgeschreckt, sprangen voller Freude um ihn herum und schnappten nach den Spritzwassern.

„Es reicht! Es reicht!“, gab sich Ryan geschlagen, „ich bin nass genug. Als Entschädigung darf ich jetzt meine Frau mit ins Bett nehmen.“

Er half mir aus dem Pool und führte mich Richtung Terrassentür.

„Lasst euch nicht abhalten“, Valentina winkte uns hinterher, „ich bleibe etwas hier und trinke die Weingläser aus. Den guten Tropfen kann ich nicht verkommen lassen. Später gehe ich dann über die Außentür in mein Gästezimmer“, mit einem Zwinkern fügte sie hinzu, „ich möchte euch bei nichts stören. Viel Spaß!“

„Und was erhalte ich für eine Entschädigung?“, fragte mich Ryan flüsternd, während er mir die Treppe hoch folgte.

„Oh ich habe da schon eine Idee“, flüsterte ich und kicherte.

Mit Schwung landete ich auf meinem Bett. Ryan entledigte sich seinen nassen Kleidungstücken und stand innerhalb von Sekunden nackt vor mir. Mein Bikini flog auf den Boden zu seinen Kleidungstücken.

Mein Körper kribbelte und wollte ihn fühlen. Auf meiner Haut und in mir. Wie sehr ich ihn begehrte! Doch vorher hatte er eine Entschädigung verdient. Ich setzte mich auf die Bettkante vor ihm. Mit dem Mund und doch ohne viele Worte, zeigte ich ihm, wie sehr ich ihn wollte. Ein leises kehliges Stöhnen demonstrierte mir, dass ihm gefiel, was ich tat. Seine Hände spielten dabei sanft mit meinen Brüsten.

„Wenn du nicht aufhörst, werde ich nicht mehr in der Lage sein, mich deinem Körper zu widmen“, sagte Ryan und es klang, als müsste er sich stark konzentrieren, um die Worte zu bilden.

Ich stoppte meine Liebkosung: „Nur wenn du das möchtest!“

„Und wie ich das möchte!“

Sanft schubste er mich auf das Bett. Nun erhielt ich die gleiche Zuwendung von seinem Mund, die ich ihm geschenkt hatte und versank in eine Welt voller Glücksgefühle.

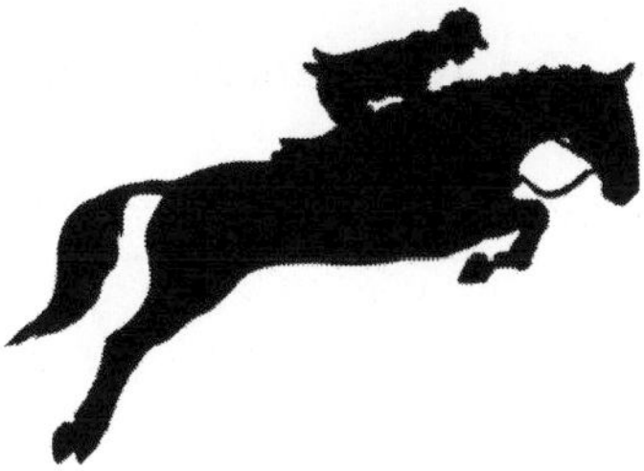

10. Trail und Sommerhitze

Am nächsten Morgen mussten wir früh raus. Für ein ausgiebiges Frühstück war keine Zeit. Auch wenn die verschiedenen Aufgaben bereits auf dem Springplatz und auf dem Dressurplatz neben der Halle aufgebaut waren, fehlte der Aufbau des Bierzelts und des Verkaufsstandes für das Essen. Die Meldestelle befand sich im Reiterstübchen und war gestern von Melli und mir bestückt worden.

Valentina würde ihre Schicht mit mir zusammen übernehmen, während Melli mit ihrem Freund eine der Wegaufgaben bewachen sollte. Sie hatte den Jungen durch das Lernen für das Abitur kennen und anscheinend auch lieben gelernt. Ich freute mich für das junge Glück und war gespannt, seine Bekanntschaft zu machen. Er musste ein außergewöhnlicher junger Mann sein, wenn er Mellis Aufmerksamkeit erringen konnte.

Mit je einem Kaffee-To-Go-Becher in der Hand schlenderten Valentina und ich hoch zur Reithalle. Von weitem erkannte ich Tom, wie er zusammen mit Cathi die Pferde auf die Koppel führte. Ich war glücklich darüber, dass das Rein- und Rausstellen der Tiere ohne Probleme oder Streitigkeiten funktionierte. Keiner der Einsteller hatte sich im Nachhinein beschwert oder Ärger gemacht. Meine Sorgen waren unbegründet gewesen.

„Was ist das denn für ein Schnuggel?“, fragte mich Valentina und nickte in Toms Richtung.

„Das ist Tom, meine rechte Hand", und mit bestimmender Stimme, erwähnte ich, „und Cathis Freund."

„Oh, ich wäre gerne mal seine rechte Hand."

Ich boxte sie mit dem Ellenbogen in die Seite: „Halte dich zurück. Du bist wie eine rollige Katze!"

Sie fing an zu lachen: „Deshalb liebe ich Katzen auch so. Gleich und gleich gesellt sich gern."

Ich musste ebenfalls lachen. Val war schon ein Fall für sich. Nichts konnte ihr Mundwerk stoppen.

Wir waren an der Reithalle angekommen und ich öffnete das große Tor.

Valentina schaute sich staunend um: „Was für einen schönen Besitz du hast. Wäre ich nicht der Stadtmensch, dann könnte ich mich in diese Landschaft verlieben."

„Das höre ich gerne."

Meine Brust schwoll an vor Stolz. Egal wie schwer die letzten Tage auch waren, ich liebte den Höhenhof und die Pferde über alles. Um nichts in der Welt würde ich an einem anderen Ort leben wollen.

Durch den Sand der Halle lief ich Richtung Reiterstübchen.

„Wo willst du hin?", Valentina stand am Eingang. Sie war mir nicht gefolgt.

Ich blieb stehen und zeigte zu dem Glasfenster, hinter dem sich das Stübchen befand: „Dort ist die Meldestelle."

„Ist das dein Ernst? Die Sonne scheint und kein Regen ist angesagt. Willst du dich da wirklich in dem Räumchen verstecken? Warum bauen wir die Meldestelle nicht hier auf? Wir sind geschützt und gleichzeitig an der frischen Luft?"

„Und du an der Sonne?"

Valentina nickte zustimmend.

„Mit dem kurzen Sommerkleid bist du auch eher für eine Gartenparty als für einen Reittrail angezogen", ich zwinkerte ihr zu und musste eingestehen, dass sie Recht hatte. „Dann lass uns die Meldestelle hier am Hallentor aufbauen."

„Super", quietschte meine Freundin vor Freude und lief mit ihren Sommersandaletten durch den Sand auf mich zu, „dann auf! Wir müssen alles aufgebaut haben, bevor die ersten Reiter kommen."

Mit einem Lächeln im Gesicht folgte ich ihrem geblümten Sommerkleid.

In kürzester Zeit hatten wir die Meldestelle an ihren neuen Standort gebracht. Valentina verschaffte sich gerade einen Überblick über die Anmeldeliste, als das erste Reiterpaar sich der Meldestelle näherte.

Das Ehepaar mit ihren zwei Haflingern waren Stammgäste bei mir. Jedes Jahr nahmen sie am Trail teil. Blumen zierten die geflochtene Mähne und den Schweif der Pferde. Die Reiter trugen Blumenkränze um die Helme und grüne Reitsachen. Das Thema des diesjährigen Trails war „Märchen und Fabelwesen". Die Teilnehmer hatten sich im Vorfeld Teamnamen und dazu passende Kostüme ausdenken müssen und diese bei mir eingereicht. Idee und Umsetzung wurden bepunktet und mit in die Wertung eingerechnet.

„Team Gartenfeen", trällerte Valentina, „oh wie schön!"

Ihre Augen strahlten und ich war darüber verwundert, wie fasziniert sie schien. Normalerweise waren solche Kostüme nicht ihr Ding, Fasching oder Karneval ihr zuwider.

Die Reiterin, Erin Müller, begrüßte mich freudig: „Anne, du hast wieder tolle Arbeit geleistet. Der Höhenhof strahlt und der Springplatz samt den Aufgaben schaut fantastisch aus."

Da ich nicht die Zeit gehabt hatte mir die Arbeit, der anderen anzuschauen, musste ich pokern: „Danke dir! Es ist toll, euch wieder mit dabei zu haben. Eure Kostüme sind spitze!"

Ich trat näher und bewunderte die Blütenpracht in der Mähne des Haflingers: „Sind das echte Blumen?“

„Ja, sie sind aus unserem Garten“, erklärte mir Erins Mann, der in der Zwischenzeit den Fragebogen und die Wegbeschreibung von Valentina entgegengenommen hatte.

Schon ritt das nächste Reiterteam den Hügel hinauf und bestaunte dabei den bunt geschmückten Springplatz.

„Val“, fragte ich meine Freundin, „kann ich dich kurz alleine lassen? Ich würde gerne nach den anderen schauen, bevor hier der große Ansturm beginnt?“

„Natürlich, ich komme klar.“ Sie strahlte mich an. Für sie schien dieses Wochenende wie ein Ausflug in eine andere Welt.

Ich hörte kurz zu wie sie den Müllers den Ablauf des Trails erklärte.

Zuerst mussten die Teams einen Fragebogen ausfüllen, danach warteten Lisa und Chantal auf dem Dressurplatz mit den ersten zwei Prüfungen des Tages. Auf der darauffolgenden Wegstrecke warteten drei Aufgaben auf die Reiter. Melli und ihr Freund waren der erste Streckenposten. Dort mussten die Teams Scharade spielen und per Pantomime drei Begriffe aus dem Reitsport herausfinden. Tom und Rolf bildeten den zweiten Streckenposten. Sie hatten sich im Wald aufgestellt und die Reiter mussten bei den beiden das Gewicht eines Futtereimers, eines Kartoffelsackes und eines Strohballens erraten. Der Weg führte die Gruppen dann am See vorbei und wieder aus dem Wald herraus. Der dritte Streckenposten lag kurz vor dem Höhenhof. Hier hatte ein befreundeter Obstbauer eine seiner Baumreihen für uns freigegeben. Die Aufgabe bestand darin, in der schnellsten Zeit im Slalom die Bäume hin und zurück, zu um reiten. Es war Schnelligkeit und Geschick gefragt. Jedoch war niemand dazu verpflichtet, im gestreckten Galopp die Bäume zu umrunden. Der Spaßfaktor zählte bei einem Trail mehr als das Gewinnen!

Valentina war wie gemacht für ihre Aufgabe an der Meldestelle. Sie strahlte und gab jedem Team das Gefühl, willkommen zu sein. Ich wollte sie nicht lange alleine lassen und machte mich schnell auf den Weg, um nach den anderen zu sehen.

Ich staunte nicht schlecht. Die anderen hatten wahre Wunder bewirkt. Das Bierzelt und der Springplatz waren geschmückt und sahen einladend aus. Bunte Schilder wiesen den Weg, farbige Ballons hingen überall, leise Musik war durch Lautsprecher zu hören und vom Bierzelt aus wehte der Geruch von Kaffee. Noch hatten sich keine Zuschauer auf den Sitzbänken niedergelassen. Nur einige Reiter luden ihre Pferde aus dem Hänger oder holten sich Kaffee am Essensstand, welcher am Eingang des Bierzeltes aufgebaut war.

Ryan, Christian, Frau Stubbe und Lisas Mutter arbeiteten Hand in Hand. Sie waren ein eingespieltes Team. Die Männer kümmerten sich um den Grill und die Frauen schenkten Kaffee aus. Alle Einsteller hatten Kuchen oder andere Kleinigkeiten zum Verkauf vorbei gebracht. Das Buffet sah einladend und lecker aus. Mein Magen knurrte bei dem Anblick.

Ryan begrüßte mich mit einem Kuss. Mein Herz hüpfte vor Freude in meiner Brust.

„Ihr zwei seid ein hübsches Paar“, neckte uns Christian.

Ich umarmte ihn zur Begrüßung und streichelte Keks über den Kopf.

„Wo sind deine Hunde?“, fragte er mich.

„Im Haus“, antwortete ich, „wenn du magst, dann kannst du Keks gerne zu ihnen bringen. Dort ist es kühl und ruhig.“

„Falls es heißer wird, werde ich darauf zurückkommen.“

Frau Stubbe trat zu uns: „Ich hab hier ein kleines Lunchpaket für die Meldestelle gepackt. Möchten Sie zusätzlich Kaffee mitnehmen?“

„Gerne", ich reichte ihr die Koffee-To-Go-Becher von Valentina und mir, die ich extra dafür mitgenommen hatte.

Christian wandte sich an mich: „Da hast du dir aber einen netten Kerl geangelt."

Ryan schien ihn gehört zu haben: „Ich hatte Glück, dass sie mich wollte."

Christian schlug ihm freundlich auf die Schulter: „Dann behandel sie gut! Sie hat es verdient."

„Das werde ich", antwortete Ryan und gab mir einen Kuss.

Es war schön zu sehen, wie Christian sich um mich sorgte und wie Ryan für mich Einstand.

Frau Stubbe trat mit den frisch gefüllten Bechern zu uns: „Manchmal ist unsere Frau Doktor etwas naiv, doch das liegt an ihrem weichen Herzen. Auch ich bitte Sie, sie nicht zu verletzten."

Ich war zu Tränen gerührt. Obwohl mir die Ansprache etwas peinlich war.

Ryan sah meine Unsicherheit und rettete mich aus der Situation: „Komm, ich begleite dich ein Stück. Noch ist der Anschwung bei euch an der Meldestelle größer als bei uns."

Gemeinsam liefen wir den Berg hoch zur Halle. Ich trug die zwei Kaffee-Becher und Ryan das Lunchpaket.

Schon jetzt spürte ich die aufkommende Hitze. Aktuell hatte keiner der Teilnehmer wegen der hohen Temperaturen abgesagt. Hoffentlich würden die Reiter umsichtig sein und ihren Pferden um die Mittagszeit nicht zu viel abverlangen. Sicherheitshalber sollte ich unten am Springplatz ein Wasserfass aufstellen und mehrere Kübel mit Wasser. Getränke hatten wir ausreichend gekauft und im Notfall würde mein privater Vorrat aus dem Keller geholt werden.

Ich wandte mich an Ryan: „Ich denke, sobald wir den Kaffee und das Essen Valentina gebracht haben, sollten wir beide ein Wasserfass nach unten fahren."

Ryans Augen strahlten wie bei einem kleinen Kind: „Darf ich dann wieder mit dem Traktor fahren?“

Ich musste lachen: „Klar darfst du das! Bei der Heuernte bist du doch auch schon gefahren.“

Wir küssten uns und ich war froh, jemanden wie ihn an meiner Seite zu wissen.

Gegen Nachmittag war es unerträglich heiß geworden. Die Pferdebesitzer nahmen das Wasserfass dankbar an und tränkten ihre Tiere. Hunde lagen hechelnd neben ihren Besitzern im Schatten und beobachten das Treiben auf dem Springplatz.

Chantal und Lisa standen unter einem Regenschirm, der als Sonnenschutz diente auf dem Platz und überwachten die Aufgabenbearbeitung der Teilnehmer.

Cathi und eine der Einstellerinnen, die Besitzerin von Oregano, bildeten ein weiteres Team, damit die Trailteilnehmer nicht zu lange warten mussten. Bevor die beiden ihre Schicht begonnen hatten, hatten sie zusammen alle Pferde wieder in den Stall gebracht, damit die Pferde der Trailteams die Koppeln des Höhenhofes bis zur Siegerehrung nutzen konnten.

Am Grill bildete sich eine Schlange, die auf ihre Würstchen oder den Grillkäse wartete. Auf den Sitzbänken um den Platz hatten sich Schaulustige versammelt und beobachteten wie die Reiter auf ihren Pferden Wäsche aufhängten oder eine der anderen Aufgaben absolvierten.

„Hey, Anne“, rief es hinter mir. Es war Melli und ein junger Mann, vermutlich ihr Freund, die auf mich zu kamen.

„Hey, ist die letzte Gruppe schon durch?“, fragte ich.

„Ja, wir haben alle abgearbeitet“, antwortete Melli und stellte mir ihren Begleiter vor, „das ist Philipp.“

„Hey, Philipp, ich bin Anne. Ich freue mich, dich kennenzulernen.“

Der Junge sah aus, wie man sich einen Streber vorstellte. Schlank und schlaksig mit heller Haut und einer dunklen Brille. Seine Augen strahlten viel Wärme aus, auch wenn er vermied, mir in die Augen zu schauen. Diese Form der Schüchternheit machte ihn sympathisch.

„Hallo“, begrüßte er mich mit brüchiger Stimme, aber sein Händedruck war fest.

Melli berichtete: „Wir würden uns jetzt etwas zu essen holen und ein wenig die Aufgaben auf dem Platz ansehen. Danach könnten wir dir bei den Fragebögen und den Siegerurkunden helfen.“

Ich wollte antworten, dass Valentina mit mir die Fragebögen auswerten wollte, doch dann sah ich meine Freundin auf einem der Liegestühle schlafen. Sie hatte sich ihr freies Wochenende redlich verdient. Dankbar nahm ich Mellis und Philipps Hilfe an.

Während die beiden ihr Essen am Rande des Platzes aßen, half ich Ryan am Grill, um Christian zu entlasten.

Dennis und Björn liefen auf uns zu. Ich war überrascht, die beiden zu sehen.

„Was macht ihr denn hier? Ich dachte, dass ihr nicht kommen könnt!“, begrüßte ich die beiden jungen Männer.

„Kurzfristige Planänderung!“, zwinkerte mir Dennis zu, „Mein Bruder hat mich so lange angefleht, dass ich ihn doch hergefahren habe.“ Im Stillen, dass Ryan ihn nicht hören konnte, fügte er hinzu: „Der jungen Liebe wollte ich nicht im Wege stehen!“

Björn war schon verschwunden und bei seiner Liebsten auf dem Springplatz.

Lisa, die von ihm abgelöst wurde, trat zu uns an den Grill: „Mensch habe ich einen Hunger! Kann ich bitte eine Bratwurst haben.“

„Klar!“, antwortete Ryan und reichte sie ihr. Missmutig beäugte er Chantal und Björn auf dem Platz.

Ich umarmte ihn von hinten und flüsterte in sein Ohr: „Gönn ihr doch das Glück!“

„Das tue ich, aber Sorgen mache ich mir trotzdem. Sie ist wie eine kleine Schwester für mich.“

„Ich weiß“, erwiderte ich und gab ihm einen Kuss.

Nach zwei Stunden der Auswertung und des Ausfüllens der Siegerurkunden, schritt ich in Begleitung von Chantal und Lisa, die uns geholfen hatten, Richtung Springplatz zur Siegerehrung. Normalerweise übernahm ich diese Aufgabe, aber heute wollte ich mich bei Lisa und Chantal bedanken, indem ich ihnen die Ehre überließ.

Bevor wir in den Sand traten, stoppe ich deshalb: „Ihr beiden überreicht dieses Jahr den Teilnehmern ihre Urkunden. Ich denke, das habt ihr euch verdient!“

Chantal war überglücklich, es fehlten ihr vor Freude die Worte. Lisa nickte wild und nahm mir die Urkunden ab. Voller Stolz liefen beide auf die Mitte des Platzes. Tom hatte ihnen die Mikros übergeben.

Lisas Stimme drang durch die Lautsprecher: „Ich bitte um eure Aufmerksamkeit! Wir kommen jetzt zur Siegerehrung.“

Nun sprach Chantal: „Doch zuerst möchte ich erwähnen, dass jeder Teilnehmer des Trails ein Sieger ist. An dem heutigen Tag ging es um den Spaß, den wir zusammen und mit unseren Tieren hatten. Jeder hat mit den ihm zur Verfügung stehenden Möglichkeiten teilgenommen und sein Bestes gegeben, daher ist die Platzierung nebensächlich. Die Hauptsache ist die Erinnerung an einen außergewöhnlichen Sommertag. Es geht nicht darum, der Beste zu sein, sondern sein Bestes zu geben.“

Die Zuhörer applaudierten und ich war überrascht, von der Tiefe die Chantals Worte hatten. Nie hätte ich ihr zur Beginn solche Weisheiten zugetraut. Die Oberflächlichkeit war ein

Schutzwall gewesen, um ihre verletzliche und tiefgründige Seele zu schützen.

Nach und nach holten sich die Teams ihre Urkunden ab.

Valentina trat neben mich.

„Na, ausgeschlafen?“, fragte ich sie.

Sie gähnte und nickte: „War anscheinend nötig. Es tut mir leid, dass ich dir nicht mehr geholfen habe.“

„Das macht nichts! Du hast heute Morgen die Meldestelle fast alleine gestemmt.“

„Jetzt übertreib nicht!“, sie knuffte mir in die Seite und wir mussten lachen.

Lisa las die Teamnamen der ersten drei Platze vor. Wir richteten deshalb unsere Aufmerksamkeit wieder auf den Springplatz.

Auf dem ersten Platz war das Team „Royal Riders“ Haley und Jamie mit ihren zwei deutschen Reitponys verkleidet als Prinz und Prinzessin. Den zweiten Platz belegte das Team der Gartenfeen, das Ehepaar Müller. Ein Team, bei der Hitze als schwarze Reiter aus Herr der Ringe verkleidet, hatte sich auf dem dritten Platz platzieren können.

Es wurden noch verschiedene Fotos für die Homepage und die örtliche Zeitung gemacht. Wegen der Hitze und, weil die meisten ihre Pferde bereits abgesattelt hatten, verzichteten wir auf eine Siegerrunde im Galopp.

Die meisten Teilnehmer waren nach der Bekanntgabe der Sieger sofort abgereist. Reiter wie Pferde wollten heim und freuten sich auf eine Abkühlung.

Meine fleißigen Helfer waren am Ende ihrer Kräfte. Wir räumten provisorisch zusammen. Das Bierzelt würde erst am Montag abgeholt werden und viele der Anwesenden wollten am kommenden Tag die Hindernisse auf dem Springplatz mit ihren Pferden ausprobieren. Nur die Luftballons und Flatterbänder wurden entfernt, damit ein nächtlicher Wind nicht alles in der Natur verstreute. Die Tiere wurden gefüttert und der Stall für die Nacht gesichert. Die restlichen Kuchen und das Grillgut wurde in meinen Garten gebracht. Dort am Pool sollte heute Abend die Helferfeier starten. Die Mehrzahl fuhr vorher heim, um zu duschen und sich andere Sachen anzuziehen.

Als ich mit Valentina in den Garten trat, saßen Christian und Ryan mit einem Bier am Pool und unterhielten sich. Christians Gesicht war Wut verzehrt.

„Was ist denn los?“, fragte ich in der Hoffnung, dass sich die beiden nicht stritten.

Christian klärte mich sofort auf: „Ryan hat mir gerade erzählt, was sich Jessika mit dir geleistet hat. Das kann doch nicht ihr Ernst sein! Ich meine, sie ist eine Schlange, aber ich hatte immer gedacht, dass die Freundschaft zu dir wenigstens echt sei.“

Ich war geschockt über seine Worte. Sie trafen mich wie Messer, obwohl ich wusste, dass er und Jessika nicht die besten Freunde waren.

„Sollte ich meine Freundin verteidigen? Hatte sie den Schutz meinerseits verspielt?“, fragte ich mich im Stillen.

Ryan sah, wie sehr ich litt, und nahm mich in den Arm. Er streichelte schützend über meine Haare, während er sich an Christian wand: „Ich kann dich gut verstehen! Jedoch denke ich, dass wir das Thema für diesen Abend ruhen lassen. Wir sollten den Tag und den erfolgreichen Trail feiern.“

„Es tut mir leid, Anne! Ich wollte dich damit nicht verletzen. Ryan hat Recht! Lass uns den Abend in Ruhe und Frieden ausklingen lassen.“

Ich nickte.

In diesem Moment hörten wir laute Musik vom Parkplatz neben dem Haus. Dennis, Björn und die beiden Mädels kamen mit einer Jukebox in den Garten.

„Hier ist überhaupt keine Partystimmung", rief Dennis, der die Jukebox trug.

Chantal und Lisa hatten einen großen Korb dabei und Björn trug eine Schale voller Eiswürfel.

Valentina machte große Augen, als die Zutaten für Mojito nach und nach aus dem Korb auf den Gartentisch wanderten.

Chantal strahlte breit: „Zur Feier des Tages, dachten wir, dass ein paar Cocktails nicht schaden würden."

Alle verfielen in Jubelrufe. Ich holte Gläser aus der Küche und die Jungen bereiteten die Getränke vor. Limetten wurden geschnitten und gestampft. Brauner Zucker, Eiswürfel und der Limettenstampf vermischten sich mit hellem Rum. Für die Jüngeren gab es die jungfräuliche Variante mit Ginger Ale. Was für ein Genuss nach diesem Tag! Ich hörte Valentinas Lachen und sah in Ryans strahlendes Gesicht. Mein Herz vergaß in dem Moment die vielen Sorgen und erfreute sich an den vergangenen Stunden.

Nach und nach trafen die restlichen Helfer ein. Die Nacht brachte etwas Abkühlung, aber weniger, als ich gehofft hatte. Einige tanzten barfuß auf dem Rasen oder kühlten sich im Pool ab. Alle Anwesenden hatten sich diese Feier redlich verdient. Die Stimmung wurde immer ausgelassener. Stimmengewirr und laute Musik schallten im Garten und ich war froh, dass bis zum Ortseingang ein gutes Stück Weg lag. Keine Nachbarn würden sich beschweren und die Polizei rufen.

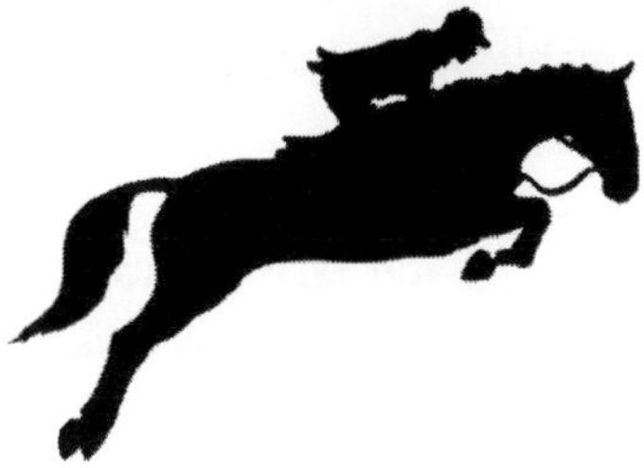

11. Championship und Verrat

Das nächste Wochenende läutete das Ende der Ferienzeit ein. Der Sommer hatte sich verabschiedet. Auf die Hitze am Tage des Trails war ein Sommergewitter nach dem anderen gefolgt. Der tägliche Regen hatte den trockenen Boden nicht durchdringen können. Sturzbäche waren den Hügel hinab Richtung Bauernhaus geschossen. Zum Glück war der Keller nicht überschwemmt worden. Dafür stand der Springplatz unter Wasser.

Die von mir geplante Abschiedsfeier für Chantal und Ryan war ebenfalls wegen Starkregen abgesagt worden. Zusammen hatten wir am Küchentisch gesessen und Kuchen gegessen. Alle hatten ein trauriges Gesicht gemacht und kaum ein Wort gesagt. Lisa hatte sogar heimlich ihre Tränen getrocknet. Auch ich hatte mir viel Mühe gegeben, meine Trauer nicht zu zeigen. Der Abschied von Ryan fiel mir schwerer als gedacht. Ich litt darunter wie ein geschlagenes Tier.

In der letzten Nacht, die ich in Ryans Arm lag, konnte ich meine Tränen jedoch nicht mehr zurückhalten.

„Anne“, tröstete mich Ryan und streichelte sanft meine Brust, „bitte weine nicht. Ich bin nicht aus der Welt. Berlin ist näher, als du denkst. Es wird schwierig, aber wir werden das schaffen. Unsere Liebe ist stark genug!“

Ich konnte ihm nicht antworten und kuschelte mich näher an ihn.

„Spätestens zum Championat werden wir uns wieder sehen. Vorher weiß ich nicht, ob ich es schaffe, aber an Rückenwinds großem Tag stehe ich dir bei. Falls Jessika ihn dir nicht wieder gibt, dann bin ich für dich da und halte dir den Rücken frei. Du bist nicht allein!"

Ich schreckte hoch: „Du glaubst, dass sie ihn mir nicht kampflos zurückgibt?"

„Ich könnte es mir vorstellen."

Da hatte er Recht! Ich hatte immer gedacht, dass ich meine langjährige Freundin kennen würde. Doch ich kannte sie nicht. In den letzten Tagen war ein Kampf auf den anderen gefolgt. Jedes Mal, wenn ich mein Pferd sehen wollte, war es in eine Diskussion ausgeartet. Aaron hatte mir mehrfach gedroht die Polizei zu holen. Michael war es gewesen, der sich schützend vor mich gestellt hatte. Jessikas Ehemann war auf meiner Seite und hob jedes Grundstücksverbot, welches seine Frau ausgesprochen hatte wieder auf. Ich war ihm dankbar dafür, doch verstand nicht, was aus dem einstigen Traumpaar geworden war. Noch weniger konnte ich Jessika verstehen. Was war nur mit ihr los? Auf die Frage, was ich ihr genommen haben sollte, hatte sie mir bis jetzt keine Antwort gegeben. Mit ihr zu reden war aktuell überhaupt nicht mehr möglich, ohne Vorwürfe oder Schimpftyraden über mich ergehen zu lassen.

Ryan nahm das Wort wieder auf: „Denkst du schon wieder über sie nach? Es ist unsere letzte gemeinsame Nacht. Glaubst du nicht, dass wir zwei schönere Dinge haben, mit denen wir uns die Zeit vertreiben können?"

Zwischen meinen Beinen begann ein leichtes Kribbeln nur bei dem Gedanken daran, worauf Ryan anspielte.

„Oh, ich hätte da einige Dinge, die ich gerne mit dir ausprobieren würde", säuselte ich verführerisch.

„An was Spezielles denkst du?“

Ich rutschte zu ihm hoch und küsste ihn, danach knabberte ich an seinem Ohr und flüsterte ihm eine meiner Fantasien ins Ohr.

Ich hörte, wie er schluckte und leicht rot wurde. Ein Grinsen breitete sich in seinem Gesicht aus: „Stille Wasser sind tief, aber so versaut hätte ich dich nicht eingeschätzt.“

„Nicht?“, fragte ich mit süßer Stimme.

„Das wurde mir noch nie angeboten. Ich hätte nichts dagegen“, antwortete er keck.

„Dann lass es uns probieren!“

Mein Körper gab sich seinem hin. Eine neue und unbekannte Lust war entfacht, gemeinsam etwas auszuprobieren, was für jeden von uns ein erstes Mal sein würde. Ich fühlte mich wie eine Jungfrau, die noch nie solch ein Verlangen gespürt hatte. Mein Körper kribbelte vor Freude. Ryan war schüchterner als sonst. Für ihn war es ebenfalls Neuland und er machte daraus kein Geheimnis. Gemeinsam gaben wir uns der Fantasie hin. Die Lust, ihn zu spüren, vernebelte meine Gedanken. Ich schaltete den Kopf aus und ließ meinen Körper mit seinem verschmelzen.

Am Tag der Abreise hatte ich einen Notfall in der Praxis und konnte Ryan und Chantal nicht verabschieden. Die Magendrehung eines Deutschen Schäferhundes hatte Vorrang. Große Hunde mit tiefem Brustkorb neigte zu einer Drehung des Magens, die häufig nach erhöhter Futteraufnahme gefolgt von viel Bewegung auftreten kann. Allerdings kann es nach völliger Ruhe ebenfalls zu einer Magendrehung kommen. Bewegung ist kein Indiz.

Mittels der typischen Symptome und eines Röntgenbildes konnte ich schnell die Diagnose stellen. Ich legte dem Hund sofort einen Venenzugang und rief meine tiermedizinische OP-Assistentin an, die mir auf Abruf bei Operationen assistierte.

In kürzester Zeit stand sie in der Praxis und bereitete alles mit geübten Händen vor. Marita war zwanzig Jahre älter als ich und bei Operationen für mich eine Hilfe, die ich nicht missen wollte. Ihre wortkrage Art war ein Segen, da ich Unterhaltungen, während ich operierte, verachtete. Für Patientenbesitzer waren ihr kräftiges maskulines Erscheinen und der burschikose Charakter meistens abschreckend. Sie mied die Sprechstunde mit Absicht und half nur bei Notfällen und geplanten Operationen aus.

Ich eröffnete die Bauchhöhle des Hundes und verlagerte den Magen in seine physiologische Position. Danach spülten wir diesen und ich überprüfte die Blutzufuhr der Milz. Um einer erneuten Magendrehung vorzubeugen, vernähte ich den Magen beim Verschluss der Bauchhöhle mit der Bauchwand.

Schweißgebadet warteten Marita und ich bis der Rüde wieder aus der Narkose aufwachte. Zum Glück hatten die Patientenbesitzer die Symptome frühzeitig erkannt und keines der Organe war abgestorben. Den Schock des Tieres konnte ich mit viel Flüssigkeit über die Infusion schnell beheben.

Ich griff zum Telefon und berichtete den Patientenbesitzern über den Verlauf der Operation: „Er hat es gut überstanden und wacht langsam aus der Narkose auf. Morgen können Sie ihren Hund gerne abholen, aber heute Nacht bleibt er hier.“

Die Besitzerin hatte wenig Einsicht und wollte ihr Tier am Abend wieder zu sich holen.

Ruhig, aber bestimmt erklärte ich: „Das geht leider nicht. Über Nacht wird er hierbleiben. Ich muss ihn regelmäßig auf Herzrhythmusstörungen untersuchen und auf Schocksymptomatiken achten. Zum Wohl ihres Tieres müssen sie bis morgen warten.“

Nach längerem Hin und Her verstand die Frau, warum die Beobachtung über Nacht unumgänglich war. Leicht genervt legte ich auf.

Marita stand mit einem Lächeln im Gesicht hinter mir.

Ich fragte sie: „Was ist?“

„Ach, diese uneinsichtigen Patientenbesitzer.“

„Die Frau macht sich nur Sorgen um ihr Tier.“

Marita nickte wissend, aber antwortete: „Denken wäre trotzdem sinnvoll! Als würde sie nach einer Bauchhöhlen-OP sofort aus dem Krankenhaus entlassen werden, aber Tiere müssen das abkönnen.“

Kopfschüttelnd trug sie das OP-Besteck zum Sterilisator.

Die Nacht verbrachte ich mit regelmäßigen Besuchen bei meinem Patienten. Dem Schäferhund ging es von Stunde zu Stunde besser. Das Herz schlug ohne Aussetzer und zeigte keine Rhythmusstörungen. Am nächsten Morgen würde ich die Besitzerin anrufen können, dass sie ihren Hund abholen konnte.

Ryan und Chantal waren gut in Berlin angekommen und trotz des Stresses in der Praxis hatte ich bereits mit Ryan telefoniert. Ich vermisste ihn jetzt schon und war froh darüber, mich um meinen Notfallpatienten kümmern zu müssen. Dadurch hatte ich keine Zeit, ständig an ihn zu denken. Alleine im Bett mit der leeren Seite neben mir, brach die Sehnsucht nach Ryan über mich herein. Ich knäulte Bettdecke und Kissen zusammen und stellte mir vor, dass er neben mir liegen würde. Sunny und Salantino krochen aufs Bett und ich ließ es zu, um nicht alleine zu sein. Mit den Hunden kuschelnd schlief ich ein bis der nächste Wecker mich zu meinem Patienten rief.

Die zwei Wochen bis zum Championat vergingen ohne große Vorkommnisse. Mein Leben lief wie vor dem Sommer in seinen geregelten Bahnen weiter. Praxisalltag folgte auf Stallroutine. Feriengäste hatte ich keine und musste mich deshalb nicht um die Ferienwohnungen nicht kümmern.

Ein Brief schreckte mich aus meinem Trott. Er beinhaltete die Einladung sowie zwei Karten für das Championat. Als Besitzerin eines der Pferde, die zu den Favoriten in ihrer Klasse gehörten, erhielt ich sogar VIP-Tickets und Einlass zu den Stallungen. Ich fragte mich, ob Jessika davon wusste. Sicherlich wollte sie nicht, dass ich diese Freiheiten während der Veranstaltung erhielt. Das zweite Ticket würde ich Ryan geben. Ich brauchte ihn an meiner Seite. Auch ohne ihn würde ich diese Tage überstehen, doch es war schön zu wissen, dass es jemanden gab, der mir den Rücken freihalten würde.

Ich hatte etwas Zeit, bevor die ersten Patienten der morgendlichen Sprechstunde erschienen, daher suchte ich nach meinem Telefon. Es war vergraben unter den vielen Decken auf dem Sofa. Die Hitze der Sommerferien war nicht zurückgekehrt. Kalt und regnerisch zeigte sich das Wetter. Der Herbst wollte nicht golden sein, sondern ungemütlich und unleidlich. Auf die unerträglich hohen Temperaturen konnte ich verzichten, doch dieser ständige Regen und der morgendliche Nebel schlugen auf mein Gemüt.

Bevor ich Ryans Nummer wählen konnte, erschien sein Bild auf dem Display und mein Handy vibrierte.

„Guten Morgen“, nahm ich fröhlich den Anruf entgegen.

„Guten Morgen, hast du neben deinem Telefon auf meinen Anruf gewartete? Oder warum warst du sofort dran?“

„Ich wollte dich eben auch anrufen“, freudig berichtete ich ihm von meinem Brief, „du wirst kaum glauben, was heute in der Post war.“

„Mach es doch nicht so spannend. Ich habe auch eine Überraschung für dich.“

Auch wenn ich neugierig war, wollte ich erst meine Neuigkeiten loswerden: „Ich habe VIP-Tickets für das Championat bekommen. Als Besitzerin von Rückenwind stehen mir diese wohl zu.“

„Das ist ja eine klasse Nachricht“, jedoch hörte sich seine Freude leicht gekünstelt an.

Ich wurde stutzig: „Was ist los?“

Schweigen am anderen Ende der Leitung.

„Ryan, was ist los? Kannst du nicht mit mir zum Championat fahren? Oder warum verhältst du dich so seltsam?“

„Nein, das ist es nicht“, rückte er mit der Sprache raus, „ich habe Loge-Plätze organisiert und wollte dich damit überraschen.“

Meine Freude war kaum zu unterdrücken: „Das hast du wirklich!? Die sind doch unglaublich teuer und selten zu bekommen.“

Seine Stimme klang traurig: „Ja, aber mit VIP-Tickets kann ich natürlich nicht mithalten.“

„Das ist doch egal! Der Gedanke zählt.“

Am liebsten hätte ich ihn geküsst und in den Arm genommen, um meine Worte zu untermauern. Doch er war in Berlin und ich hier. Die Sehnsucht, ihn zu spüren, war fast unerträglich. Wie sehr man einen Menschen vermissen konnte, wurde mir jetzt schmerzlich bewusst.

Ryan fing sich wieder: „Chantal wird sich über die Tickets freuen. Sie kann Lisa mitnehmen, wenn sie mag. Oder hättest du etwas dagegen, falls wir auf die Mädels aufpassen müssen?“

„Das ist eine super Idee!“, stimmte ich ihm zu, „nur leider habe ich aktuell kaum Zeit für die Planung.“

Bevor ich weiter reden konnte, erklärte er: „Das kann ich übernehmen! Hotel buchen und was sonst alles ansteht. Was hältst du davon?“

„Das wäre super“, mit frechem Unterton fügte ich an, „Deine Sekretärin wird das sicherlich gerne für dich übernehmen, oder?“

„Du hast mich durchschaut“, ich sah förmlich, wie er eine Grimasse zog, „aber dafür kann ich dann alles bei der Steuer geltend machen. Immerhin bist du offiziell eine meiner Mandantinnen.“

„So so, du übernachtest also mit all deinen Mandantinnen in einem Hotel?“, fragte ich verschmitzt.

„Nur mit dir, mein Herz!“

Die Aachener Anlage war atemberaubend. Ich konnte mich kaum sattsehen. Die vielen Eindrücke des Championats überforderten mich. Auch Chantal und Lisa kamen aus dem Staunen nicht mehr heraus. Ryan schien von dem Ganzen eher unbeeindruckt. Mit sicheren Schritten delegierte er uns durch die Menschenmassen zum Stadion, wo heute die Dressurprüfungen stattfanden.

Während ich ihm folgte, konnte ich mir einen Überblick verschaffen. In meiner Handtasche hatte ich den Ausweis verstaut, der mir Einlass in die Stallungen gab. Ich wollte Rückenwind besuchen und überprüfen, dass es meinem Pferd gut ging. Jedoch hatte ich bis jetzt nicht entdeckt, wo die Tiere untergebracht waren. Ryan wollte ich nicht fragen, da er von meinem Vorhaben nichts wusste.

Wir liefen durch die Sitzreihen und ich kam aus dem Staunen nicht heraus. Die Größe des Stadions war unglaublich. Mir stockte der Atem nur bei dem Gedanken, hier mit meinem Pferd einreiten zu müssen.

Endlich erreichten wir unsere Plätze. Erst morgen bei der Springprüfung hatten Ryan und ich Einlass im VIP-Bereich.

„Schau mal, Anne“, lenkte Lisa meine Aufmerksamkeit auf einen abgesperrten Bereich mit mehreren weißen Stuhl-Tisch-Arrangements, „dort werdet ihr sitzen können, wenn Rückenwind springt.“

Mir klappte förmlich die Kinnlade herunter. Elegant gekleidete Damen und Herren nahmen gerade an den verschiedenen Tischen Platz. Ich trug aktuell eine Jeans und eine geblümte Bluse. In Gedanken durchwühlte ich meinen Koffer und stellte fest, dass ich keine passende Kleidung eingepackt hatte. Woher hätte ich wissen sollen, dass ich mich wie in Ascot kleiden musste.

Ich wandte mich an Ryan: „Ich habe für morgen nichts zum Anziehen!“

Er schaute mich fragend an: „Wie meinst du das?“

Meine Stimme wurde hysterisch: „So wie ich es sage! Ich hatte doch keine Ahnung, dass ich einen Anzug oder ein Kostüm benötige.“

Sein schallendes Lachen machte mich wütend, warum hatte ich das Gefühl, dass er mehr hierher gehörte als ich. Ich fühlte mich fehl am Platz und wollte heim. Das Turnierleben war nie meines gewesen. Er verhöhnte mich genauso wie Aaron beim Vorentscheid. Warum hatte ich Jessika je Rückenwind für diese Saison überlassen?

„Anne“, versuchte Ryan sich bei mir zu entschuldigen, da er meinen Gesichtsausdruck richtig interpretierte, „es tut mir leid, dass ich gelacht habe. Du sahst nur so verzweifelt aus. Wir können dir hier etwas kaufen, falls du nichts Passendes mit hast.“

Ich wollte nichts kaufen, um in diese Gesellschaft zu passen. Warum sollte ich für etwas Geld ausgeben, wenn ich es nie wieder tragen würde. Schmollend setzte ich mich auf meinen Sitz und starte auf die Fläche des Stadions.

Ryan und die Mädels spürten, dass ich im Moment nicht reden wollte und ließen mich zum Glück in Ruhe. Nur langsam schob Ryan seine Hand näher und umschloss meine. Ich ließ es zu, da es mir Sicherheit gab, die ich gerade dringend nötig hatte.

Der Dressurprüfung hatte ich kaum Beachtung geschenkt. Meine Gedanken kreisten darum, dass ich mich am nächsten Tag nicht völlig zum Affen machen wollte. Ich war tief im Inneren extrem verunsichert, auch wenn ich nicht verstand warum. Täglich musste ich meine Frau stehen, aber mich schick anzuziehen und in die VIP-Lounge zu setzen, brachte mir Übelkeit. Nachdem ich gesehen hatte, dass die Besitzer der Pferde namentlich genannt wurden und dann im Großformat auf den Bildschirmen des Stadions und somit auch auf den Fernsehern daheim erschienen, durchwühlte ein Tornado meine Eingeweide.

In der Mittagspause ging es mir immer noch nicht besser. Ich konnte kaum etwas essen. Ryans Gesicht spiegelte seine Sorgen wieder. Jedoch sagte er nichts, um die Situation nicht zu verschlimmern. Chantal und Lisa waren von den vielen Eindrücken zu abgelenkt, um zu merken, wie sehr ich litt.

Zusammen liefen wir durch die vielen Verkaufsstände. Es wurde alles rund um das Pferd und den Reitsport angeboten. Aber auch andere Ware wurde verkauft. Ich fühlte mich nicht wie bei einer der größten nationalen wie internationalen Reitsportveranstaltungen, sondern wie in einem Einkaufszentrum.

Ryan stoppte vor einem Zelt mit Damenmode: „So Mädels, ich gehe jetzt mit Anne shoppen und ihr beiden werdet alleine das Gelände unsicher machen. Wir treffen uns dann, wenn die nächste Prüfung im Stadion beginnt. Unsere Plätze findet ihr wieder?“

Chantal und Lisa sprinteten voller Freude los und waren innerhalb von Sekunden in der Menschenmasse verschwunden.

Ich wurde von Ryan zwischen die Kleiderständer geschoben und er platzierte mich sanft auf einen der weichen Sitzgelegenheiten aus dunklem Samt. Mein Magen rumorte und ich war froh darüber, dass er mir etwas aussuchen würde. Sicherlich hatte er ein besseres Gespür für Mode als ich. Mir war Funktionalität wichtig und keine Eleganz, die ich am nächsten Tag benötigen würde.

Nach kürzester Zeit erschien mein Freund mit zwei Kleidern und einem Blazer wieder. Die Verkäuferin folgte ihm mit zwei Handtaschen und Schuhen.

„Was sollte das? Ich wollte hier keine Modenschau abhalten.“, fragte ich mich im Stillen.

Missmutig ließ ich mich in die Umkleide schieben und zog das erste Kleid an. Es war schrecklich! Ich fühlte mich wie in einer Wurstpelle und sah sicherlich auch so aus.

„Das werde ich nie im Leben anziehen!“, rief ich durch den Vorhang nach draußen.

Die Verkäuferin wollte etwas sagen, doch Ryan fiel ihr ins Wort: „Ist nicht schlimm! Du musst dich darin wohlfühlen. Probiere doch das andere aus.“

„Ok, wenn du meinst.“

Ich betrachtete das schwarze Kleid. Es war schlicht. Am Rücken hatte es einen tiefen Ausschnitt, der von einem durchsichtigen Stoff abgedeckt wurde. Darauf war ein Pferd aus Strasssteinen zu sehen. Es sah edel aus und war gleichzeitig schlicht. Ich mochte die Vorstellung, dieses Kleid zu tragen. Vorsichtig zog ich es an und öffnete den Vorhang. Stolz drehte ich mich vor dem Spiegel. Ryans Augen strahlten und die Verkäuferin applaudierte. Das Kleid hatte eine unglaubliche Wirkung. Es passte mir perfekt und betonte meine weiblichen Körperstellen, ohne dass ich mich dabei unwohl fühlte.

„Du siehst wunderschön aus!“, sagte Ryan und gab mir einen Kuss.

„Danke!“, antwortete ich mit belegter Stimme.

Die Verkäuferin hielt mir einen schwarzen Blazer hin, dessen Knöpfe ebenfalls glitzerten. Die schwarzen Ballerinas hatten an der Seite ebenfalls ein Pferd aus Strasssteinen. Es passte alles perfekt zusammen. Nur der Preis schmälerte meine Freude. Ich würde das Geld nicht für Kleiderstücke ausgeben. Traurig zog ich alles wieder aus und schlüpfte in meine Alltagskleidung.

Deprimiert suchte ich nach Ryan. Er wartete auf mich in der Nähe der Kasse. In seiner Hand hielt er zwei große Tüten.

„Du hast doch nicht etwa die Sachen gekauft?“

„Es ist ein Geschenk für dich. Ich liebe dich und möchte, dass du morgen schön aussiehst und was noch wichtiger ist, dich auch schön fühlst. Bitte nimm es an! Es ist dein und Rückenwinds großer Tag.“

Ich umarmte ihn stürmisch und mein Herz schäumte über vor Liebe. Nicht wegen der teuren Geschenke, sondern weil er sich um mein Wohlergehen sorgte und an meiner Seite war.

Während sich die anderen die Prüfungen im Stadion anschauten, hatte ich mich unter einem Vorwand zu den Stallungen aufgemacht. Mein schlechtes Gewissen plagte mich, weil ich Ryan nicht die Wahrheit gesagt hatte. Nur hatte ich das Gefühl, dass er mein Verhalten nicht verstanden hätte.

Vor dem Eingang der Stallungen wurde ich aufgehalten.

„Entschuldigung, aber ab hier geht es für Zuschauer nicht mehr weiter."

„Ich bin keine Zuschauerin", sagte ich und kramte nach dem Ausweis, „hier bitte schön. Ich möchte gerne zu meinem Pferd. Wo kann ich es finden."

„Da müssen Sie dort hinten den Mann mit der grünen Jacke fragen. Er ist der Stallmeister und kann Sie zu Ihrem Pferd führen."

Ich bedankte mich und lief auf den stämmigen Herren zu, der mit seiner grünen Bomberjacke für mich etwas übertrieben und fehl am Platz aussah.

„Guten Tag, ich bin Anne Meyer und würde gerne zu meinem Pferd Rückenwind", stellte ich mich vor.

Er schaute auf einer Liste in seiner Jackentasche nach und fragte mich: „Reiterin ist Jessika Sommerfeld?"

„Ja, genau."

„Na, dann kommen Sie mal mit."

Mit schnellen Schritten folgte ich dem Mann. Er bog um eines der Stallgebäude und blieb vor der Tür des nächsten stehen.

„In Box Nr. 20 steht Ihr Pferd, Frau Meyer. Bitte beachten Sie, dass, sollte das Veterinärteam die Pferde untersuchen wollen, Sie unaufgefordert die Stallung verlassen. Die Tierärzte bestehen auf absolute Ruhe während der Kontrolle."

„Ich werde mich daran halten. Vielen Dank!“

Mit zittrigen Knien betrat ich die Stallgasse und suchte die Box von Rückenwind. Schon von weitem erkannte ich ihn und atmete tief durch, als ich sah, wie er friedlich kauend dort stand. Leise näherte ich mich ihm. Es war schön zu sehen, dass es ihm gut ging. Er sah gesund aus und sein Fell glänzte. Ich konnte keine Verletzungen oder Ähnliches erkennen, dass Jessika oder Aaron ihn nicht gut behandelten.

„Hallo, meine Süßer“, begrüßte ich ihn und er antwortete mit einem leisen Schnauben. Seine Augen und das Spiel der Ohren zeigten mir, dass er mich erkannte und sich über meinen Besuch freute.

Jedes Tier, auch Pferde haben eine Mimik, die man mit viel Übung sehen kann. Ganze Studien waren dazu publiziert worden.

Ich öffnete die Boxentür und kuschelte mich an den Hals des Braunen. Wie schön mit seinem Pferd allein zu sein, bei dem ganzen Trubel, der bei dem Championat herrschte. Hier in den Stallungen war von der Hektik und der Menschenmassen kaum etwas zu spüren. Nur würde sich Ryan bald Sorgen machen. Ich verabschiedete mich von Rückenwind und schloss leise seine Boxentür.

Als ich mich umdrehte, stand dort Maximilian von Freiherr. Er grinste mich unverschämt an. Doch es war anders als die letzte Begegnung mit ihm. Seine Aura war freundlicher. Die Dunkelheit in den Augen war nicht mehr so furchteinflößend.

„Ich hätte nicht gedacht, dass ich Sie so schnell wieder sehe“, begrüßte er mich fast freundlich.

„Ich wollte nur nach meinem Pferd sehen“, verteidigte ich mich.

„Das Prachtstück ist tatsächlich Ihr Pferd.“

„Hatte ich doch gesagt!“

„Natürlich, nur wollte ich es nicht glauben. Auch nicht, dass ein Pferd ohne Stammbaum solche Leistungen erbringen kann.“

„Talent?“

Er schüttelte den Kopf: „Nein, auch ein Pferd mit Talent hat dieses irgendwoher. Das Exterieur hat mich gleich an ein bekanntes Sprungpferd erinnert. Seit gestern weiß ich auch an wen. Rückenwind ist ein Nachfahre von Meteor. Wussten Sie, welches edle Tier Sie da in Ihrem Stall stehen haben?“

„Meteor?“, ich fühlte mich schon wieder so unwissend, „wer ist bitte Meteor und weshalb sollte er Rückenwinds Vorfahre sein?“

Herr von Freiherr sah mich an und war für einen kurzen Moment sogar so etwas wie sprachlos: „Sie haben wirklich keine Ahnung!“

Es war mehr eine Aussage als eine Frage, deshalb antwortete ich nicht und schaute mein Gegenüber nur fragend an.

„Dafür das Sie so ahnungslos sind, prahlt Herr Baker mit der Abstammung seines angeblichen Schützlinges erheblich.“

„Was weiß Aaron und ich nicht?“, meine Stimme klang ungeduldiger, als ich wollte.

„Gestern Abend hat Herr Baker einen über den Durst getrunken. Er hat mit dem Gentest und dem Beweis, dass Rückenwind ein Nachkomme von Meteor ist, herumgewedelt und jeden angepöbelt, der etwas Negatives über Frau Sommerfeld verlor. Falls Sie darüber im Unklaren sein sollten. Ihre Freundin hat kein gutes Ansehen mehr in der Branche. Sie hat sich zu sehr verzockt und viele Sponsoren sind abgesprungen. Tja, bei dem divenhaften Verhalten war es auch nur eine Frage der Zeit.“

Das waren langsam zu viel Informationen für meinen Kopf. Ein Schmerz bildete sich hinter meiner Stirn, dass ich kaum klar denken konnte. Ich massierte mir die Stelle und hoffte, dass ich bald wieder daheim sein würde. Diese Intrigen überforderten mich und meinen Charakter.

„Sie wussten wirklich von nichts. Das ist erstaunlich!“, verwundert und etwas mitleidig sah mich Herr von Freiherr an. „Nichtsdestotrotz möchte ich Ihnen ein Angebot machen!“, erzog eine seiner Visitenkarten hervor und schrieb etwas darauf.

„Überlegen Sie es sich und rufen Sie mich an, falls Sie sich entschieden haben. Das Potenzial sollte nicht auf einer Koppel im Nirgendwo stehen. Und denken Sie bei Ihrer Entscheidung daran, dass ich das Angebot gemacht habe, bevor Ihr Pferd gewonnen hat. Das sollten Sie bedenken!“

Mit der Karte in der Hand stand ich alleine in der Stallgasse. Ich wusste nicht wie lange. Erst die Ankunft der Tierärzte brachte mich in die Wirklichkeit zurück.

Am nächsten Tag betrat ich mit Ryan als mein Begleiter die VIP-Lounge. Ich hatte ihm nichts von meinem Treffen mit Maximilian von Freiherr erzählt. Er spürte, dass etwas nicht stimmte. Beim Frühstück hatte er mich gefragt, aber ich hatte ihm in diesem Moment nicht erzählen können, was mich beschäftigte. Ich war zu aufgewühlt und verstört.

„War ich so naiv? Lief ich blind durch die Welt? Oder war ich zu sehr in meiner eigenen kleinen Welt des Höhenhofes abgekapselt?“, fragte ich mich die ganze Zeit.

Ich fühlte mich hintergangen und mein altes Misstrauen hüllte mein Herz ein. Wie ein metallener Käfig umschloss es meine restlichen Gefühle.

Wie ein Gentleman zog mir Ryan den Stuhl zurecht, damit ich mich an den uns zugewiesenen Tisch setzen konnte. Wortlos stellte ein Kellner etwas zu trinken und ein wenig Knabberzeug vor uns. Ich nickte ihm freundlich zu. Gleich würde die Prüfung beginnen. Die Spannung in der Luft war förmlich zu spüren. Die Zuschauer auf den Rängen waren still und starrten voller Vorfreude auf die Sprünge im Stadion. Jeder wartete gespannt auf den Beginn.

Endlich Drang die Stimme des Kommentators aus den Lautsprecherboxen. Der erste Reiter ritt ein. Ich kannte weder das Pferd noch den Reiter. Mir war es auch egal. Rückenwind würde als Nächstes dran sein. Danach war Herr von Freiherr mit seinem Donnerhall II an der Reihe.

Ich erinnerte mich an seine Visitenkarte, die in meiner neuen Handtasche lag. Die Zahl, welche er auf die Karte geschrieben hatte, war der Kaufpreis für Rückenwind. Ich verschluckte mich vor Entsetzen an den vielen Nullen, die vor meinem inneren Auge auftauchten.

Sorgenvoll klopfte mir Ryan auf den Rücken: „Alles ok? Was ist passiert?"

„Alles ok! Ich habe mich nur verschluckt. Sicherlich nur die Anspannung!"

Ich musste mich schnell wieder sammeln, da Rückenwind an der Reihe war und die Kamera sich unserem Tisch näherte.

Aus den Lautsprechern ertönte: „Und nun Jessika Sommerfeld auf Rückenwind. Ein Nachkomme des bekannten Meteors. Besitzerin Anne Meyer vom Höhenhof."

Zwanghaft lächelte ich in die Kamera und winkte schüchtern. Der Applaus der Zuschauer wurde von dem Rauschen in meinen Ohren übertönt. Ryan tätschelte mir mutmachend das Knie.

Nachdem die Kamera verschwunden war, fragte Ryan überrascht: „Nachkomme von Meteor?"

„Erkläre ich dir später!", winkte ich ab und starte auf Rückenwind, während er in einer massiven Geschwindigkeit einen Sprung nach dem anderen nahm. Gebannt hielt ich die Luft an.

„Ohne Fehler in der aktuellen Bestzeit! Jessika Sommerfeld auf Rückenwind."

Endlich gelangte wieder Luft in meine Lungen.

Ryan drehte sich zu mir: „Nachkomme von Meteor?"

Ich erklärte ihm alles und er hörte mir gespannt zu. Das Geschehen auf dem Springplatz blendete ich aus. Mir war nur wichtig, dass Ryan mich und mein Verhalten verstand. Ich endete meinen Bericht: „Und dann hat Herr von Freiherr mir dieses Angebot gemacht."

Ryan nahm die Visitenkarte, die ich ihm hingeschoben hatte und betrachtete sie mit hochgezogenen Augenbrauen: „Das hat er dir angeboten, was für ein Halsabschneider!"

Ich war geschockt: „Wie meinst du das?"

„Wenn Rückenwind wirklich ein Nachkomme von Meteor ist, dann ist der Preis zu niedrig angesetzt."

„Warum kennst du dich damit so gut aus?"

„Mein Vater, na ja, also die Affäre meiner Mutter war ein wahrer Pferdekenner. Durch ihn bin ich auch zum Reiten gekommen."

„Das ist ein weiteres Puzzlestück, welches du mir aus deiner Vergangenheit nicht erzählt hast."

Er nahm meine Hand und schaute mir voller Liebe in die Augen: „Einiges aus meiner Vergangenheit möchte ich nur vergessen, deshalb denke ich an die Zukunft. Eine Zukunft mit dir! Du erzählst auch nicht immer alles sofort."

Wir küssten uns und ich glaubte ihm. Mit diesen Worten hatte er mein Herz berührt. Seine Kindheit musste schrecklich gewesen sein. Ich wollte ihn besser kennen, doch akzeptierte, dass nicht immer der richtige Zeitpunkt war, um alles sofort zu erfahren.

Die Lautsprecherdurchsage zog unsere Aufmerksamkeit auf sich: „Gewinner des diesjährigen Championats mit einem großen Vorsprung ist Jessika Sommerfeld auf Rückenwind. Wir bitten alle Platzierten in das Stadion zur Siegerehrung!"

Tosender Applaus war zu höhren und mein Herz quoll über vor Stolz. Mein Kleiner hatte gewonnen.

Der Tag war ein absolutes Erlebnis für mich. Als Besitzerin des diesjährigen Championat-Siegers musste ich ein Interview nach dem anderen geben. Die Fragen nach Rückenwinds Vergangenheit waren einfach und ich erklärte voller Stolz, wie ich ihn vor dem Schlachter gerettet hatte und mit Liebe, Akupunktur und leichter Bodenarbeit wieder ins Leben zurückgebracht hatte. Doch die Nachfragen, über seinen Vorfahren oder wie es weiter gehen sollte und wie ich mir die Zukunft vorstellte, konnte ich nicht beantworten. Nicht weil ich es nicht wollte, sondern weil ich es nicht wusste.

Ryan hielt sich im Hintergrund und half mir, wenn einer der Journalisten zu aufdringlich wurde. Wie sehr ich ihn für seine Hilfe liebte und dafür, dass er mir dieses Kleid gekauft hatte. Ich war ihm unendlich dankbar. Es wäre schrecklich gewesen, vor laufenden Kameras in meinen verwaschenen Sachen zu stehen. Sicherlich wäre es natürlicher gewesen, aber die leichte Kostümierung half mir die ganzen Interviews zu überstehen.

Jessika wurde ebenfalls von Journalisten umringt. Ein gemeinsames Interview lehnten beide Seiten ab. Sie wollte die volle Aufmerksamkeit. Ich dagegen wollte sie nicht sehen. Man sah die Verwunderung der Journalisten, aber es war mir egal. Ihr den Rücken zu stärken, wollte ich nicht, da ich ihr ihre Lügengeschichten nicht verzeihen konnte.

Nachdem der ganze Trubel vorbei war, wollte ich nur noch etwas an einem der Verkaufsstände essen und zurück ins Hotel.

Ryan hielt mich auf, als ich den VIP-Bereich verlassen wollte: „Warte, du kannst nicht einfach in die Besuchermassen zurück. Ich habe Chantal und Lisa geschrieben, dass wir uns am Hotel treffen. Wir werden durch den VIP-Eingang das Gelände verlassen."

Ich starrte ihn verwirrt an: „Warum kann ich mir nicht eine Kleinigkeit zu essen holen und auf normalem Weg das Gelände verlassen?"

„Die Meute da draußen wird dir kaum Luft zum Atmen lassen. Das eben waren ausgewählte Journalisten. All die Fans werden dich überrennen."

„Das ist doch Quatsch!", gab ich von mir, da ich Ryan keinen Glauben schenken wollte.

„Sie sollten auf meinen kleinen Bruder hören!", mischte sich Maximilian von Freiherr ein.

Ich wollte die Worte wiederholen, aber sie blieben mir im Hals stecken.

Zu Ryan gewandt sagte Jessikas Konkurrent: „Da hast du einen Fang gemacht, hätte ich dir nicht zugetraut, solch ein Pferd und dazu diese Frau. Ein Weichei wie du kann es wohl doch zu etwas bringen!"

Ryan starrte seinen Bruder böse an.

Endlich fand ich meine Stimme wieder: „Das ist dein Bruder?"

Kleinlaut antwortete Ryan: „Halbbruder! Und stolz bin ich nicht darauf."

Jetzt verstand ich endlich, warum mir Maximilian von Freiherr immer so bekannt vorkam. Man sah die Ähnlichkeit zwischen den beiden Männern. Das kantige Kinn und die Nase gepaart mit den dunklen Haaren. Wie sie so nebeneinanderstanden, war die Verwandtschaft nicht zu leugnen.

Meine Stimme zitterte: „Warum hast du mir das nie gesagt?"

Das Lachen von Maximilian von Freiherr ließ die Wut und Enttäuschung in mir überlaufen. Ryan konnte nicht auf meine Frage antworten, da sein Bruder ihm ins Wort fiel: „So ahnungslos? Ich fasse es nicht. Sie wussten weder, dass Rückenwind ein Nachfahre Meteors ist, dass Jessika Sommerfeld pleite ist, noch, dass Ryan Steele mein Bruder ist. Ich würde sagen, Sie wurden auf ganzer Linie verarscht." Nachdem er kurz Luft geholt hatte, fuhr er fort: „Ich würde gerne dem Spektakel beiwohnen, doch mir scheint, dass ich nicht willkommen bin. Falls Sie Hilfe benötigen, Frau Meyer, meine Nummer steht neben dem Angebot für Ihr Pferd, ebenfalls auf der Visitenkarte. Ich empfehle mich!"

Ryan und ich blieben alleine zurück. Keiner sagte ein Wort.

Plötzlich klingelte Ryans Handy. Er ging dran und ich hörte, wie er mit Chantal redete. Es ging darum, dass die beiden Mädchen sich vor dem Treffen mit uns eine weitere Prüfung anschauen wollen. Ryan stimmte zu.

Nachdem er aufgelegt hatte, wandte er sich an mich: „So haben wir mehr Zeit zu reden. Ich denke, dass wir einiges klären müssen. Anne, bitte höre mir zu und schenke Maxs Worte nicht zu große Bedeutung!"

„Max?" ‚schrie ich fast hysterisch, „vorhin war es noch Herr von Freiherr!"

„Bitte", flehte mich Ryan an, „es war falsch von mir, das Detail meiner Vergangenheit zu verheimlichen, aber bitte lass es mich doch erklären."

„Ich möchte aktuell nicht mit dir reden!"

„Das ist auch okay, Hauptsache du gibst mir die Möglichkeit, es dir irgendwann zu erklären und wirfst unsere Liebe, wegen dieses blöden Fehlers nicht weg!"

Ich wusste nicht, was ich wollte oder nicht. Mein Innerstes war taub, gefühllos, förmlich narkotisiert. Ich spürte absolut nichts, außer das Verlangen alleine zu sein.

„Ich weiß nicht, was ich denken oder fühlen soll. Lass mich bitte alleine!"

Ryan nickt: „Das werde ich. Doch bitte lass mich dich ins Hotel bringen. In der Verfassung kannst du nicht alleine durch die Massen."

Ich nickte nur. Ryan brachte mich ins Hotel. Dort vergrub ich mich unter einem Berg von Decken. Nach einer kurzen Verabschiedung und einer erneuten Entschuldigung ließ er mich alleine. Es war mir egal, wo er die Nacht unterkam, ob er sich ein weiteres Zimmer buchen konnte oder im Auto schlief. In meinem Schmerz war mir alles egal. Unter Tränen fiel ich in den Schlaf. Die Träume dieser Nacht spiegelten den Verrat wieder, dem ich die letzten Tage und Wochen ausgesetzt war.

Am nächsten Morgen war für mich klar, wie es weiter gehen sollte. Nach dem Championat war der Vertrag aufgehoben und Rückenwind gehörte wieder ganz mir. Ich würde Maximilian von Freiherr bitten, mich und mein Pferd nach Hause zum Höhenhof zu bringen. Ryan sollte die Mädchen heimfahren und dann seine Sachen packen. Die trügerischen Beziehungen, deren Opfer ich gewesen war, würden aus meinem Leben verschwinden. Jessika und Ryan, beide waren Gift für mich und ich würde sie aus meinem Alltag und vor allem meinem Herzen verbannen. Mit Johannes hatte es damals auch funktioniert. Aus dem Auge aus dem Sinn. Die auf dem Herzen hinterlassenen Narben würden Zeit brauchen um zu heilen, aber das war in Ordnung. Zeit hatte ich genug. Diese verging schnell zwischen der Arbeit in der Praxis, dem Reitstall und dem Ferienbetrieb.

Während ich meine Sachen packte, klopfte es an der Tür. Es war ein verhaltenes Klopfen und kaum zu hören, wenn ich Musik gehört hätte oder Ähnliches.

„Herein“, rief ich, da ich den Zimmerservice vermutete.

Nichts geschah.

Ich lief zur Tür und öffnete diese. Ryan stand vor mir und wirkte, als hätte er die Nacht im Auto verbracht.

„Ich wollte mit dir reden“, gab er von sich und sah dabei aus wie ein geschlagener Hund.

Mein Herz, welches immer noch an ihm hing, gab ihm eine Chance. Ich ließ ihn ins Zimmer. Wir setzten uns. Er auf einem der vorhandenen Stühle und ich mit viel Abstand auf eines der Betten. Die Sekunden vergingen wie Kaugummi. Keiner sprach ein Wort.

„Es tut mir wirklich leid!“, waren seine ersten Worte.

Ich nickte und wartete auf eine Erklärung.

„Meine Mutter hat in London als Anwaltsassistentin gearbeitet. Ihr Chef, Chantals Vater und mein Erzeuger waren Partner. Bei einem Kongress hatte sie Herrn von Freiherr Senior kennengelernt. Sie verliebte sich in ihn und beide hatten eine längere Affäre. Aus dieser entstand ich. Meine Mutter wünschte sich immer ein Kind und behielt mich, zog mich alleine auf und war mir eine guter Mutter."

Seine Stimme zitterte und man sah den Verlust in seinen Augen. Ich erinnerte mich daran, dass Chantal mir erzählt hatte, dass seine Mutter verstorben war.

Ryan fuhr fort: „Herr von Freiherr nahm seine Vaterpflichten sehr ernst. Im Sommer und auch manchmal in den Winterferien war ich auf dem Sitz der Familie und lernte dort meinen Halbbruder Max kennen. Wir verstehen uns nicht sehr gut. Seit wir klein sind, ist es ein Kampf zwischen uns. Mir waren diese Machtspiele schon als Kind zuwider. Ich wollte immer nur dazu gehören, in die Familie aufgenommen werden, aber das werde ich nie. Maximilians Mutter hasst mich, da ich das Abbild der Untreue ihres Mannes bin. Mein Halbbruder sieht mich nur als Rivale und meinem Erzeuger bin ich ein Dorn im Auge, weil ich die Kanzlei in London abgelehnt habe."

Er machte eine Pause und schaute mich an. Die Trauer in seinen Augen und die Furchen in seinem Gesicht waren trotz der Dunkelheit im Zimmer zu erkennen.

Da ich nichts erwiderte, sprach Ryan weiter: „Neben meiner Mutter bist du die erste Person, die mich wegen mir geliebt hat. Viele Frauen wollten mich aufgrund der Verbindung zu der Familie von Freiherr. Einige meiner Freundinnen nahmen mich nur als Sprungbrett, um in Maximilians Bett zu laden." In seiner Stimme lag Verbitterung. „Ich wollte es nicht kaputt machen, indem ich meine Altlasten mit in unsere Beziehung gelassen hätte. Hoffentlich verstehst du mich oder kannst meine Gedanken nachvollziehen. Ich liebe dich und will dich nicht verlieren!"

Seine Worte berührten mich, aber mein Inneres verkrampfte sich. Ich verschloss mich vor ihm und zog mich zurück.

Ein Ruck ging durch ihn: „Ich denke, du brauchst Zeit!“

Ich nickte nur. „Kann Zeit die Wunden heilen? Oder werden die Narben zu tief sein?“, ging es mir durch den Kopf.

Doch Ryan ließ mich nicht alleine. Er stand auf und zeigte Richtung Tür: „Wir sollten Rückenwind zurück nach Hause holen. Jessika wird ihn dir nicht kampflos übergeben. Ich habe versprochen, dass ich dir helfe. Ich stehe zu meinem Wort. Auch wenn ich dir nicht alles erzählt habe, so habe ich dich nie verletzten oder hintergehen wollen.“

Ich glaubte ihm. Nahm meine Sachen und folgte ihm zum Auto.

Ryan sollte Recht behalten. Jessika weigerte sich, mir Rückenwind kampflos zu übergeben. Sie stand zeternd in den Stallungen und versperrte die Boxentür. Aaron war nirgends zu sehen, worüber ich froh war.

„Du wirst mir Rückenwind nicht nehmen. Ich brauche ihn, sonst ist meine Karriere vorbei“, schniefte sie, doch ihre Augen sprühten Funken.

„Warum sollte ich dir mein Pferd überlassen, nachdem du mich hintergangen hast?“, fragte ich. Trotz meiner Vorsätze am Morgen wollte ich die Sache zwischen uns klären.

„Weil du immer alles hast und ich nichts!“

Da war sie schon wieder, diese Aussage, auf die ich mir keinen Reim machen konnte.

Ryan unterbrach das Gespräch. Mit sachlicher Stimme erläuterte er: „Laut dem aufgesetzten Vertrag ist das Pferd Rückenwind nach dem Championat wieder an Frau Meyer abzugeben. Sie, Frau Sommerfeld, haben keinerlei Anrechte mehr!“

Jessika spuckte vor Wut ihre Worte aus: „Den hast du gut dressiert. Das ist wenigstens ein Mann und keine Memme wie Michael. Weshalb hast du immer alles und ich nichts?“

Ryan antwortete: „Dies ist in der aktuellen Situation nicht von Belang.“

Doch ich stoppte ihn und fragte Jessika: „Was habe ich und du nicht? Du bist glücklich verheiratete, hast ein Gestüt mit mehreren Turnierpferden und einer Menge an Angestellten. Deine Karriere läuft super. Was willst du mehr?“

Ein scharfes Lachen war zu hören. Jessika antwortete fast hysterisch: „Ich bin pleite, mein Mann ist ein Weichei und meine Karriere ist ohne dein Pferd nicht vorhanden.“

Endlich hatte sie es zugegeben. All die Lügen und Unwahrheiten wurden offenbart. Doch ich ahnte nicht, welche Geheimnisse noch offen gelegt werden sollten.

Jessika wurde immer hysterischer und im Hintergrund hörte ich, wie ein Mitarbeiter die Security rief.

„Du hast mir damals alles genommen!“, spie sie aus.

„Was soll ich dir genommen haben?“

„Johannis“, schrie sie und ihre Stimme brach ab.

„Was hat da alles mit Johannis zu tun?“, fragte ich und verstand die Welt nicht mehr.

„Du hast ihn mir damals weggenommen. Ich habe ihn geliebt, aber das hat meine angeblich beste Freundin nie interessiert“, offenbarte sie mit einem bösen Funkeln in den Augen, „doch ich habe mich an dir gerächt. Oder wer hat ihm verraten, was für eine Schlampe du bist? Ich war das!“

Wäre Ryan in diesem Moment nicht gewesen, ich hatte Jessika erwürgt. Mir brannten alle Sicherungen durch und ich sah rot. Sie hatte die Lügenmärchen verbreitet! Sie war daran schuld, dass ich Johannis und mein kleines Mädchen verloren hatte. Meine beste Freundin hatte mich schon in unserer Jugend verraten und all die Jahre so getan als wären wir die besten Freundinnen.

„Wie konnte ich nur so blind gewesen sein?“, war das letzte, woran ich mich erinnern konnte, bevor es schwarz um mich wurde.

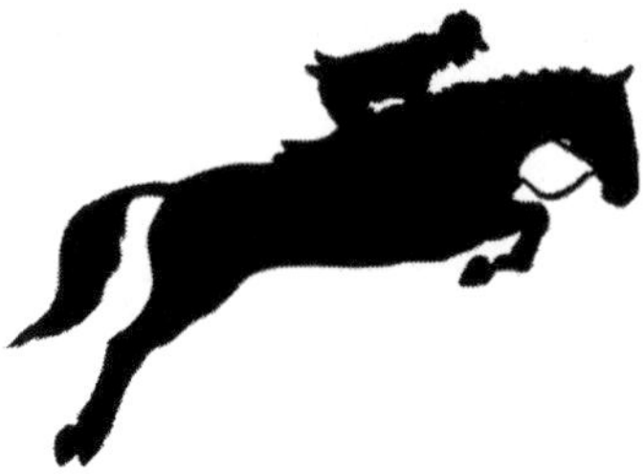

12. Verzweiflung und Pferdeliebe

Seit dem Championat waren mehrere Wochen vergangen. Maximilian von Freiherr hat nach Ryans Bitte, Rückenwind zum Höhenhof gebracht. Jessika war zu ihrem eigenen Schutz von der Polizei abgeholt worden, da sie nach meiner Ohnmacht auf Ryan losgegangen war. Ich hatte zwei Tage im Krankenhaus verbracht. Ryan fuhr Chantal und Lisa ach Hause, vermied allerdings, ihnen Details zu verraten.

Die zwei Tage im Krankenhaus verbrachte ich damit, meine Gedanken und Gefühle zu sortieren. Ich fühlte mich verraten und ausgenutzt. Meine beste Freundin hatte mich die ganze Zeit hintergangen. Sie war an dem Tod meines kleinen Mädchens schuld. Wegen ihr hatte ich Johannis verloren und er war mit dem Gedanken verstorben, dass ich ihn betrogen hätte. Die Sache mit Rückwind setzte dem Ganzen die Krone auf. Sie hatte gewusst, dass er ein Nachfahre von Meteor war. Aaron und sie hatten hinter meinem Rücken einen Gentest gemacht. Unser gemeinsamer Vertrag war nach dem Championat abgelaufen und ich wollte ihn nicht verlängern, obwohl mir Jessikas Anwalt ein Angebot geschickt hatte. Bevor ich ihren Verrat erfahren hatte, hätte sie Rückenwind eine weitere Saison reiten können, doch jetzt wollte ich mit ihr nichts mehr zu tun haben. Sie war für mich gestorben. Vieles hatte ich die Jahre verziehen, aber diesen

Verrat und die daraus resultierenden Folgen konnte ich ihr nicht verzeihen.

Ryan dagegen wollte ich vergeben. Auch wenn mein Herz in viele kleine Splitter zersprungen war. Unsere Liebe hatte eine zweite Chance verdient. Er hatte sich nach meiner Ohnmacht liebevoll um mich gekümmert und die Rückkehr von Rückenwind organisiert. Trotzdem hatte ich um eine Pause gebeten. Ich brauchte etwas, um alles zu verarbeiten.

Der Praxisalltag und der Reitbetrieb lenkten mich von meinen trüben Gedanken ab. Christian versuchte mich ebenfalls aus dem Trübsal, welches mich umfing, zu befreien. Er war mit Wein und Schokoladen-Eis vorbeigekommen. Es war schön mit ihm über das Drama, welches sich in meinem Leben abspielte, zu reden. Immerhin war er ebenfalls eines von Jessikas Opfern. Die Sache mit dem Fohlen hätte mir damals die Augen öffnen müssen, aber ich war zu sehr auf die jahrelange Freundschaft fixiert.

„Das sie dich in diesem Ausmaß hintergangen hat, hätte selbst ich nicht von ihr gedacht", gestand mir Christian.

„All die Jahre hat sie mir etwas vorgespielt!"

Die Packung Eis lag auf meinem Schoß und ich löffelte ein weiteres Stück Eiscreme in mich hinein. Christian trank einen Schluck Rotwein.

Unverhofft änderte er das Thema: „Wann redest du wieder mit Ryan? Ihr wart so ein hübsches Paar. Ich kann mir nicht vorstellen, dass er etwas von der ganzen Sache mit Rückenwinds Abstammung wusste."

„Ich brauche mehr Zeit. Ob er es wusste oder nicht, das tut nichts zur Sache. Er hat mir nie erzählt, dass er der Bruder von diesem Maximilian von Freiherr ist."

„Hattest du nicht Halbbruder gesagt?"

„Ja, beide haben den gleichen Vater. Ob Bruder oder Halbbruder ist egal. Ich finde, er hätte es mal erwähnen sollen."

Christian war nicht meiner Meinung: „Du bist viel zu stark in deinem Schmerz gefangen. Nur weil Jessika ein falsches Spiel gespielt hat, so bedeutet es doch nicht, dass Ryan dich hintergangen hat. Warum auch? Hast du dich mal gefragt, ob er irgendwelche Vorteile hat. Glaubst du nicht, dass er dich vermisst?"

„Sag mal, hast du mit ihm geredet?"

Da Christian nicht reagierte und sein Glas schuldbewusst in der Hand drehte, hatte ich mit meiner Vermutung recht.

„Doch warum kontaktierte Ryan ihn?", fragte ich mich.

„Weißt du, er leidet unter der Funkstille und macht sich große Sorgen um dich. Er versteht, dass du Zeit brauchst, aber würde gerne ein Lebenszeichen von dir haben. Zurzeit ist er an einem großen Fall dran und kann Berlin nicht so einfach verlassen. Sonst wäre er schon längst hier bei dir. Ich weiß, ich sollte mich nicht einmischen. Doch ihr leidet beide unter den Umständen."

„Ich sollte sauer auf dich sein, aber du hast es nur gut gemeint. Dieser ganze Sommer ist doch ein einziges Chaos. Alles fing mit Garones Verletzung an und danach Pasadena. Zum Glück wurde kein weiteres Pferd verletzt. Nur habe ich immer noch Angst, dass dieser Pferdeschänder sein Unwesen treibt. Es komisch, dass bis jetzt nur Jessikas Pferde betroffen sind. Sie hatte am Anfang Maximilian, also Ryans Bruder, verdächtigt, aber das glaube ich nicht."

„Weißt du, ich habe mir schon überlegt, ob sie", Christian hielt inne und drehte sein Glas in den Fingern.

„Was hast du dir überlegt?"

„Könnte sie es gewesen sein?"

Früher wäre ich schockiert gewesen, doch jetzt war ich mir nicht mehr sicher.

Christian fuhr fort: „Nur ihre Pferde waren betroffen. Und Pasadenas Verletzung kam genau zum richtigen Zeitpunkt, dass du ihr Rückenwind komplett freistellst."

„Ich kann nicht glauben, dass sie ihre eigenen Pferde so misshandelt."

Genau in diesem Moment klopfte es an der Terrassentür. Durch die heruntergezogene Jalousie konnte ich zwei Personen erkennen.

„Anne, Anne!? Bist du da?", hörte ich Toms Stimme rufen. Er klang verzweifelt.

„Bitte Anne mach auf! Es ist etwas Schreckliches passiert", die Stimme gehörte Cathi. Sie hörte sich ebenfalls hilflos und genauso verzweifelt an wie Tom.

Ich stand auf und machte den beiden auf: „Was ist passiert?"

Cathi fing an zu weinen und Tom erklärte uns in kurzen Sätzen, was geschehen war: „Wir wollten eben die Pferde von den Koppeln holen und in den Stall bringen. Doch ein Pferd fehlt!"

Mir wurde schlecht. Gerade hatten wir über den Pferdeschänder geredet und jetzt fehlte eines der Pferde. Mein Körper verkraftete diesen Schock nicht und mir wurde übel. Die Tage im Krankenhaus hatten mir gezeigt, dass ich kürzer treten musste.

Cathi schniefte: „Rückenwind ist verschwunden!"

Das war zu viel für mich. Ich schmeckte Säure in meinem Mund und rannte Richtung Toilette. Das wenige Eis bahnte sich einen Weg nach oben und ich übergab mich.

„Rückenwind, mein Kleiner, war verschwunden!", schrie mein Inneres.

Christian nahm die Situation sofort in die Hand und rief einen Suchtrupp zusammen. Tom hatte die Polizei informiert. Cathi und ich waren zu nichts zu gebrauchen. Wir saßen beide völlig aufgelöst auf dem Sofa. Ich konnte keinen klaren Gedanken fassen. Mein Herz verkrampfte sich, als mein Handydisplay aufleuchtete. Es war Ryan. Ich nahm all meinen Mut zusammen und ging ran.

„Endlich Anne! Ich mache mir solche Sorgen um dich. Ich weiß, dass du Zeit brauchts, aber ich vermisse dich!"

Ich schluchzte ins Telefon: „Rückenwind ist verschwunden."

„Das ist nicht wahr!?"

„Doch, er ist weg."

„Wart ihr schon bei Jessika? Habt ihr ihn dort gesucht?"

„Nein, Tom hat es der Polizei gemeldet und Christian organisiert Suchtrupps."

„Das ist gut! Dann bist du nicht allein. Ich mache mich sofort auf den Weg zu dir. Wir werden ihn wiederfinden und dann wird wieder alles gut. Du bist stark, ich bin bald bei dir", dann legte er auf.

Christian sprach mich sofort an, nachdem ich das Handy zur Seite gelegt hatte: „Wir beide fahren jetzt zu Jessika, oder hast du neue Informationen?"

„Nein, das war Ryan. Er hat auch gesagt, dass wir zu Jessika müssen."

Christian lächelte: „Dann hat diese missliche Situation doch auch etwas Gutes. Ihr redet wieder miteinander."

Tom freute sich ebenfalls: „Endlich erhörst du ihn."

Doch Cathi brachte uns wieder in die Realität: „Ich freue mich ja auch, aber wir müssen Rückenwind finden. Der Weidezaun war nicht beschädigt und sein Halfter fehlt. Es muss ihn jemand gestohlen haben, der ihn kennt. Tom, was hat die Polizei gesagt?"

„Anne muss Anzeige erstatten und sie halten die Augen offen. Allerdings nicht wegen des Diebstahles, sondern aufgrund der Gefahr, dass ein freies Pferd allein durch die Gegend laufen könnte."

Cathi konnte es nicht fassen: „Sie helfen nicht bei der Suche?"

Christian erklärte ihr die Situation, um sie zu beruhigen: „Auch bei verschwundenen Zweibeinern wird erst nach 24 Stunden gesucht. Die Polizei muss an die öffentliche Sicherheit denken."

Cathi schüttelte nur ungläubige mit dem Kopf.

Christian und ich machten uns auf den Weg zu Jessika, während Tom und Cathi mit einigen anderen Mitgliedern des Stalles, die Umgebung absuchten.

Als wir auf dem Gestüt der Sommerfelds ankamen, bot sich uns ein dramatisches Bild. Ein großer Umzugswagen stand vor dem Wohnhaus und Michael trug Kisten aus dem Haus. Jessika versuchte, ihn daran zu hindern, und trug einige der Gegenstände wieder ins Haus.

„Du kannst mich nicht einfach verlassen“, zeterte sie.

„Oh doch, das kann ich!“

„Ohne mich bist du ein Nichts! Ein einfacher Lehrer an so einer blöden Dorfschule.“

Michael stellte die Kiste in den Wagen und sah uns kommen.

Er drehte sich zu Jessika: „Du scheinst Besuch zu haben!“

„Lenke nicht vom Thema ab. Du wirst mich nicht verlassen. Du kannst nicht all die Jahre einfach so wegwerfen“; jetzt schwang in ihrer Stimme ein weinerlicher Unterton.

„Du hast unsere Ehe zerstört. Ich habe nicht mit meinem Trainer geschlafen, sondern du!“, damit ging er wieder ins Haus und ließ sie alleinstehen.

Christian gönnte ihr keine Minute: „Jessika, wo ist Rückenwind?“

Ohne ihm zu antworten, entlud sich ihre Wut in seine Richtung: „Was willst du hier? Du hast auf meinem Grundstück nichts verloren. Hättest du mir damals dieses Fohlen verkauft.“

„Wo ist Rückenwind?“, unterbrach ich sie.

„Warum sollte ich wissen, wo Rückenwind ist? Du hast mir doch verboten, mich ihm zu nähern. Was bist du nur für eine Freundin? Johannis hast du mir weggenommen, dann meine Karriere und jetzt zerstörst du meine Ehe. Woher hätte Michael sonst erfahren sollen, dass ich eine Affäre mit Aaron habe?“

„Weil ich euch beide erwischt habe", Michael war wieder aus dem Haus gekommen, „wobei ich dachte, es wäre eine einmalige Angelegenheit gewesen. Nur jetzt hast du dich selbst verraten. Wie lange geht das schon?"

Jessika wurde kreidebleich. Leise sagte sie: „Bald über ein Jahr."

„Du wirst von meinen Anwälten hören. Eigentlich wollte ich dir eine Chance geben, wenn sich die Wogen geglättet haben, doch so. Es ist aus und vorbei!"

Jessika brach ins sich zusammen. Aus Gewohnheit wollte ich zu ihr eilen und sie trösten, doch der Blick, den sie auf mich richtete, war tödlich. Dadurch erinnerte ich mich wieder daran, was sie mir alles angetan hatte. Kein Funken Mitleid fühlte ich für sie.

Christian zog mich zu den Ställen: „Wir müssen prüfen, ob Rückenwind hier irgendwo ist. Sie scheint nicht mehr in der Lage, klar zu denken."

Doch auf dem kompletten Gelände gab es keine Spur von Rückenwind. Michael musste Jessika zähneknirschend entlasten, da sie den ganzen Tag das Gestüt nicht verlassen hatte. Sie war nur damit beschäftigt gewesen, ihn am Auszug zu hindern.

Der Suchtrupp am Höhenhof hatte ebenfalls keine guten Neuigkeiten. Es gab nirgends eine Spur von Rückenwind. Zum Glück war keines der anderen Pferde verletzt oder hatte Schaden genommen. Ich hatte sicherheitshalber die Tiere gründlich untersucht.

Alle Anwesenden waren unruhig und voller Sorge. Niemand wollte nach Hause fahren.

Bernd, Lisas Vater, der bei der Polizei arbeitete, hatte auch keine guten Neuigkeiten für uns. Kein heimatloses Pferd wurde in der Umgebung gesichtet. Der Verdacht einer Entführung verhärtete sich immer mehr.

Christian und Tom hatten Pizza bestellt, doch ich bekam kein Bissen herunter. Plötzlich fuhr ein fremder Wagen den Hügel zum Stall hoch. Alle schauten sich fragend an. So einen Luxuswagen besaß keiner, der hier ein Pferd stehen hatte.

Der Wagen hielt und Chantal sprang heraus.

„Anne, es ist so schrecklich. Wisst ihr schon etwas Neues?", sie lief völlig mitgenommen auf mich zu und umarmte mich fest, „es tut mir so leid. Mein Vater hat gesagt, dass er dich anwaltlich vertreten würde, wenn Jessika Rückenwind einfach geholt hätte, aber eigentlich hast du den besten Anwalt, den es gibt."

Ryan stieg aus dem Wagen aus. Die ganze Anspannung viel von mir ab. Ich freute mich, ihn zu sehen. Seine Anwesenheit gab mir die nötige Geborgenheit. Seine Augen strahlten eine Liebe aus, die ich nach meinem Verhalten, der letzten Tage überhaupt nicht verdient hatte.

Er nahm mich in die Arme und flüsterte mir ins Ohr: „Ich bin da meine Starke! Wir schaffen das zusammen. Rückenwind wird gefunden werden."

Ein Schluchzen durchlief meinen Körper: „Ich habe dich so vermisst. Es tut mir so leid!"

„Ganz ruhig, alles Vergeben und vergessen. Ich habe mich auch nicht vorbildlich verhalten. Ich hatte solche Angst, dich zu verlieren."

Ich genoss seine Umarmung und wollte ihn nicht mehr loslassen. Er hatte eine unglaublich beruhigende Wirkung auf mich. Jetzt würde alles wieder gut werden. Das fühlte ich, auch wenn ich nicht wusste wie.

Chantal und Lisa begannen wild zu tuscheln. Die beiden Freundinnen schienen nicht einer Meinung zu sein.

Lisa wurde lauter, so dass die anderen sie hörten: „Das ist ein schwerer Vorwurf! Wir haben doch überhaupt keine Beweise."

Chantal widersprach ihr, jetzt ebenfalls in einer hörbaren Lautstärke: „Jeder Hinweis zählt!"

Ryan unterbrach die hitzige Diskussion: „Wenn ihr zwei etwas wisst, dann müsst ihr es sagen.“

„Wir haben einen Verdacht“, rückte Lisa mit der Sprache raus, „es ist schon länger her, da haben wir etwas beobachtet.“

Ich hielt es nicht mehr aus: „Was habt ihr gesehen?“

Nun kam Chantal zu Wort: „Während der Heuernte sollten wir an einem Tag die Pferde reinstellen. Einige der Jungs und wir hatten uns verquatscht. Jedenfalls saßen wir spät hier oben am Stall und die Pferde waren noch auf der Weide. Da fuhr ein unbekanntes Fahrzeug mit Hänger zu den Koppeln. Es hielt an der Stelle, wo Rückenwind stand. Björn ließ uns nicht nachschauen. Er meinte, es sei zu gefährlich.“

„Wenigstens konnte man dem Jungen vertrauen“, man hörte immer noch Ryans Misstrauen in seiner Stimme.

Chantal fuhr mit einem Augenrollen fort: „Er und sein Kumpel stellten den Mann, der sich eines der Halfter geschnappt hatte zur Rede. Wir hörten damals nicht, was gesprochen wurde. Jedenfalls fuhr der Mann danach wieder fort.“

„Habt ihr euch Kennzeichen oder Wagentyp gemerkt?“, wurde aus der Runde eingeworfen.

Lisa berichtete: „Nein leider nicht. Aber Björn hat heimlich ein Foto gemacht.“

„Wie kommen wir jetzt an das Bild ran. Es ist ein wichtiger Hinweis! Warum habt ihr vorher nichts gesagt?“, fragte Ryan.

Chantal war zerknirscht: „Es war spät und eigentlich hätten wir zu dieser Uhrzeit die Pferde längst reinbringen müssen. Außerdem hätten wir uns nicht mit den Jungs treffen sollen.“

Ryan bekam einen roten Kopf und bevor er etwas sagen konnte, griff ich ein: „Das war natürlich alles nicht richtig. Ich denke, das wisst ihr beiden langsam. Könnt ihr uns das Bild bitte zeigen?“

„Warte, ich frage Björn, ob er es mir schickt“, sagte Chantal.

Nach einem kurzen Nachrichtenwechsel zeigte sie uns ein eindeutiges Beweisfoto. Das Bild war für eine Nachtaufnahme aussagekräftig genug. Lisa, Christian und ich erkannten sofort, um wen es sich handelte.

Auch wenn wir jetzt wussten, wer damals zu Rückenwind wollte, war nicht klar, wer ihn heute gestohlen hatte. Doch wir hatten einen Verdacht. Wir waren uns alle sicher, dass es sich bei dem Dieb nur um eine Person handeln konnte. Alle Fakten sprachen dafür. Ryan hatte eine Idee, wie wir erfahren konnten, wo mein Pferd war und den Dieb überführen könnten. Auch wenn er kein gutes Verhältnis zu seinem Bruder hatte, wollte er ihn um Hilfe bitten.

Maximilian von Freiherr war überrascht über den späten Anruf seines Bruders, doch die Aussicht sich mit mir gut zu stellen und Rückenwind durch die Hilfe in der aktuellen Situation reiten zu können, veranlasste ihn uns zu helfen.

Bis dahin mussten wir erst einmal schlafen. So löste sich die Gruppe auf. Ryan blieb bei mir. Ich war froh darüber, diese Nacht nicht allein verbringen zu müssen. Chantal fuhr mit zu Lisa. Wir mussten Ruhe bewahren. Rückenwind würde nichts passieren, da er viel zu wertvoll für den Dieb war. Maximilian hatte versichert, sich gleich ans Telefon zu setzen und seine Kontakte zu informieren, dass Rückenwind nicht zum Verkauf stand. Er würde sich als einziger Käufer melden und so könnte der Dieb überführt werden. Mit der Hilfe von Lisas Vater hatten wir die Polizei schnell auf unserer Seite. Der Dieb würde uns ins Netz gehen.

Es kostete mich viel Kraft die nächsten Tage durchzustehen. Zum Glück hatte ich Ryan. Er fuhr nicht nach Berlin zurück, sondern blieb bei mir. Der regelmäßige Kontakt mit seinem Halbbruder ließ mich nicht an dem Plan zweifeln. Die Polizei war informiert und würde am Übergabeort den Dieb überführen. Danach hätte ich Rückenwind wieder.

Am Tag der Übergabe tigerte ich durch das Wohnzimmer. Meine Nerven waren bis ans Äußerste gespannt.

„Würde alles gut gehen? Ging es Rückenwind gut?“, fragte ich mich immer wieder.

Ein Gedankenkarussell drehte sich in meinem Kopf. Ich hatte die Nacht kaum schlafen können. Auch die Arbeit mit den Pferden lenkte mich heute nicht ab. Ich hatte die Anspannung nur auf Pfeffer übertragen.

Ryan stand in der Küche und kochte. Obwohl ich ihm gesagt hatte, dass ich keinen Hunger hatte. Trotzdem war er der Meinung, dass ich etwas essen sollte. Es roch sogar ganz gut.

„Was kochst du? Es riecht lecker“, rief ich in seine Richtung.

„Dein Lieblingsessen“

„Welches meiner Lieblingsessen?“

„Du hast mir mal gesagt, dass Geschnetzeltes mit Spätzle deine Mutter immer gekocht hätte, wenn es dir nicht gut ging. Dazu gibt es Chicoréesalat mit Mandarinen.“

Mir kamen Tränen in die Augen. Wann hatte er sich das gemerkt?

Ich umarmte ihn von hinten fest und wollte ihn nicht mehr loslassen.

„So kann ich nicht kochen!“

„Egal“, nuschelte ich in seinen Nacken.

„Bitte lass mich los, sonst brennt das Essen an.“

Nur widerwillig löste ich mich von ihm. Die ganze Situation zeigte mir, dass ich Ryan unrecht getan hatte und er mich meinerselbst liebte.

Doch hatte ich ihm je gesagt, dass ich ihn liebte? Oder hatten meine Zweifel mich immer zurückgehalten?

Ich nahm all meinen Mut zusammen: „Ich liebe dich!“

Er schnellte herum und sah mich mit großen Augen an: „Was hast du eben gesagt?“

„Ich liebe dich, Ryan Steele!“

Als Antwort wirbelte er mich durch die Luft und küsste mich darauf. Ich bekam kaum Luft. Mit solch einer Reaktion hatte ich nicht gerechnet.

Ein lautes Hupen gefolgt von Hundebellen störte die romantische Situation und holte mich in die Realität zurück. Ich schaute Ryan fragend an und er schien genauso verwirrt. Wir hatten beide einen Anruf erwartet. Ohne eine Sekunde zu verlieren sprintete ich nach draußen.

Dort stand ein Pferdchänger mit der Aufschrift „Gestüt zu Freiherr“ in geschwungenen Lettern. Maximilian lehnte mit verschränkten Armen am Auto und grinste mich frech an. Ich schaute ihn sprachlos an.

Ryan trat hinter mich: „Bruderherz“, seine Stimme klang ironisch, „ich hätte nicht gedacht, dich heute schon zu sehen.“

„Mein Besuch gilt auch nicht dir, sondern deiner Herzensdame, Bruder.“

Die beiden gaben sich wirklich nichts und man hörte ihre gegenseitige Abneigung in jedem Wort.

Zu mir gewand fuhr Maximilian fort: „Ich habe ein kleines Präsent für dich. Erschrecke nicht, er wurde stark sediert. Das sich dieser Mensch Trainer schimpft und Pferde dann so unter Drogen setzt, ist wirklich eine Schande.“

Mich interessierte seine Ausführung über den Dieb nicht. Ich wollte wissen, wie es meinem Pferd ging. So lief ich hinter den Pferdehänger. Trotz der Warnung war ich schockiert. Rückenwind stand völlig teilnahmslos da und stierte in die Ecke.

„Rückenwind, mein Kleiner, wie geht es dir?“

Keine Regung war wahrzunehmen, kein Zucken der Ohren oder ein Kopf heben.

„Ich habe dich gewarnt“, Maximilian war neben mich getreten, „er wurde völlig zu gepumpt. Am besten stellen wir ihn in eine Box. Hast du einen Bereich im Stall, den du vor Publikum schützen kannst?“

„Nicht wirklich, aber wir werden eine Lösung finden. Im Notfall stellen wir einige der anderen Tiere zwischenzeitlich um.“

Ryan bemerkte: „Da der Pferdeschänder gefasst ist, können die Pferde doch die paar Tage über Nacht draußen bleiben. So kalt ist es nicht.“

„Das ist eine gute Idee“, sagte ich und stellte im Kopf bereits einen Plan auf, wie ich alle Einsteller über die Vorkommnisse informieren würde.

„Ich fahre den Hänger hoch zum Stall und wir stellen den Herren in seine Box. Er wird ein paar Tage brauchen, um sich von dem ganzen Stress zu erholen. Danach sollte der Held des Tages, also ich, mindestens etwas zu essen bekommen. Während der Mahlzeit erzähle ich euch, wie die Rettung vonstattenging.“

Maximilians überhebliche Art ignorierte ich, weil ich ihm zu dankbar war.

Wir fuhren zusammen hoch zum Stall und stellten Rückenwind in Sunsets Box. Ich verriegelte die kleine Stallgasse und hängte ein Schild auf. Mein Kleiner hatte seine Ruhe verdient. Heute Abend wollte ich ihn genauer untersuchen. Aktuell war er zu stark sediert, als das ich mir über sein Allgemeinbefinden ein wirkliches Urteil bilden konnte.

Ryan hatte in der Zwischenzeit das Essen fertig gestellt. Dafür erhielt er von seinem Halbbruder einige abfällige Bemerkungen, die er allerdings nicht weiter beachtet hatte. Während des gemeinsamen Essen berichtete Maximilian von der Rettungsaktion. Die Polizei hatte glücklicherweise das Gebiet großflächig gesichert, da der Dieb versucht hatte zu fliehen.

Ich unterbrach seinen Bericht: „Hatten wir mit unseren Vermutungen recht? Oder steckt jemand anderes hinter den ganzen Anschlägen?"

„Nein, ihr hattet vollkommen recht. Aaron Baker steckte hinter allem. Ich werde dafür sorgen, dass er nie wieder in diesem Sport Fuß fassen wird. Wie kann man seine Reputation als Trainer nur so aufs Spiel setzen?"

„Wie meinst du das?", fragte Ryan.

„Dieser Mensch hat vor Ort gestanden, dass er an den Anschlägen auf die Sommerfeld Pferde steckt und Rückenwind nur gestohlen hätte, um Jessika aus ihrer finanziellen Notlage zu retten."

„Also hat Jessika mit allem wirklich nichts zu tun?"

„Nein, er hat allein gehandelt. Allerdings laut seiner Aussage aus Liebe zu ihr."

Ich war geschockt: „Aus Liebe zu ihr misshandelt er ihre Pferde und stielt Rückenwind."

Maximilian berichtete weiter: „Die ganze Sache ist viel verzwickter. Er hatte seit längerem den Verdacht, dass Rückenwind von Meteor abstammt. Keine Ahnung wie er auf diese Idee gekommen ist? Wie wir wissen, hatte er mit seiner Vermutung recht."

Ich bekam einige Dokumente über den Tisch geschoben. Darin stand tatsächlich, dass mein Rückenwind ein Nachkömmling dieses berühmten Hengstes sein sollte. Viele Fragen sammelten sich in meinem Kopf an.

Maximilian ließ mir keine Zeit zum Nachdenken: „Aaron hoffte darauf, dass du der Sommerfeld dein Pferd überlassen würdest, wenn ihre Pferde nicht mehr starten könnten. Zu erst hoffte er, dass nur eine kleine Verletzung von Garone ausreichen würde. Doch nachdem du dich, ich zitiere, so zickig verhalten hattest, sah er keine andere Wahl als Pasadena zu verletzen. Ihm war klar, dass die Verletzung größer sein musste. Da Jessika und du den ersten Angriff nicht als Unfall wahrgenommen hattet, entschloss er sich, das nächste Attentat einem Pferdeschänder in die Schuhe zu schieben."

Weder Ryan noch ich konnten zu diesem Bericht etwas sagen. Wir saßen sprachlos da und starrten Maximilian an.

„Völlig verrückt der Kerl! Er sieht seine Schuld nicht ein. Er faselte die ganze Zeit etwas von Liebe und finanzieller Sicherheit für die Sommerfeld. Wenn die Dame nicht in der Lage ist ihren Hof zu führen und ihre Pferde zu trainieren, dann würde sie auch nicht der Bank ständig den Hof machen müssen."

„Was meinst du damit?", fragte ich, anscheinend wusste er mehr über Jessikas Lage als ich.

„Da sagst du, ihr seid Freundinnen gewesen und weißt nicht, wie schlimm es wirklich bei ihr ist? Da sagt man, Frauen würden so viel reden! Dafür bist du extrem ahnungslos."

Ich wusste nicht, was ich dazu sagen sollte. Dieser Sommer hatte mir gezeigt, dass Jessika nie die war, für die ich sie gehalten hatte. Ihr schwieriger Charakter war mir bewusst gewesen. Auch, dass sie nicht mit jedem klar gekommen ist, war mir bekannt. Mir hatte sie immer die liebe und nette Freundin vorgespielt. Jetzt wusste ich es besser!

Maximilian riss mich aus meinen Gedanken: „Sie steht mit beiden Beinen tief in der Schuldenfalle. Das Gestüt gehört nicht ihr, sondern ihrem Mann. Die Pferde hat sie längst an reiche Geldanleger verkauft und reitet sie nur. Die meisten Sponsoren sind letztes Jahr abgesprungen, da sie sich nicht an die Verträge gehalten hatte. Trotz des Sieges beim Championchip will sie keiner mehr unter Vertrag nehmen. Die restlichen Sponsoren sind abgesprungen. Anscheinend hat sie dir immer etwas vorgespielt! Wie tief steht sie zur Zeit bei dir in der Kreide? Wann hat sie dir das letzte Mal deine Tierarztrechnung gezahlt?"

Mir kippte die Kinnlade nach unten, da mir in diesem Moment bewusst wurde, dass sie die letzten Jahre keine einzige

Rechnung gezahlt hatte. Aufgrund unserer Freundschaft hatte ich dies immer auf die lange Bank gezogen und nichts gesagt.

Ein selbst zufriedenes Grinsen machte sich in Maximilians Gesicht breit: „Habe ich es mir doch gedacht!“

Er stand vom Tisch auf: „Ich denke, daran hast du erst einmal etwas zu knabbern. Ich mache mich mal wieder auf den Heimweg. Danken kannst du mir später!“

Ryan stand ebenfalls auf: „Ich bring dich raus!“

Ich blieb am Küchentisch sitzen, doch konnte ich ihre Unterhaltung draußen im Flur hören.

„Da hast du dir aber eine Sahneschnitte geangelt, Bruderherz. Wobei etwas naiv ist sie schon. Ich denke, ich habe jetzt etwas gut bei ihr. Das Potenzial des Pferdes sollte weiter ausgeschöpft werden. Und falls sie mehr Überredungskünste benötigt, dann wirst du deiner Zukünftigen doch sicher gut zureden, oder?“, sagte Maximilian zu Ryan.

„Zukünftige?“

„Bei deiner familiären Zwangsstörung wirst du doch sicherlich bald vor ihr auf die Knie gehen“, antwortete Maximilian lachend.

Leiser und mit einem wütenden Unterton sagte Ryan: „Du bist ein verdammtes Arschloch!“

„Ich weiß“, lachte Maximilian, „wir sehen uns.“

Die Tür fiel ins Schloss. Es dauerte eine Weile, bis Ryan zurück in der Küche war. Er lächelte mich an und man sah keinen Funken Wut mehr in seinem Gesicht.

Trotzdem fragte ich: „Alles okay? Ich konnte zufällig mithören.“

„Das hättest du nicht mitbekommen müssen“, er küsste mich sanft auf den Kopf und nahm mich in die Arme, „mein Bruder ist und bleibt ein Arsch, genauso wie sein Vater es war.“

Ich erwiderte seine Umarmung: „Die Familie in die man geboren wird, kann man sich nicht aussuchen, aber die Familie, die man gründet, die sucht man sich aus.“

„Und jetzt habe ich dich.“

„Genau, jetzt haben wir uns!“

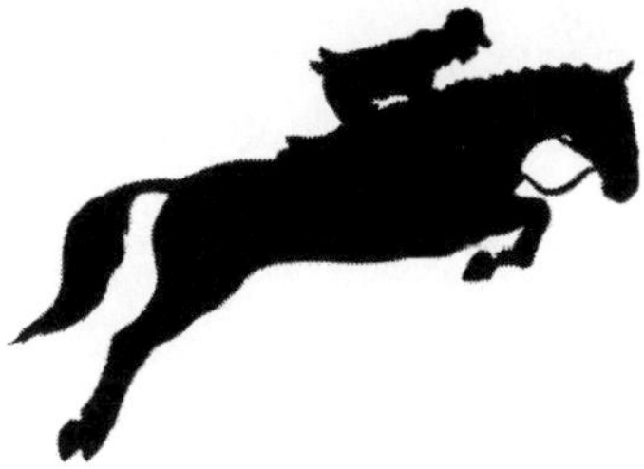

13. Zukunft und Liebesglück

Es war Frühling und endlich wieder Zeit draußen auf der Terrasse zu frühstücken. Der Winter hatte sich bis Ostern gezogen. Jetzt, Anfang Mai konnte man erst von einem Frühlingsbeginn sprechen. Ryan und ich saßen mit den Hunden in der Sonne und genossen die ersten Sonnenstrahlen des Jahres. Die Vögel zwitscherten an diesem Sonntagmorgen um die Wette und ich roch den Duft der Frühlingsblumen.

Ryan nahm meine Hand und ich erwiderte den Druck: „Es ist schön, dass ich am Wochenende dem Stress der Großstadt entfliehen kann."

„Es ist unheimlich nett von Chantals Vater, dass du donnerstags und freitags ins Home-Office gehen darfst."

Er lachte: „Nett würde ich ihn nicht bezeichnen, aber er sieht die Vorteile. Seitdem wäre ich entspannter und sogar produktiver."

„Das ist doch kein Gegensatz! Wenn einem die Arbeit Spaß macht, dann schafft man mehr, als wenn man sich dazu zwingen muss."

Ryan küsste mich und ich erwiderte den Kuss. Ich war froh, dass ich ihm verziehen hatte. Ein Leben ohne ihn war für mich unvorstellbar geworden.

„Wann kommt Chantal diese Ferien?", fragte ich, nachdem sich unsere Lippen voneinander gelöst hatten.

„An Ostern will sie für ihr Abitur lernen und das Reiten hinten an stellen. Ab Mai sollte sie die Prüfungen abgeschlossen haben. Dann hast du sie wieder am Hals!“ Er lachte.

„Ich freue mich, wenn sie hier ist. Sie ist eine Hilfe für den Hof. Lisa und sie planen jetzt schon den Trail für dieses Jahr. Es wird ein richtiges Ereignis“, berichtete ich.

„Kommt Valentina auch wieder? Sie war schon lange nicht mehr hier!“

„Du hast recht!“, erinnerte ich mich, „ich habe seit einer Ewigkeit nichts mehr von ihr oder Marie gehört.“

„Marie?“

„Sie ist die Dritte im Bunde gewesen. Nach dem Studium hat sie sich auf Kühe spezialisiert und ist in den Norden gezogen. Eigentlich stammt sie aus Bayern.“

Ryan sah erstaunt aus: „Warum zog sie dann in den Norden? Gibt es hier oben mehr Kühe?“

„Die Liebe, aber sie scheint nicht mehr sehr glücklich mit ihrer Entscheidung. Beim Trail hatte Valentina schon etwas angedeutet und als ich mit Marie telefoniert hatte, da schien sie verzweifelt, aber wollte nicht sagen, was los ist.“

„Ich hoffe, du bist mit deiner Liebesentscheidung zufrieden“, fragte er mit einem frechen Grinsen im Gesicht.

„Natürlich“, antwortete ich und küsste ihn.

In diesem Moment klingelte mein Handy. Es war Valentina.

„Wenn man vom Teufel spricht“, begrüßte ich sie.

Die sonst lebensfrohe Italienerin ging nicht auf den Spaß ein.

Ihrer Stimme nach zu urteilen war etwas Schlimmes passiert: „Anne, du musst mir unbedingt helfen.“

„Was ist passiert?“

„Marie ist verschwunden.“

Ich war verwirrt: „Was meinte Val damit, dass unsere Kommilitonin verschwunden sei?“

Valentina fuhr fort: „Sie hat ihre Sachen gepackt und ist abgehauen. Alle suchen nach ihr. Das Handy ist aus. Ich mache mir Sorgen um sie. Nach dem ganzen Skandal und sie hat sich vorher schon nicht mehr wohl gefühlt. Ob sie wieder nach Bayern ist?“

„Aber ihre Familie lebt dort nicht mehr.“

„Wir müssen sie suchen! Ich habe auch schon eine Idee.“

Valentina berichtete mir, dass Marie ihr den Traum verraten hatte, einmal für eine Saison auf der Alm zu arbeiten. Sie bat mich, darum nach Bayern ins Werdenfelser Land zu fahren und Marie oben auf den Almen zu suchen. Welche Alm genau, da hatte Val schon eine Vermutung.

„Warum fährst du nicht mit?“, fragte ich sie.

„Ich kann hier nicht weg! Ich muss auf meine Babys aufpassen“, erklärte sie mit Stolz.

„Seit wann hast du Kinder?“

„Kitten! Ich bin seit Ostern Katzenmutter. Fünf kleinen Racker brauchen meine volle Aufmerksamkeit.“

„Und wie machst du das mit dem Job in der Klinik?“

„Ich bin nicht alleine, aber das ist eine andere Geschichte. Die erzähle ich dir, wenn wir mehr Zeit haben. Marie zu finden ist aktuell wichtiger.“

Ich stellte das Handy auf Lautsprecher und zusammen mit Ryan berieten wir, wie er und ich nach Marie suchen konnten.

Übernächste Woche würden wir nach Bayern aufbrechen. Die Hunde nahmen wir mit. Um den Hof kümmerte sich meine treue Stallgemeinschaft. Cathi und Tom organisierten alles. Die Ferienwohnungen übernahm Frau Stubbe. Capriello wurde von Lisa geritten, Pfeffer konnte ein paar Tage ohne mich aushalten und Ryans Valegro wurde von Cathi betreut.

Rückenwind war bei Maximilian von Freiherr. Ich hatte einsehen müssen, dass mein Kleiner bei mir unterfordert war.

Nachdem er die Turnierluft geschnuppert hatte, fehlte ihm das Springen. Ich war keine Springreiterin und konnte sein Potenzial nicht ausschöpfen. Für die Saison hatte ich mein Pferd an Maximilian abgetreten. Schweren Herzens, aber mit dem Bewusstsein, dass er Rückenwinds Potenzial nutzen konnte. Die Mitarbeiter der von Freiherrs informierten mich täglich über das Wohlergehen meines Pferdes und ich hatte Zugriff auf die Webcams in seiner Box und der Koppel. Die Trennung war mir schwergefallen, aber nötig. Ich sah bei jedem meiner vielen Besuche, dass es das Beste für den Braunen war.

Jetzt machte ich mir mehr Sorgen um Marie und was sie dazu gebracht hatte alles stehen und liegen zu lassen, um zu verschwinden. Es war nicht ihre Art und entsprach auch nicht ihrem warmherzigen Charakter, ihre Lieben in Sorgen zurückzulassen. Dass sich die ungezwungene Valentina an fünf Katzenkinder band und mir nicht verraten wollte, wie sie dies managte, verwunderte mich ebenfalls.

Anscheinend hatte ich im vergangenen Jahr einiges im Leben meiner Freundinnen verpasst. Dies musste ich dringend aufholen. Marie hatte Ryan noch nicht kennengelernt und beide sollten gemeinsam eine Neuigkeit erfahren, die mein Leben komplett verändern sollte. An meinem großen Tag wollte ich Marie und Valentina an meiner Seite wissen, in vorderster Reihe, als meine Brautjungfern. Ich hoffte, dass sie „ja“ sagen würden, doch vorher mussten wir erst Marie finden.

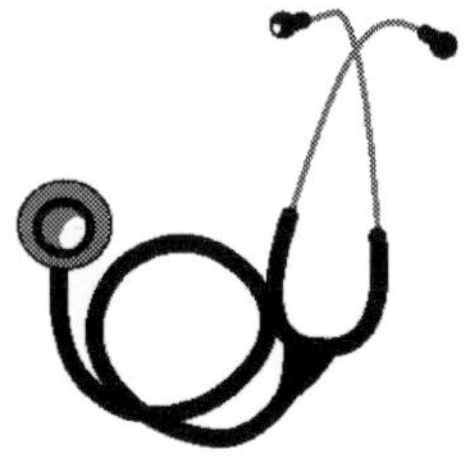

„Mit Stethoskop“ - Reihe

Das war “Mit Stethoskop, Gerte und Pferdehalfter” das erste Buch der Tierärztinnen-Reihe „Mit Stethoskop“. Alle Bücher können getrennt voneinander gelesen werden und sind in sich abgeschlossene Erzählungen. Der Zusammenhang zwischen den einzelnen Titeln besteht in der Verbindung der Protagonistinnen und Protagonisten, die alle zusammen Veterinärmedizin studiert haben.

Die Reihe beginnt mit Tierärztin Anne (“Mit Stethoskop, Gerte und Pferdehalfter”). Nachdem Anne einen Sommer voller Anschläge auf die teuren Springpferde ihrer Freundin Jessika Sommerfeld, Verrat und Liebe überstanden hat, verschwindet ihre ehemalige Studienkollegin Marie, Tierärztin für Wiederkäuer mit Spezialisierung auf Rinder. Die dritte im Bunde, Valentina spezialisiert auf Katzen, kann wegen der Handaufzucht von fünf Kitten, Baby-Katzen, nicht bei der Suche nach der ehemaligen Kommilitonin helfen.

In „Mit Stethoskop, Milchkanne und Kuhglocke“ erfahrt ihr mehr über die Hintergründe zu Maries Verschwinden und warum sie auf eine Alm flieht.
Valentinas Kittenchaos und wie sie dieses managet, könnt ihr in „Mit Stethoskop, Kittel und Katzenminze“ nachlesen.

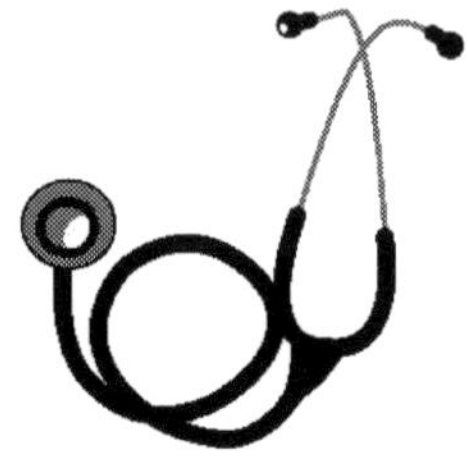

Danksagung

Wo fange ich dieses Mal an? Ich habe so vielen verschiedenen Menschen zu danken! Personen, die schon länger aus meinem Alltag verschwunden sind, aber essentiell für die Entstehung dieses Romans waren.

Angefangen mit den Reitvereinen rund um Butzbach in der schönen Wetterau in Hessen.

Im Reit- und Fahrverein, jetzt Reit- und Voltigierverein, Butzbach habe ich reiten gelernt. Die ersten Erfahrungen mit den wunderbaren Tieren konnte ich dort sammeln und zum ersten Mal in meinem Leben Stallluft schnuppern.

Auf dem Hof der Pferdesportfreunde in Hoch-Weisel, Butzbach, stand die Stute, der ich viel zu verdanken habe. Luzie war das Pferd, welches ich als mein erstes eigens bezeichnen kann, auch wenn sie nie auf dem Papier mir gehörte. In dem kleinen Verein wurde mir von der Heuernte, über die Pferdehaltung im Allgemeinen und dem Reitsport mit all seinen Facetten alles beigebracht. Danke an alle, die meine Zeit am Stall in Hoch-Weisel mit mir geteilt haben. Danke auch für die unvergesslichen Stunden zusammen. Ihr habt mir gezeigt, wie wichtig die Verbundenheit innerhalb einer Stallgemeinschaft ist. Um ein paar Namen zu nennen, weil sie mir besonders in Erinnerung geblieben sind und während der gesamten Hoch-Weiseler Zeit an meiner Seite waren, danke an Rolf, Oliver, Senta und Chantal.

Aufgrund des Veterinärstudiums und dem Verlust meines Pferdes setzte ich einige Zeit mit dem Reiten aus. Nach einer schweren Erkrankung war der Reitsport fraglich und eigentlich viel zu gefährlich, doch die Liebe zu den Pferden brachte mich zurück in den Sattel. Trotz Handicap konnte ich im Reit- und Voltigierverein Butzbach wieder Reitstunden nehmen. Danke an Petra, Annika, Leonie, Kathi, Lea und Jeanette für einen Sommer, den ich nie vergessen werde.

Durch eine Freundin kam ich zum Griedeler Reit- und Fahrverein und wurde Schriftführerin. In dem Vorort von Butzbach lernte ich die Strukturen im Vorstand eines Reitvereins kennen und wie schwer es ist, einen Verein am Laufen zu halten. Danke an den damaligen Vorstand, im Besonderen Mirjam und Christoph, für eine unvergessliche Zeit, die mich einziges gelehrt hat.

Heute habe ich Gerte und Pferdehalfter an den Nagel gehängt und dem Reitsport den Rücken gekehrt. In meinem Herzen bin ich immer noch ein Pferdemädchen, doch ich musste einsehen, dass das Reiten für mich zu gefährlich geworden ist. Leider!

Ein großes Danke geht an meine Lektorin Ingrid und die Testleserinnen, Anna und Sophie. Ohne ihre unendliche Geduld mit meiner Rechtschreibung und Grammatik wären sicherlich massive Fehler in dem Roman zu finden. Doch sie korrigieren nicht nur, sondern geben Kommentare, die mich darin bestärken, die Geschichten in meinem Kopf zu Papier zu bringen und trotz der verschiedenen Rückschläge im Autorenleben nicht zu verzweifeln. Danke, dass ihr mich in meinem Schreiben bestärkt!

Zum Schluss danke ich euch, den Lesern. Ihr, die ihr meine Geschichten lest und euch daran erfreut. Ein Schriftsteller oder eine Schriftstellerin ist nichts ohne die Leserschaft! Darum bitte ich euch, wenn euch meine Bücher gefallen haben, dann bewertet sie auf Amazon und den vielen anderen Plattformen. Doch nicht nur das Internet ist ein Ort, um für eure Autoren zu werben.

Redet über die Romane, die ihr lest und helft so, dass weitere Leser dazu kommen. Empfehlt sie Freunden und Familie, oder berichtet einem Fremden davon.

Bücher verbinden, schaffen neue Freundschaften und bringen Menschen zusammen!

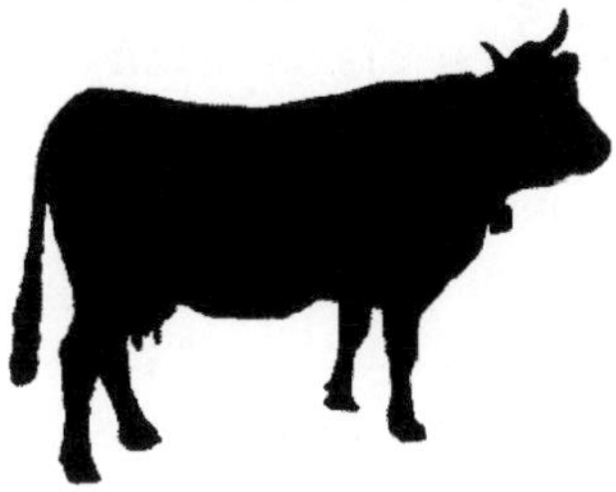

Mit Stethoskop, Milchkanne und Kuhglocke - Leseprobe

Langsam ging die Sonne auf. Die ersten Strahlen tasteten sich über die schneebedeckten Berggipfel und tauchten diese in einen goldenen Schein. Die Alm dagegen lag noch im Schatten der umgebenden Berge. Die Seen lagen dunkel in der Tiefe des Kessels. Die Kühe waren als kleine schemenhafte Punkte zu erkennen. Sie grasten am Rande des Wäldchens und ließen sich den frühen Morgentau auf den Gräsern schmecken. Bald würde die Herde zur Alm aufbrechen. Pünktlich würden sie mit schweren Eutern in der Nähe des Stalls eintreffen und auf die morgendliche Melkroutine warten. Ich hörte förmlich das Läuten der Glocken, wenn ich daran dachte, oder war es das Klingen in meinem Herzen?

Ganz alleine war ich am Morgen, noch bevor die anderen zum Melken aufgestanden waren, losgelaufen. Mit einer Stirnlampe bewaffnet hatte es mich an meinem freien Tag die Berge hinauf gezogen. Nur die Stille der Natur und ich. Der Weg war steinig und anstrengend, aber jeder Meter war es wert gewesen. Jetzt saß ich alleine unter dem Gipfelkreuz und schaute mir den Sonnenaufgang an. Keine Wolke rührte sich am Himmel. Es würde ein weiterer heißer Tag werden, doch hier oben am Gipfel wehte ein kühler Wind. Ich zog die Jacke enger um den Körper. Während ich den Blick über die umliegende Landschaft schweifen ließ, durchlebte ich erneut in meinen Gedanken die letzten Tage und war erfüllt von Dankbarkeit.

Anstrengend war es auf der Alm, viel anstrengender als ich es mir je hätte vorstellen können. Nicht romantisch mit blühenden Wiesen und Sonnenschein, wie in den alten Heidi-Filmen. Nicht jeden Tag lachte die Sonne vom Himmel. Doch die harte Arbeit war Schmerzen, Muskelkater und Verzweiflung wert. Morgens um halb sechs bei Wind und Wetter aufzustehen, um sich in den Stall zu quälen, war schwer, doch spätestens, wenn die Kühe einem mit ihrer Wärme und einem Willkomens-Muh empfingen, wusste man, warum man aufgestanden war. Die Tiere entschädigten einen für die viele Mühe und Arbeit. Ich kannte langsam jedes Rind beim Namen. Nicht die Fellfarbe oder andere Äußerlichkeiten, sondern der Charakter der Tiere machte die Unterschiede zwischen ihnen aus. Da gab es die Sanften, die sich liebevoll an einem rieben und die Frechen, die einem den Hut vom Kopf stahlen, wenn man die Weide kontrollierte. Allerdings war keine einzige Kuh ein Kuscheltier, sondern bis zu 900 kg Körpermasse mit einem eigenen, starken und meist sturen Charakter. Wenn die Herde nicht in den Stall wollte, dann wollte sie es nicht. Da konnte man manchmal weder mit gutem Zureden, noch mit dem wilden Fuchteln des Hirtenstabes etwas ausrichten.

Trotz einiger Startschwierigkeiten hatte ich mich schnell auf der Alm eingelebt und war Teil der großen Familie geworden. Wir waren ein eingeschworenes Team. Man kannte den anderen und half, wo man nur konnte. Jeder einzelne war mir jetzt schon ans Herz gewachsen und dabei log ich alle jeden Tag an. Manchmal sogar mehrfach am Tag. Ich hatte es mir einfacher vorgestellt, jemand anderes zu sein, als ich eigentlich war. Meine Berufung zu verschweigen war schwieriger als gedacht. Vermutlich hatten einige schon erkannt, dass ich mehr von Rindern wusste, als ich vorgab. Die kleine Stadtpflanze, die ich spielte, war ich nicht. Sollte ich jetzt verraten, wer ich wirklich war, oder war es schon zu spät? Das Netz aus Lügen würde früher oder später reißen.

„Was dann?“, fragte ich mich in diesem Augenblick, wie so oft in letzter Zeit.

Ich hatte gedacht, dass ich auf der Alm anonym zwischen den Rindern den Sommer verbringen konnte, fern von meinen Sorgen und Problemen. Weit weg von dem Ort der Intrigen und des Verrates, an den ich nie wieder zurückkehren wollte. Doch hier oben zeigte sich, wie jeder Mensch wirklich war. Das Innerste drang durch die gemeinsamen Stunden voller Arbeit nach außen. Niemand konnte sich verstellen, auch ich nicht.

Ein Sonnenstrahl blendete mich und ich schloss die Augen. Die Wärme auf meinem Gesicht ließ mich lächeln und vertrieb die negativen Gedanken. Die Zeit würde eine Lösung bringen, das hatte ich hier oben im Gebirge gelernt. Die Uhren liefen langsamer auf der Alm. Die Natur und die Tiere bestimmten den Tagesablauf und nicht der Mensch. Hatte man die eine Arbeit erledigt, dann wartete schon die nächste auf einen. Es gab nie ein Ende, aber das war nicht schlimm, man wusste wenigstens, was man getan hatte. Man fühlte sich nicht der Masse an zu erledigenden Dingen ausgeliefert. War eine Arbeit beendet, dann sah man auch den Erfolg. Es war nicht nur ein Stück Papier, welches von einem zum nächsten Stapel wanderte oder ein Haken auf der To-do-Liste. Hier oben sah man, was man getan hatte. Das war das schöne auf der Alm, man konnte sehen, das man etwas geleistet hatte und ein Teil des Großen und Ganzen war.

Die Sonne hatte den Kessel erreicht und tauchte den See in glänzendes Licht. Auf dem hellblauen Wasser spiegelten sich die umliegenden Gebirge mit ihren grünen Wiesen, dunklen Wäldern und grauen Gesteinsabschnitten. Auf der Alm war schon geschäftiges Treiben eingezogen. Die einen kümmerten sich im

Stall um die Tiere, während die anderen auf der Sonnenterrasse alles für die Gäste vorbereiteten. Die Mischung aus Sennerinnendasein und Touristenbewirtung hatte mich an diesen Ort gebracht. Der Reiz beide Welten auf der Alm in einem Sommer erleben zu können. Durch die doppelte Arbeit wurden auch doppelt so viele Helfer gebraucht und ich hatte kurzfristig einen Platz erhalten. Die meisten zog es an ihrem freien Tag runter ins Tal, doch ich brauchte die Stille der Natur. Ruhe zum Nachdenken, was ich mit meinem Leben am Ende dieses Abenteuers anfangen wollte. Der Almsommer war eine Übergangslösung, um herauszufinden, wie und wo ich mein restliches Leben verbringen wollte. Ein Neuanfang ist nichts für Feiglinge. Die letzten Jahre war ich feige gewesen. Ich hatte mir nicht eingestanden, was sich genau vor meiner Nase abspielte oder wollte es einfach nicht sehen. Wütend über mich selbst, schüttelte ich den Kopf.

„Marie, warum denkst du schon wieder über die Vergangenheit nach? In der Zukunft sollst du leben. Dort liegt dein Glück, du musst es nur finden!“, sagte ich zu mir selbst und stand auf.

Ich schulterte meinen Rucksack. Mit festen Tritten auf dem steinigen Pfad machte ich mich auf. Ein langer Weg lag vor mir. Immer vorwärts, Schritt für Schritt dem Bergkamm folgend. Mit jeder Bewegung ein weiteres Stück meinem Glück entgegen. Es war nah, das spürte ich. Mich von dem Alten zu lösen war die erste Etappe gewesen, jetzt musste ich nur offen sein für Neues!

AUCH VON
DANIELA M. BEYER

Solange du an dich glaubst...

Erhältlich als ebook und Print auf Amazon (kdp)

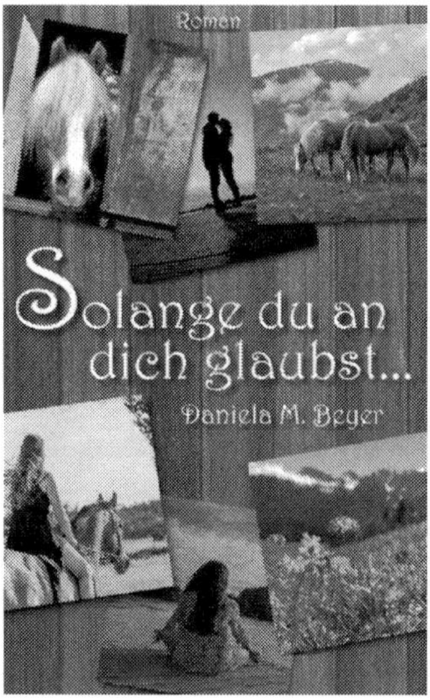

„Dieses Buch ist fantastisch und zeigt, dass man trotz Krankheit alles erreichen kann, was man will, wenn man nur an sich glaubt!"

„Ein mit viel Leidenschaft geschriebenes Buch! Ich hatte Probleme, es bei Seite zu legen. Sehr schöne Details, die man fast als Film vor sich sehen konnte."

Klapptext: Solange du an dich glaubst, vermagst du alles zu erreichen! Doch Helena hat nach einer lebensbedrohlichen Krankheit diesen Glauben verloren. Auch wenn sie ihr Leben jeden Tag meistert, so fühlt sie seit langem keine Harmonie mehr zwischen ihr und ihrem Körper. Zum Geburtstag bekommt sie von ihrer Familie ein Yoga-Reit-Retreat geschenkt. Zusammen mit ihrer Tochter Lisa reist sie in die Schweiz. Auf dem Pferderücken geht es über Stock und Stein hoch in die Berge und wieder zurück ins Tal. Sie reiten durch klare Gebirgsflüsse, um türkisfarbene Seen und erforschen kleine malerische Bergdörfer. Es ist ein Urlaub für Herz und Seele. Der, durch die Einheit von Reiten und Yoga, zu einem besonderen Erlebnis wird. Doch nicht nur Helena lernt, wieder zu sich zurückzufinden und ihrem Körper, trotz chronischer Erkrankung, erneut zu vertrauen. Auch Lisa erkennt, nach einem menschlichen Verrat, das Gute im Menschen wieder und lernt, dass ein Leben ohne Liebe trostlos ist. Für Mutter, wie Tochter, ist dieser Urlaub eine Reise zu sich selbst.

Der Weg zu meinem Herzen

Erhältlich als ebook und Print
auf Amazon (kdp)

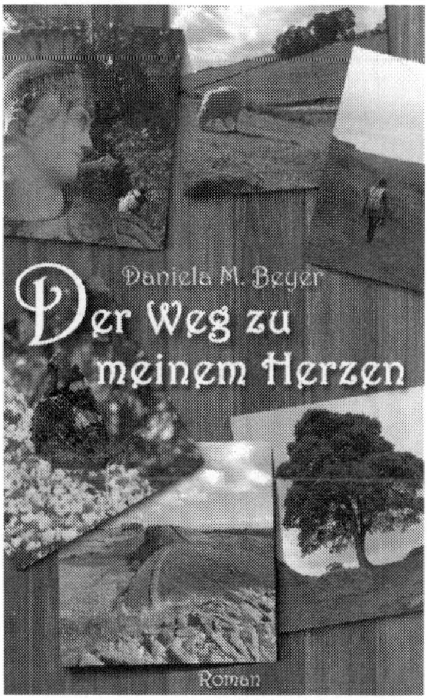

„Ich habe dieses Buch innerhalb eines Tages gelesen, denn das Setting und die Geschichte mit Cathrine & der O'Brady Familie hat mich einfach in den Bann gezogen!"

„Ein gefühlvoller und wunderschöner Roman vor atemberaubender Kulisse!"

Klapptext: Cathrine hatte die letzten Jahre wenig Glück im Leben. Es ging schief, was nur schief gehen konnte. Tod, Krankheit, Trennung und Entlassung trafen sie hart und brachten ihr strikt geregeltes und perfektes Leben durcheinander. Eines Nachts, einsam und allein, entscheidet sie sich kurzfristig, einen kompletten Neuanfang zu starten. Doch vorher will sie herausfinden, wie ihre weitere Zukunft aussieht. Ihr Weg führt sie an den Hadrians Wall. Eine steinerne Grenze, die zwischen England und Schottland liegt. Dort will sie 84 Meilen nutzen, um zu sich selbst zu finden. Doch es kommt alles anders, als sie denkt. Der Weg an der ehemaligen Grenzmauer des Römischen Reiches und die Begegnungen dort verändern sie mehr, als sie vorher erahnen konnte. Ihre seelischen Wunden heilen und ihr Inneres wächst wieder zu seiner alten Größe heran. Auch ihr Herz findet ein Zuhause, welches sie sich immer gewünscht hatte.

Printed in Germany
by Amazon Distribution
GmbH, Leipzig

30534273R00154